JN076054

医療関係者必携!

ゼロから
はじめる
施設基準
の教科書

日本施設基準管理士協会 編

経営書院

はじめに

施設基準と聞いて、「解釈が難しい」「ルールが複雑だ」「どのように勉強したらよいのかわからない」と思われる方も多いのではないでしょうか。

施設基準とは医療機関の機能、設備、体制等の基準のことで、診療報酬改定のたびに変更されボリュームもあるため、その内容を正確に把握することは容易ではありません。

また、施設基準は適切に運用すれば病院経営の安定化につながる一方で、正確に理解していなかったがゆえに不適切な届出となってしまい、診療報酬を自主返還する事態に陥るリスクも抱えています。

日本施設基準管理士協会では、こうした不安を少しでも解消するために、施設基準を体系的に学び、日常業務や現場運用の精度向上を図る資格制度「施設基準管理士」を創設しました。

「施設基準管理士」は、施設基準の届出等を総合的に管理・運用する医療マネジメント職として日本で唯一の資格です。

診療報酬改定のたびに内容が複雑化し、今や施設基準の管理は病院経営を考えるうえで重要なミッションとなりました。特に病院経営には、中長期的な計画に基づく施設基準の新規取得やランクアップ、そして現在の施設基準を維持するためのさまざまな要求事項を見据え、診療部を中心に各現場を巻き込んだ改善活動など、一貫性のあるマネジメントの確立が求められています。それゆえに、施設基準の専門分野における優れた知識を持ち、多くの課題を解決できる力も身に付けなければなりません。この一定の専門知識とスキルがあることを証明する資格として誕生したのが「施設基準管理士」です。

「施設基準管理士」は、施設基準を正確に理解して運用することで、施設基準から病院経営を支える"指揮官（施・基・管）"として医療現場において非常に大きな役割を担っており、その重要性は今後ますます高まっていくと確信しています。

そこで、以前から多くの要望が寄せられていた、初心者にも分かりやすい「教科書」を発刊する運びとなりました。発刊にあたっては、本書の執筆、編集、監修にご尽力いただいた関係者の皆様に厚く御礼申し上げます。

2024年1月吉日

一般社団法人　日本施設基準管理士協会
代表理事　田中利男

本書の使い方

　施設基準が大きくかかわる診療報酬は、「基本診療料」と「特掲診療料」に大別されます。

　本書は、その施設基準を読み解くために必要な要件や用語の解説、関連法令や厚生労働省から出される「告示」「通知」などの読み解き方を説明しています。

　なお、本書で扱う内容は、令和4年度の診療報酬改定、その後の情報（令和6年1月末時点）を基に構成しています。実際の最新情報については、厚生労働省や地方厚生（支）局のホームページなどを参照してください。

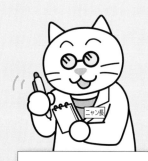

「告示」「通知」
厚生労働省から発出された原文、もしくは該当する文、抜粋などを掲載しています。
難しい言葉や文章ですが、施設基準を理解、管理していくには、これを読み解く力が必要です。
じっくり読んで、内容を把握、理解していきましょう。

施設基準を構造的に理解する
施設基準は、複数の文書で示された要件を正しく読み解かなければなりません。
難解な文章を分解して、構造的に読み解くための解説も加えました。

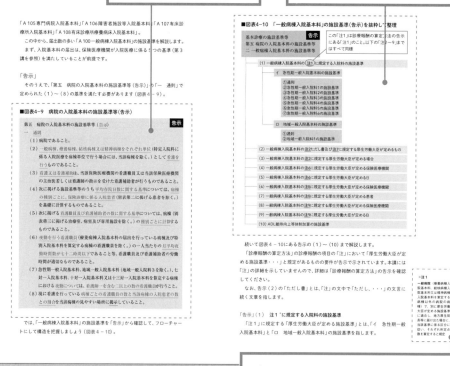

専門用語を理解しながら読み進める
実例の中で出てくる、専門用語や独特の語句などを解説しました。

「第一　届出の通則」「第二　施設基準の通則」は、「基本診療料」の「告示」と同様の内容が記載されています。

「第三」から「第十三」および「第十四の二」は医科診療報酬点数表の診療区分に対応した個別の項目の施設基準の記載があり、「第十三の二」「第十四」は歯科診療・療科、「第十五」は調剤に係る施設基準、「第十六」は介護老人保健施設入居者について算定できない検査に関して記載されています。

「第十七　経過措置」は、「基本診療料」の「告示」と同様に記載されています。「別表」は施設基準の対象となる患者や疾患、検査、医薬品などについて規定した表です。

■図表1-8　「特掲診療料」の施設基準に係る「告示」

第一　届出の通則	第十二　手術
第二　施設基準の通則	第十二の二　麻酔
第三　医学管理等	第十三　放射線治療
第四　在宅医療	第十三の二　歯冠修復及び欠損補綴
第五　検査	第十四　歯科矯正
第六　画像診断	第十四の二　病理診断
第七　投薬	第十五　調剤
第八　注射	第十六　介護老人保健施設入所者について算定できない検査
第九　リハビリテーション	第十七　経過措置
第十　精神科専門療法	別表第一～第十三
第十一　処置	

※2023年4月現在

（2）施設基準の「通知」

施設基準の「通知」には、「告示」で示された事項の詳細な要件が記載されています。ここでは、基本診療料の構成について確認します。特掲診療料も構成は同じです。

「通知　基本診療料の施設基準等及びその届出に関する手続きの取扱いについて」の構成

※「第2」および「第3」については第10課で解説

「基本診療料」の施設基準に係る「通知」は、「第1　基本診療料の施設基準等」「第2°　届出に関する手続き」「第3°　届出受理後の措置」「第4　経過措置等」で構成されています。

ここでは、「第1　基本診療料の施設基準等」と「第4　経過措置等」の構成について説明します。

「第1　基本診療

各項目に区分さ
は入院基本料等加算、「別添4」は特定入院料の施設基準、「別添5」は短期滞在手術等入院基本料について記載されると示しています（図表1－9）。

「別添6」は診療等に要する書面や基本診療料の施設基準における診療料や常勤配置の取り扱いについて示されています（図表1－10）。

「別添7」は届出様式です。

■図表1-9　「別添1」～「別添5」

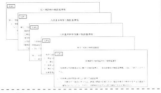

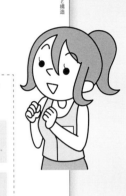

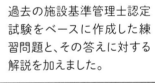

ワンポイント　「別添○ 第○の△の例による」

施設基準の文には、「別添○ 第○の△の例による」などの記載があります。別添1～5の区分を理解しましょう。

【例】

別添3　入院基本料等加算の施設基準
第7　看護補助加算
　1　看護補助加算に関する施設基準
　　（4）看護職員の負担の軽減及び処遇の改善に資する体制を整備していること。
当該体制については、別添2の第2の Ⅱ の（3）の例による。

別添2　入院基本料等の施設基準等
第2　病院の入院基本料等に関する施設基準
　Ⅱ　療養病棟入院基本料の注12に規定する夜間看護加算の施設基準
　　（3）看護職員の負担の軽減及び処遇の改善に資する体制として、次の体制を整備していること。
　　　ア～エ（略）

練習問題

1．次の中から正しいものを選びなさい。
（ア）施設基準は厚生労働者が定めている。
（イ）施設基準は医療法人ごとに届出を行う。
（ウ）施設基準は設備に関する要件のほか実績や人員体制など、わたる。

2．次の中から正しいものを選びなさい。
（ア）施設基準で求められる「体制」については告示に具体的に
（イ）通知で「適切な研修を修了した者」と定められている場合の具体的な情報は厚生労働省保険局医療課が発出する場合がある。
（ウ）施設基準において「3年以上の経験を有する専任の医師は、届出を行う医療機関において3年以上の経験がある医

3．次の中から正しいものを選びなさい。
（ア）「常時配置」とは特に規定がない場合は、24時間その状態とを意味している。
（イ）褥瘡ハイリスク患者ケア加算の施設基準では、褥瘡対策にスを月1回程度開催することが求められている。
（ウ）回復期リハビリテーション病棟入院料の施設基準では、既合の廊下幅について、3.5メートル以上でなければなら

4．次の中から正しいものを選びなさい。
（ア）「専従」や「専任」として届出している者は、他の業務を兼ない。
（イ）1人の患者が1カ月に3回受診した場合、実人数は3人なる。
（ウ）「常勤」とは、雇用契約が当該保険医療機関の就業規則で所定労働時間と同じ労働時間間を指す。

練習問題の答えと解説

1
（ア）×　施設基準は厚生労働大臣が定めます。
（イ）×　施設基準は保険医療機関に届出を行います。
（ウ）○
P.32参照

2
（ア）×　施設基準でまわれる体制については通知に具体的に定められています。
（イ）○
（ウ）×　当該医師が個人として経験していればよく、当該医療機関以外での経験年数も加えることができます。なお、届出時には経験を保有している根拠資料の添付が必要です。
P.32, 34, 36参照

3
（ア）○
（イ）×　褥瘡ハイリスク患者ケア加算の施設基準では、褥瘡対策に係るカンファレンスを週1回程度開催することが求められています。
（ウ）×　回復期リハビリテーション病棟入院料の施設基準では、両側に居室のある場合の廊下幅について、「2.7メートル以上」でなければならないと定められています。
P.34, 37, 38参照

4
（ア）×　「専従」として届出している者は、他の業務を兼任することはできませんが、「専任」の者は他の業務と兼任できます。
（イ）×　同じ患者が月に1度受診した場合、実人数は「1人」となり、延べ人数は「3人」となります。
（ウ）○　雇用形態にかかわらず、雇用契約の労働時間が正規職員の所定労働時間と同じ場合は「常勤」として扱います。
P.44, 45, 46参照

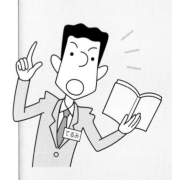

序講

施設基準とは？
その重要性を学ぶ

「施設基準」は、診療報酬にかかわる重要なルールです。今や病院経営の重要な柱といえます。まずは、「施設基準とは何か？」からはじめましょう。

施設基準は病院の顔!?

てるみ君、この観葉植物、
院内の適当なところに置いといて。
そうね…目立つところがいいかしら。
よろしくね

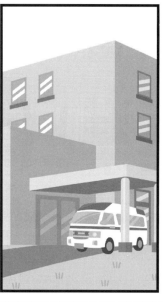

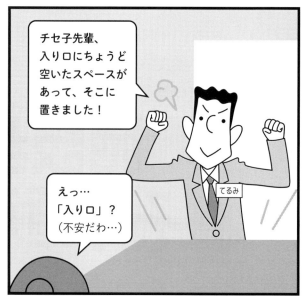

チセ子先輩、
入り口にちょうど
空いたスペースが
あって、そこに
置きました!

えっ…
「入り口」?
(不安だわ…)

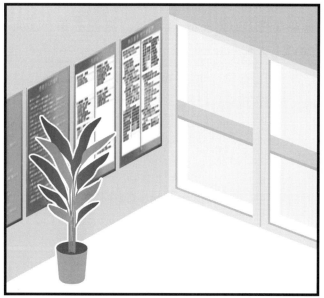

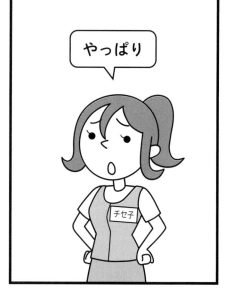

やっぱり

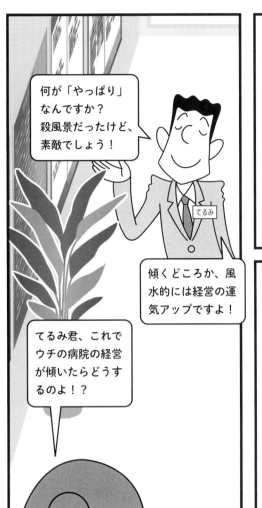

何が「やっぱり」なんですか？殺風景だったけど、素敵でしょう！

傾くどころか、風水的には経営の運気アップですよ！

てるみ君、これでウチの病院の経営が傾いたらどうするのよ！？

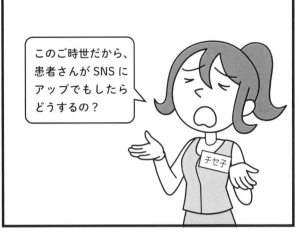

このご時世だから、患者さんがSNSにアップでもしたらどうするの？

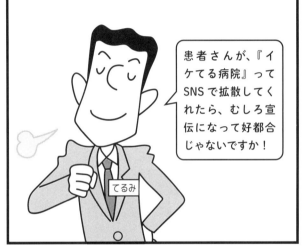

患者さんが、『イケてる病院』ってSNSで拡散してくれたら、むしろ宣伝になって好都合じゃないですか！

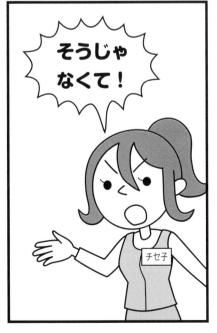

そうじゃなくて！

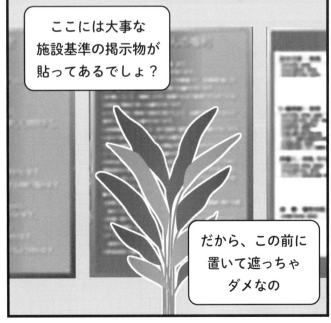

ここには大事な施設基準の掲示物が貼ってあるでしょ？

だから、この前に置いて遮っちゃダメなの

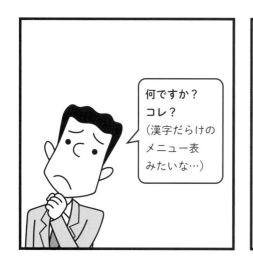

何ですか？
コレ？
（漢字だらけの
メニュー表
みたいな…）

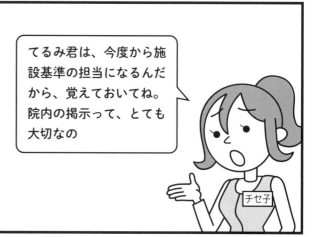

てるみ君は、今度から施設基準の担当になるんだから、覚えておいてね。
院内の掲示って、とても大切なの

チセ子

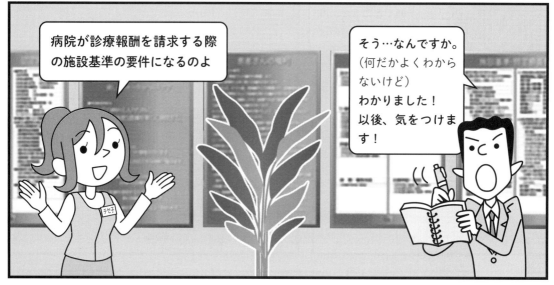

病院が診療報酬を請求する際の施設基準の要件になるのよ

チセ子

そう…なんですか。
（何だかよくわからないけど）
わかりました！
以後、気をつけます！

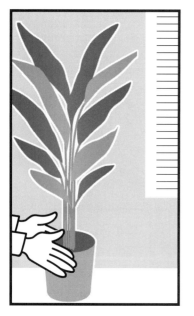

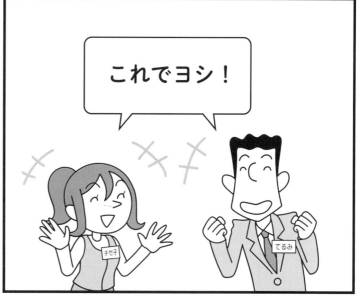

これでヨシ！

チセ子

てるみ

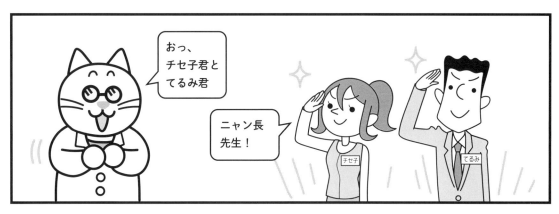

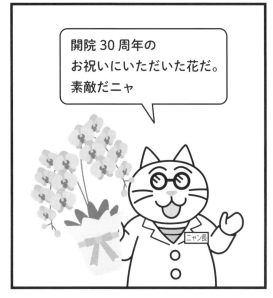

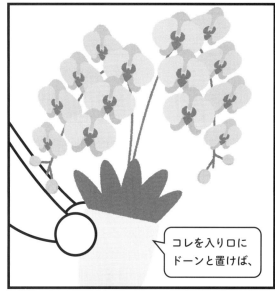

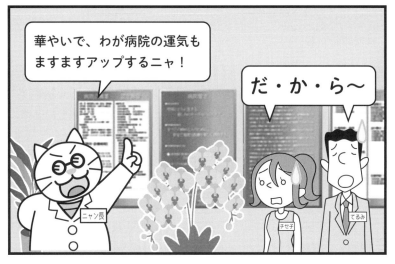

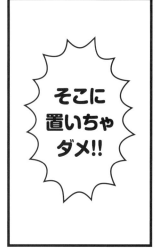

院内掲示も大事な要件

病院の施設基準には、さまざまな要件があります。届け出た内容によっては、患者さんに見えるように院内掲示することが義務付けられています。適切な情報公開も大事な施設基準の一つなのです。

1. 診療報酬と施設基準の歴史

＊ 診療報酬
医療行為ごとに点数が
決められ、それをもとに
「1点＝10円」で計算
される

　日本の「診療報酬体系」は、大正11（1922）年に「健康保険法」が制定され、昭和2（1927）年に施行されてから、さまざまな変遷を経て約100年がたちます。現在の診療報酬＊は、昭和33（1958）年に導入された「新医療費体系」が基本となっています。「物」と「技術」を分け、医療行為ごとに評価し、全国一律の点数（1点10円）を定めました。

　その後、昭和36（1961）年に「国民皆保険制度」が導入され、医療機関を自由に受診できる、「フリーアクセス」といわれる日本独特の仕組みとなりました。

　当初、新医療費体系は技術料に重点をおいた甲表と、旧来の点数表を踏襲した乙表が設けられましたが、平成6（1994）年に一本化されました。

　また、同年10月、施設基準は承認制から届出制に変更されました。承認制では施設基準の確認は書類や現地などで行い、承認を受けてから診療報酬の算定が認められていました。そのため、承認までに長い時間を要し、診療報酬の算定時期が遅くなる弊害がありました。それが届出制になったことで、従来の確認作業がなくなり、施設基準の要件を満たしたものを届出して、受理されれば診療報酬が算定可能になったのです。

　届出制では、届出後に、地方厚生（支）局による「適時調査」※で、届出した施設基準の遵守と適切な運用に関する調査が行われます。

※「適時調査」は、「第13講」で詳しく学びます。

 解説　　診療報酬体系

　手術・検査・処置などの医療サービスの価格は、「1点＝10円（公定価格）」として厚生労働大臣により定められています。この価格は全国共通で、同じ診療行為に対しては、どこの医療機関においても、どの医師から治療を受けても同価格になります。この仕組みが「診療報酬体系」です。

2. 医療機関の収入に大きくかかわる「施設基準」

　日本には、全国民に加入が義務付けられた公的医療保険制度*があります。この制度のおかげで、病気やケガなどの際、医療機関で保険証（マイナンバーカード）を提示すれば、誰もが必要な医療（診察、治療、処方など）を1〜3割の自己負担で受けることができます。

　その医療行為の対価を「診療報酬」といいます。この診療報酬は、厚生労働大臣により医療行為の一つひとつが点数として設定され、「診療報酬点数表」として示されます。

　診療報酬には、入院基本料をはじめ、厚生労働大臣より定められた医療機関の機能や設備、人員配置、診療体制、安全面やサービス面などの基準を満たし、その旨を地方厚生（支）局に届け出ることで点数を算定できるものが多くあります。

　この満たすべき人員や設備などの基準が「施設基準」で、患者に提供される診療行為などの質と安全を確保するためのルールです。2年に1度、診療報酬改定*で見直しなどが行われ、現在では860項目以上あります（令和4年4月時点）。

　施設基準は、診療報酬点数表とは別に厚生労働大臣による「告示*」で定められ、その詳細が「通知*」で示されます。

　施設基準の届出は、医療機関ごとに異なります。そのため、医療行為の点数は日本全国共通（公定価格）なのに、同じ診療を受けても保険医療機関によって費用の合計が異なるのです。

　例えば、外来初診の場合、「機能強化加算（80点）」に係る届出の有無で、医療費の合計に80点（800円）の差が生じます。

　令和5（2023）年11月の医療経済実態調査（医療機関等調査）報告によれば、「一般病院*」の1施設当たりの医業収益（医療行為によって得る売上）は約33億円で、そのうちの約31億円が「診療報酬」によるものでした。つまり、医療機関の経営は、診療報酬で成り立っているのです。

　施設基準を届け出た医療機関は、届出後もその要件の遵守が求められます。厚生（支）局による定期的な「適時調査」や個別指導などで、施設基準の不備が指摘された場合には、多額の返還金が発生するなど、病院経営に大きな損害をもたらすこともあります。

　また、施設基準の届出項目は、公表が義務付けられており、患者が保険医療機関の機能や提供する医療を選択する指標となります。

　このように、保険医療機関は施設基準に精通し、病院機能に応じた施設基準の届出と、その基準要件を遵守する体制が重要となるのです。

＊ **公的医療保険制度**
すべての国民が加入する医療保険制度（国民皆保険制度）で、誰もが全国の医療機関で公的保険による医療を受けられる（フリーアクセス）

＊ 「診療報酬改定」は第1講を参照

＊ 「告示」「通知」は第1講を参照

＊ **一般病院**
医療法人や社会福祉法人、独立行政法人等が運営している病院（精神病床、感染病床、結核病床などを除く）。医療機関全体の約7割を占める

第1講

施設基準の根拠と構造

施設基準の要件を正しく把握して理解するため、関連法令や厚生労働省から出される診療報酬に係る「告示」「通知」などの構造を学びましょう。

1. 施設基準の根拠

　保険医療機関では、「健康保険法」「医師法」「医薬品医療機器等法」「医療法」などの規定の遵守が求められており、施設基準の根拠は健康保険法にあります。

　保険診療は、健康保険法第65条に基づき厚生労働大臣に申請し、指定を受けた「保険医療機関」において実施され、診療に従事する医師は、健康保険法第64条で厚生労働大臣の登録を受けた「保険医」でなければならないと定められています。

　保険医療機関は、保険医療機関の指定を受けていることを院内掲示などで明示し、また、自施設で診療に当たる保険医の転入、転出、勤務形態の変更などについて、その都度、管轄の地方厚生（支）局に届出することが求められます。

　健康保険法第70条では、保険医療機関の責務として「厚生労働省令で定められた療養の給付」が義務付けられています。ここでの厚生労働省令とは「保険医療機関及び保険医療養担当規則（以下、「療養担当規則」という。）」を指しています。

　「療養担当規則」は、保険医療機関や保険医が保険診療を行ううえで守らなければならない基本的なルールです。**保険医療機関の療養担当**として療養の給付の担当範囲（図表1－1）や健康保険事業の健全な運営の確保、受給資格の確認、領収証の交付などについて、**保険医の診療方針等**として診療の一般方針や指導、診療の具体的方針、診療録の記載、適正な費用の請求の確保などが示されています。

■図表1-1　保険医療機関の療養担当規則の省令
「療養の給付の担当の範囲」とは、保険診療ができる範囲のことです。

> 第一条　保険医療機関が担当する療養の給付並びに被保険者及び被保険者であつた者並びにこれらの者の被扶養者の療養（以下単に「療養の給付」という。）の範囲は、次のとおりとする。
> 一　診察
> 二　薬剤又は治療材料の支給
> 三　処置、手術その他の治療
> 四　居宅における療養上の管理及びその療養に伴う世話その他の看護
> 五　病院又は診療所への入院及びその療養に伴う世話その他の看護

（1）算定の「告示」

　健康保険法第76条第2項で、療養の給付に要する費用の額は厚生労働大臣が

定めるとされ、同大臣による「告示：診療報酬の算定方法」で診療報酬の項目や点数が定められています。診療報酬改定時には、「告示：診療報酬の算定方法の一部を改正する件」として出されます。

「**告示**」とは、法律用語で、公の機関が広く国民に対して知らせることを意味しています。実際には「官報」という国から報じられる広報の中で、厚生労働省告示（または省令）として厚生労働大臣の名前で発表されます（図表1−2）。

■図表1−2 「健康保険法」における保険医療機関、保険医の根拠

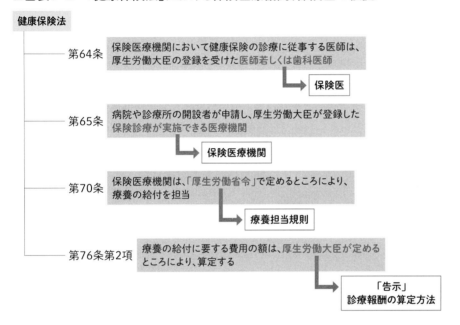

診療報酬の項目と点数、算定要件は、「告示 診療報酬の算定方法の一部を改正する件」の「別表」に定められています。「別表第一」が「医科点数表」、「別表第二」が「歯科点数表」、「別表第三」が「調剤点数表」です（図表1−3）。

■図表1−3 「告示 診療報酬の算定方法の一部を改正する件」の「別表」

告示　診療報酬の算定方法の一部を改正する件

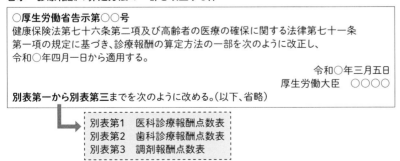

医科診療報酬点数表および歯科診療報酬点数表は、「基本診療料」と「特掲診療料」に分けられています。

> 「基本診療料」
> 初診時、再診時または入院時に行われる基本的な診療行為を評価したもの
> 「特掲診療料」
> 医学管理や検査、手術など付加的な診療行為を評価したもの

（2）算定の「通知」

「告示」の診療報酬の算定方法の「告示」に記載されている算定要件のより詳細なルールが「診療報酬の算定方法の一部改正に伴う実施上の留意事項について」として、厚生労働省保険局医療課長と厚生労働省保険局歯科医療管理官の連名で通知されます。これを一般的に診療報酬の「通知」と呼びます（図表1－4）。

■図表1-4　算定の「告示」と「通知」の記載内容を比較

告示（診療報酬の算定方法）　別表1　医科診療報酬点数表

第1章　第1部初・再診料
通則　1　健康保険法第63条第1項第1号及び高齢者医療確保法第64条第1項第1号の規定による初診及び再診の費用は、第1節又は第2節の各区分の所定点数により算定する。・・・

第1節　初診料　　　　　　　　　　　　　　　　　　　点数と算定要件が記載されている

区分A000　初診料　288点
注1　保険医療機関において初診を行った場合に算定する。ただし、別に厚生労働大臣が定める施設基準に適合しているものとして地方厚生局長等に届け出た保険医療機関において、情報通信機器を用いた初診を行った場合には、251点を算定する。（以下、略）

通知（診療報酬の算定方法の一部改正に伴う実施上の留意事項について）
別添1　医科診療報酬点数表に関する事項

第1章　第1部初・再診料
通則　1　同一の保険医療機関（医科歯科併設の保険医療機関（歯科診療及び歯科診療以外の診療を併せて行う保険医療機関をいう。以下同じ。）を除く。）において、2以上の傷病に罹っている患者について、それぞれの傷病につき同時に初診又は再診を行った場合においても、初診料又は再診料（外来診療料を含む。）は1回に限り算定するものであること。（以下、略）

第1節　初診料　　　　　　　　　　　　　　　　　　　詳細な算定要件が記載されている

区分A000　初診料
(1)　特に初診料が算定できない旨の規定がある場合を除き、患者の傷病について医学的に初診といわれる診療行為があった場合に、初診料を算定する。なお、同一の保険医が別の医療機関において、同一の患者について診療を行った場合は、最初に診療を行った医療機関において初診料を算定する。（以下、略）

診療報酬点数表の項目には、算定できる保険医療機関として「施設基準に適合しているものとして地方厚生局長等に届け出た保険医療機関」や「別に厚生労働大臣が定める施設基準を満たす保険医療機関」と規定されている項目があります。これらの規定のある診療項目を算定するためには、「厚生労働大臣が定める施設基準」の要件を満たすことが必要になります（図表1－5）。

■図表1-5　施設基準を満たすことが必要な項目

告示（診療報酬の算定方法）　別表1　医科診療報酬点数表

■例　「第1章　基本診療料　第1部　初・再診料　A000 初診料288点」

注1	保険医療機関において初診を行った場合に算定する。ただし、別に厚生労働大臣が定める施設基準に適合しているものとして地方厚生局長等に届け出た保険医療機関において、情報通信機器を用いた初診を行った場合には、251点を算定する。

情報通信機器を用いた初診の点数は、施設基準の要件を「満たし届出を行った場合」に算定できる

■例　「第1章　基本診療料　第1部　初・再診料　A000 初診料288点」

注15	初診に係る十分な情報を取得する体制として別に厚生労働大臣が定める施設基準を満たす保険医療機関を受診した患者に対して初診を行った場合は、医療情報・システム基盤整備体制充実加算1として、月1回に限り4点を所定点数に加算する。ただし、（略）

医療情報・システム基盤整備体制充実加算1の点数は、施設基準の要件を「満たして」いれば算定できる。届出の必要はない

2. 施設基準の構成

　医科診療報酬点数表および歯科診療報酬点数表は、「基本診療料」と「特掲診療料」に分けられています。施設基準も同じように分かれ、それぞれの項目は、基本的な要件を示す「告示」、要件の詳細な内容を規定する「通知」で示されています（図表1－6）。

■図表1-6 「基本診療料」と「特掲診療料」の「告示」「通知」

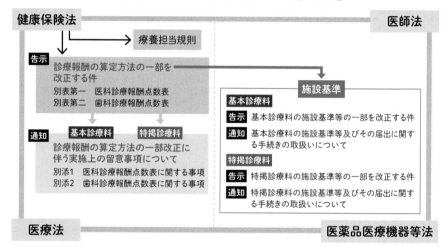

解説　診療報酬に関する告示と通知

※通常は診療報酬改定年の3月初旬に出されます。

「告示」：厚生労働大臣が発出

「通知」：厚生労働省主幹部局長（保険局長、保険局医療課長等）が発出

- 算定方法の一部を改正する件（告示）→診療報酬点数

　施設基準が設定されている項目は、「基準に適合し地方厚生局長等に届け出た医療機関」または、「別に厚生労働大臣が定める施設基準を満たす医療機関」が算定できる、と明記されている。

- 算定方法の一部改正に伴う実施上の留意事項について（通知）→算定に係る要件

- 施設基準等の一部を改正する件（告示）→施設基準（基本的な要件・主に体制（人員配置など））
- 施設基準等及びその届出に関する手続きの取扱いについて（通知）
　　→施設基準の詳細な要件（主に設備・構造など）と届出に関する取り扱い

（１）施設基準の「告示」

①「告示　基本診療料の施設基準等の一部を改正する件」の構成

　「基本診療料」の施設基準に係る「告示」は、大きく「第一　届出の通則」～「第十一　経過措置」に分かれています（図表１−７）。

　「**第一　届出の通則**」には、「届出に関する内容と異なる事情が生じた場合には、速やかに届出の内容の変更を行わなければならない」など、届出に関して記載されています。

　「**第二　施設基準の通則**」には、療養担当規則違反や診療内容または診療報酬の請求に際し不正がないことなど、届出を行う保険医療機関に関する条件（**適格要件**）が定められています。

　「**第三**」～「**第十の二**」は、各区分の個々の項目の施設基準要件が記載されています。

　「**第十一　経過措置**」には、診療報酬改定で追加、または変更された施設基準について、一定の期間までに満たせばよいとされた項目などが記載されています。該当の項目は、経過措置期間中は引き続き算定できますが、措置の期限までに改定後の施設基準へ対応した届出が求められます。

　「**別表**」は、施設基準の対象となる（または対象外となる）患者、入院料、状態等を規定した表です。施設基準の文中に「別表第○に掲げる」と記載されている場合に参照します。

■図表1−7　「基本診療料」の施設基準に係る「告示」

第一　届出の通則	**第六**　診療所の入院基本料の施設基準等
第二　施設基準の通則	**第八**　入院基本料等加算の施設基準等
第三　初・再診料の施設基準等	**第九**　特定入院料の施設基準等
第四　入院診療計画、院内感染防止対策、医療安全管理体制、褥瘡対策及び栄養管理体制の基準　　　　"5基準"と呼ぶ	**第十**　短期滞在手術等基本料の施設基準等
	第十の二　看護職員処遇改善評価料の施設基準
第五　病院の入院基本料の施設基準等	**第十一**　経過措置
	別表第一～第十五

※「第七」は過去に削除されている
※令和5年4月現在

②「告示　特掲診療料の施設基準等の一部を改正する件」の構成

　「特掲診療料」の施設基準に係る「告示」は、大きく「第一　届出の通則」～「第十七　経過措置」に分かれています（図表１−８）。

「第一　届出の通則」「第二　施設基準の通則」は、「基本診療料」の「告示」と同様の内容が記載されています。

「第三」から「第十三」および「第十四の二」は医科診療報酬点数表の診療区分に対応した個別の項目の施設基準等の記載があり、「第十三の二」「第十四」は歯科診療、「第十五」は調剤に係る施設基準、「第十六」は介護老人保健施設入所者について算定できない検査に関して記載されています。

「第十七　経過措置」は、「基本診療料」の「告示」と同様に記載されています。「別表」は施設基準の対象となる患者や疾患、検査、医薬品などについて規定した表です。

■図表1-8　「特掲診療料」の施設基準に係る「告示」

第一　届出の通則	第十二　手術
第二　施設基準の通則	第十二の二　麻酔
第三　医学管理等	第十三　放射線治療
第四　在宅医療	第十三の二　歯冠修復及び欠損補綴
第五　検査	第十四　歯科矯正
第六　画像診断	第十四の二　病理診断
第七　投薬	第十五　調剤
第八　注射	第十六　介護老人保健施設入所者について算定できない検査
第九　リハビリテーション	第十七　経過措置
第十　精神科専門療法	別表第一〜第十三
第十一　処置	

※令和5年4月現在

（2）施設基準の「通知」

施設基準の「通知」には、「告示」で示された事項の詳細な要件が記載されています。

ここでは、基本診療料の構成について確認します。特掲診療料も構成は同じです。

「通知　基本診療料の施設基準等及びその届出に関する手続きの取扱いについて」の構成

「基本診療料」の施設基準に係る「通知」は、「**第1　基本診療料の施設基準等**」「**第2 ＊　届出に関する手続き**」「**第3 ＊　届出受理後の措置**」「**第4　経過措置等**」で構成されています。

ここでは、「第1　基本診療料の施設基準等」と「第4　経過措置等」の構成について説明します。

＊「第2」および「第3」については第10講で解説

「第1　基本診療料の施設基準等」

　各項目に区分され、「**別添1**」は初・再診料、「**別添2**」は入院基本料等、「**別添3**」は入院基本料等加算、「**別添4**」は特定入院料、「**別添5**」は短期滞在手術等基本料について記載されると示しています（図表1－9）。

　「別添6」は診療等に要する書面や基本診療料の施設基準における診療科や常勤配置の取り扱いについて示されています（図表1－10）。

　「別添7」は届出様式です。

■図表1-9　「別添1」〜「別添5」

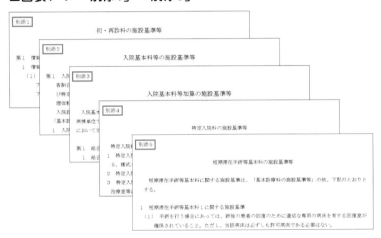

 　「別添○第○の△の例による」

　施設基準の文には、「別添○第○の△の例による」などの記載があります。別添1〜5の区分を理解しましょう。

【例】別添の区分

別添3　入院基本料等加算の施設基準
第7　看護補助加算
1　看護補助加算に関する施設基準
　（4）看護職員の負担の軽減及び処遇の改善に資する体制を整備していること。当該体制については、別添2の第2の11の（3）の例による。

別添2　入院基本料等の施設基準等
第2　病院の入院基本料等に関する施設基準
11　療養病棟入院基本料の注12に規定する夜間看護加算の施設基準
　（3）看護職員の負担の軽減及び処遇の改善に資する体制として、次の体制を整備していること。
　　ア〜エ（略）

■図表1-10　基本診療料の施設基準における診療科や常勤配置の取り扱い

※「第1　基本診療料の施設基準等」より

施設基準において規定する診療科
医療法施行令および医療法施行規則の規定に基づき、当該診療科名に他の事項を組み合わせて標榜する場合も含む。

基本診療料の施設基準等における常勤配置

・「産前産後休業」「育児・介護休業法」「育児休業」「介護休業」または「育児休業に準ずる休業」を取得中の期間において、当該施設基準等において求められる要件を有する複数の非常勤従事者の常勤換算後の人員数を、原則として含める。

・正職員として勤務する者について、育児・介護休業法第23条第1項もしくは第3項または第24条の規定による短時間正規職員は週30時間以上の勤務で常勤扱いとすること。

「第4　経過措置等」

　診療報酬改定で新設された施設基準や、一部改正のあった施設基準の届出の期限等が記載されています。

【例】一部改正のあった施設基準の届出

第4　経過措置等
1　第2及び第3の規定にかかわらず、令和4年3月31日現在において現に入院基本料等を算定している保険医療機関において、引き続き当該入院基本料等を算定する場合（名称のみが改正されたものを算定する場合を含む。）には、新たな届出を要しない。ただし、（略）。また、令和4年度診療報酬改定において、新設された又は施設基準が創設された入院基本料等（表1）及び施設基準が改正された入院基本料等（表2）については、令和4年4月1日以降の算定に当たり届出を行う必要があること。

表2　施設基準が改正された入院基本料等
「総合入院体制加算（令和4年10月1日以降に引き続き算定する場合に限る。）」

「総合入院体制加算」は当該改定で、施設基準の一部改正されたが、令和4年3月31日現在ですでに算定している保険医療機関は、4月から9月は継続しても算定が可能であるが、令和4年10月1日以降も算定するためには、令和4年9月30日までに、改正された基準を満たし届出が必要。

※令和4（2022）年3月4日「基本診療料の施設基準等及びその届出に関する手続きの取扱いについて」より

3. 診療報酬の改定

　診療報酬の点数や算定要件、施設基準は、医療の進歩や日本の経済状況などの変化を踏まえ、原則 2 年に 1 度見直しされます。これが「診療報酬の改定」で、病院経営に大きく影響します。

　保険医療機関は、改定の仕組みを理解するとともに、「中央社会保険医療協議会（中医協）」の議論の過程を注視して、改定の方向性を把握し、新たな診療報酬項目や施設基準の新設、変更などに対応する必要があります。

診療報酬の改定の仕組み

　診療報酬の改定は、中医協において、予算編成過程を通じて内閣が決定した診療報酬全体の改定率および社会保障審議会が策定した基本方針に基づき、具体的に診療報酬点数等が審議されます。

　中医協は、「健康保険法第82条（社会保険医療協議会への諮問）」に基づく、日本の健康保険制度や診療報酬の改定などを審議する**厚生労働省の諮問機関**です。診療側委員（医師の代表など）、支払側委員（健康保険組合の代表など）、公益委員（学者など）の三者で構成されます。

　中医協では、診療報酬改定年度の前年 1 月から、専門部会や小委員会で前回の改定による影響の検証などを始め、それらを基に総会で議論します。そのうえで、厚生労働大臣の諮問に対して、厚生労働省の社会保障審議会医療保険部会と医療部会の決定方針に従い、個々の医療行為の診療報酬点数の見直しや算定要件、施設基準等の内容を審議。通常は 2 月中旬頃、政府に答申します。この答申を受けて 3 月初旬頃、診療報酬改定にかかわる厚生労働大臣による「告示」、厚生労働省保険局等の「通知」が出されます（図表 1 − 13、1 − 14）。

※令和 6（2024）年度の診療報酬改定より、改定内容の施行が 4 月から 6 月に変更されました。

■図表1-13　診療報酬改定の仕組み

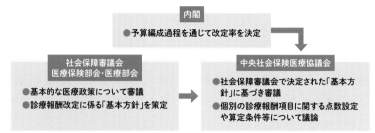

内閣
- 予算編成過程を通じて改定率を決定

社会保障審議会
医療保険部会・医療部会
- 基本的な医療政策について審議
- 診療報酬改定に係る「基本方針」を策定

中央社会保険医療協議会
- 社会保障審議会で決定された「基本方針」に基づき審議
- 個別の診療報酬項目に関する点数設定や算定条件等について議論

【中央社会保険医療協議会の委員構成】
支払側委員と診療側委員とが保険契約の両当事者として協議し、公益委員がこの両者を調整する「三者構成」
- ① 支払側委員（保険者、被保険者の代表）　　　7名
- ② 診療側委員（医師、歯科医師、薬剤師の代表）　7名
- ③ 公益代表　　　　　　　　　　　　　　　　6名（国会同意人事）

■図表1-14　令和6年度診療報酬改定に向けた中医協等の検討スケジュール（案）

	令和4年	5年												6年		
	12	1	2	3	4	5	6	7	8	9	10	11	12	1	2	3
中医協 総会	R5年度薬価改定骨子案				●第8次医療計画 ●働き方改革 ●医療DX			（その1）シリーズ			（その2）シリーズ			R6年度診療報酬改定諮問・答申		
専門部会 ○診療報酬改定結果検証部会	(R4年度)調査実施		分析・検討				総会に報告	(R5年度)調査実施			分析・検討					
○薬価専門部会	検討 医政局の有識者検討会とりまとめ(4月頃目処)							検討								
○保険医療材料専門部会	専門組織においても議論															
○費用対効果評価専門部会	専門組織においても議論															
小委員会 ○診療報酬基本問題小委員会 診療報酬調査専門組織医療技術評価分科会				提案書受付				提案書評価			審査	総会に報告				
○入院・外来医療等の調査・評価分科会	(R4年度)調査実施		分析・検討					総会に報告 (R5年度)調査実施		分析・検討	総会に報告					
○調査実施小委員会	総会にて調査票承認							調査実施				結果の公表等				

※2023.1.18中医協総会資料より

第2講

施設基準の主な要件と用語

施設基準の要件を読み解くには、文中の用語の意味を正しく理解する必要があります。要件と用語について実際の例を挙げて解説します。

1. 要件

「施設基準」は、厚生労働大臣が定めており、それぞれの「要件」を満たす医療機関が届出を行い、診療報酬点数を算定することができます。この要件には、体制・職種・資格・配置・設備・実績などがあります。カテゴリー別に確認していきましょう（図表2-1）。

■図表2-1　施設基準の要件を分類

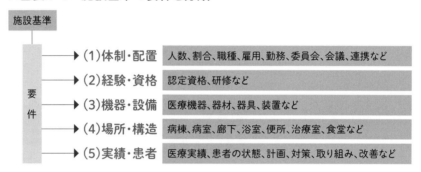

（1）体制・配置

a. 体制

「体制」とは、施設基準の要件に定められている診療が適切に実施される医療機関の組織体系などを指します。「告示」には、「**十分な**」「**必要な**」という抽象的な表現が頻出しますが、「通知」にその詳細が記載されています。

施設基準での体制には、主に「標榜診療科」「医師や看護師などの職種に対する配置数」「委員会や責任者の設置」「院内の多職種によるチーム」「院外との連携」などが挙げられます。

例えば、「栄養サポートチーム加算」における「栄養管理に係る診療を行うにつき十分な体制」とは、組織上に明確に位置付けられた栄養サポートチームの設置となります。

【例】「栄養サポートチーム加算」の施設基準

> （1） 栄養サポートチーム加算の施設基準　**告示**
> 　イ　栄養管理に係る診療を行うにつき十分な体制が整備されていること。

> 1　栄養サポートチーム加算に関する施設基準　**通知**
> 　（1）当該保険医療機関内に、以下から構成される栄養管理に係るチーム（以下
> 　　「栄養サポートチーム」という。）が設置されていること。また、以下のうち
> 　　のいずれか1人は専従であること。ただし、当該栄養サポートチームが診察
> 　　する患者数が1日に15人以内である場合は、いずれも専任で差し支えない。
> 　ア　栄養管理に係る所定の研修を修了した専任の常勤医師
> 　イ　栄養管理に係る所定の研修を修了した専任の常勤看護師
> 　ウ　栄養管理に係る所定の研修を修了した専任の常勤薬剤師
> 　エ　栄養管理に係る所定の研修を修了した専任の常勤管理栄養士
> 　なお、アからエまでのほか、歯科医師、歯科衛生士、臨床検査技師、理学療法士、
> 　作業療法士、社会福祉士、言語聴覚士が配置されていることが望ましい。
> 　（4）当該保険医療機関において、栄養サポートチームが組織上明確に位置づけ
> 　　られていること。

b．委員会・会議・講習

　多職種による院内の「委員会」「会議」が要件となる施設基準があります。中に
は、「講習」の開催が義務付けられている項目もあります。

【例】「急性期充実体制加算」の施設基準

> 1　急性期充実体制加算に関する施設基準　**通知**
> 　(12)入院患者の病状の急変の兆候を捉えて対応する体制として、次の体制を整
> 　　備していること。
> 　エ　当該保険医療機関内に…多職種からなる当該対応の改善に関する委員会又
> 　　は会議（以下この項において「委員会等」という。）を設置し…
> 　オ　院内迅速対応チームの対応体制及び対応状況等について、当該保険医療機
> 　　関内に周知するとともに、年2回程度の院内講習を開催すること。

c．設置

　施設基準の要件には、施設、専門外来、センター、チーム、室、部門、部署、相談
窓口、院内保育所、医療機器や装置などの「設置」が求められています。

【例】「外来感染対策向上加算」の施設基準

> 通知
>
> 次のいずれにも該当すること。
> （2）感染防止に係る部門「以下「感染防止対策部門」という。」を設置していること。
> 　　ただし、(以下、省略)

d．配置

　「配置」とは、当該保険医療機関や部署を担当する職員として配属をされる「人」のことや「状態」などを意味します。

【例】「病棟薬剤業務実施加算1」の施設基準

> 通知
>
> （1）当該保険医療機関に常勤の薬剤師が2名以上配置・・・
> （2）病棟薬剤業務を行う専任の薬剤師が当該保険医療機関の全ての病棟に配置・・・

e．常時配置

　「常時配置」が求められる要件は、特に規定がない場合には「24時間365日」常に配置され、対応できる体制を指します。

【例】「ハイケアユニット入院医療管理料1」の施設基準

> 告示
>
> ニ　当該治療室における看護師の数は、常時、当該治療室の入院患者の数が四又はその端数を増すごとに一以上であること。

> 通知
>
> （1）当該保険医療機関内に、専任の常勤医師が常時1名以上いること。

（2）経験・資格

a．経験

　施設基準の要件で定められている医師、看護師、コ・メディカルなどには、一定の条件がある場合が多く、特に「経験」が求められます。

　例として「医療安全対策地域連携加算1」の施設基準の告示で、配置する医師に、「十分な経験または研修の修了」の要件があり、「十分な経験」については、施設基準の通知で「医療安全対策に3年以上の経験」と規定しています。この「経験」の要件は、当該医師等の個人としての経験であり、特に規定がある場合を除き、当該医療機関以外での経験年数も加えることができます。

【例】「医療安全対策地域連携加算1」の施設基準

> **告示**
>
> ロ　医療安全対策に関する十分な経験を有する専任の医師又は医療安全対策に関する研修を受けた専任の医師が医療安全管理部門に配置されていること。

> **通知**
>
> （2）当該保険医療機関内に、医療安全対策に３年以上の経験を有する専任の医師又は医療安全対策に係る適切な研修を修了した専任の医師が医療安全管理部門に配置されていること。

ｂ．資格

　施設基準の要件の中には、「資格」の有無が求められることがあります。「医療有資格者」とは、主に国家資格です。資格は多くの職種が対象となり、都道府県が認定する公的資格（「介護支援専門員」など）もあります。

【例】「地域包括診療加算1」の施設基準

> **通知**
>
> （6）介護保険制度の利用等に関する相談を実施している旨を院内掲示し、かつ、要介護認定に係る主治医意見書を作成しているとともに、以下のいずれか一つを満たしていること。
>
> 　ク　担当医が、介護支援専門員の資格を有していること。

ｃ．研修

　職員全体もしくは各職種に「研修」を求める要件があります。基準が院内研修の場合は、年間計画を立て、必ず実施しなければなりません。研修の対象者および参加・不参加の一覧も報告書に添えて保管しておけば、「適時調査」にも対応できます。

　ここでは、特に注意が必要な「入院基本料等加算」の例を挙げます。

【例】「感染対策向上加算1」の施設基準

（2）感染防止対策部門内に以下の構成員からなる感染制御チームを組織し、感染防止に係る日常業務を行うこと。

　イ　5年以上感染管理に従事した経験を有し、感染管理に係る適切な研修を修了した専任の看護師

（3）（2）のイにおける感染管理に係る適切な研修とは、次の事項に該当する研修のことをいう。

　ア　国又は医療関係団体等が主催する研修であること（600時間以上の研修期間で、修了証が交付されるもの）。

　イ　感染管理のための専門的な知識・技術を有する看護師の養成を目的とした研修であること。

（6）（2）のチーム（感染制御チーム）により、職員を対象として、少なくとも年2回程度、定期的に院内感染対策に関する研修を行っていること。なお当該研修は別添2の第1の3の（5）に規定する安全管理の体制確保のための職員研修とは別に行うこと。

解説　「適切な研修を修了した者」とは？

　「適切な研修」の多くは、厚生労働省保険局医療課から公表される疑義解釈資料で示されています。本文に詳細がない場合は、疑義解釈資料を必ず確認しましょう。

【例】令和4（2022）年3月31日事務連絡（疑義解釈の送付その1）より

> 問22　区分番号「Ａ234－2」の「1」感染対策向上加算1の施設基準において求める看護師の「感染管理に係る適切な研修」には、具体的にはどのようなものがあるか。

（答）現時点では、以下の研修が該当する。

・日本看護協会の認定看護師教育課程「感染管理」

・日本看護協会が認定している看護系大学院の「感染症看護」の専門看護師教育課程

・東京医療保健大学感染制御学教育研究センターが行っている感染症防止対策に係る6か月研修「感染制御実践看護学講座」

d. カンファレンス*

　施設基準の要件に「カンファレンス」の開催が定められていることがあります。「適時調査」では、参加者名簿なども点検されますので、開催の記録管理は必須です。

＊カンファレンス
患者の治療内容や診断などの症例を共有し意見交換をする会議のこと

【例】「褥瘡ハイリスク患者ケア加算」の施設基準

> **通知**
> （5）褥瘡対策に係るカンファレンスが週1回程度開催されており、褥瘡対
>   策チームの構成員及び必要に応じて、当該患者の診療を担う医師、看護師等が
>   参加していること。

（3）機器・設備

a. 設備

　「設備」には、治療に必要とされる設備のほかにナース・ステーション、空調設備、洗浄設備、更衣設備、家事用設備、各種日常生活作用設備、調理設備などがあります。

【例】「妊産婦緊急搬送入院加算」の施設基準

> **通知**
> 1　妊産婦緊急搬送入院加算の施設基準
> （3）妊産婦である患者の受診時に、緊急に使用可能な分娩設備等を有しており、
>   緊急の分娩にも対応できる十分な設備を有していること。

b. 装置

　「装置」とは、何かの目的に対して備え付けた機器などを指します。例えば、救急蘇生装置（人工呼吸装置）、ポータブルエックス線撮影装置、呼吸循環監視装置、自家発電装置、経皮的酸素分圧監視装置、酸素濃度測定装置など、多くの装置が定められています。

【例】「人工腎臓」の施設基準

> **通知**
> 1　人工腎臓の施設基準
> （1）慢性維持透析を行った場合1の施設基準
> 　ア　次のいずれかに該当する保険医療機関であること。
> 　　①透析用監視装置の台数が26台未満であること。
> 　　②透析用監視装置一台当たりの区分番号「J 038」人工腎臓の「1」から「3」
> 　　　を算定した患者数（外来患者に限る。）の割合が3.5未満であること。

c. 機器

　治療では、「医薬品医療機器等法」に基づく、承認を得たさまざまな医療機器を使用します。「機器」は、検査、画像診断、処置、手術などで使用する医療機器にあたります。

また、「オンライン診療」の普及に伴い、「情報通信機器」なども含まれています。

【例】「腹腔鏡下胃全摘術」の施設基準

> 1　腹腔鏡下胃全摘術（単純全摘術（内視鏡手術用支援機器を用いる場
> 　合））及び腹腔鏡下胃全摘術（悪性腫瘍手術（内視鏡手術用支援機器を用いるも
> 　の））の施設基準
> 　（6）当該療養に用いる機器について、適切に保守管理がなされていること。
> 2　届出に関する事項
> 　（2）当該手術に用いる機器の保守管理の計画を添付すること。

d. 器械・器具

主に整形外科やリハビリテーション領域などで「器械」や「器具」が使用されます。例えば、固定用器具、測定用器具、歩行補助具、訓練マット、治療台などを具備していることが求められています。

【例】「がん患者リハビリテーション料」の施設基準

> 1　がん患者リハビリテーション料に関する施設基準
> 　（5）当該療法を行うために必要な施設及び器械・器具として、以下のものを具備
> 　　していること。歩行補助具、訓練マット、治療台、砂嚢などの重錘、各種測定
> 　　用器具等

（4）場所・構造

施設基準では、滅菌水の供給場所、窓口、食堂や専用の治療室、病床の面積、廊下の幅など、施設の「場所」や「構造」に対する基準があります。

【例】「回復期リハビリテーション病棟入院料」の施設基準

> 1　通則
> 　（2）回復期リハビリテーション病棟に係る病室の床面積は、内法による測定で、
> 　　患者1人につき、6.4平方メートル以上であること。
> 　（3）患者の利用に適した浴室及び便所が設けられていること。
> 　（4）病室に隣接する廊下の幅は内法による測定で、1.8メートル以上であること
> 　　が望ましい。ただし、両側に居室がある廊下の幅は、2.7メートル以上である
> 　　ことが望ましい。

（5）実績・患者

a. 実績

　施設基準では、実際に提供した医療のエビデンスとして、年間の受入患者数などの「実績」を求められることがあります。

【例】「連携強化診療情報提供料」の施設基準

> **通知**
> 1　通則
> 　（1）年間の緊急入院患者数が200名以上の実績を有する病院又は「周産期医療の体制構築に係る指針」に規定する総合周産期母子医療センターを設置している保険医療機関であること。

b. 患者

　「患者」（外来、入院、何歳以上など）の状態、疾患などが要件に定められているものが多くあります。そのため、常に患者データの把握が必要です。

【例】「退院後訪問指導料」の施設基準

> **通知**
> 　退院後訪問指導料の対象の患者は、「特掲診療料の施設基準等」別表第8に掲げる状態の患者又は「「認知症高齢者の日常生活自立度判定基準」の活用について」（平成18年4月3日老発第0403003号）におけるランクⅢ以上の患者であること。

c. 指針、手引き、手順書、マニュアル、ガイドライン、ガイダンス

　厚生労働省や関係学会の「指針」には、施設基準の要件が組み込まれていることがあります。改訂もあるので、こまめな確認が必要です。また、院内マニュアルなどは、常に見直しながら最新の情報に更新し、改訂日を記載しておきましょう。

【例】「緑内障手術」の施設基準

> **通知**
> 1　緑内障手術（緑内障治療用インプラント挿入術（プレートのあるもの））に関する施設基準
> 　（4）関係学会から示されている指針に基づき、当該手術が適切に実施されていること。

d. 対策

施設基準に「対策」が多いのは、さまざまな危機管理に不可欠だからです。医療安全対策、感染対策、褥瘡対策、セキュリティ対策などがあります。

【例】「遠隔放射線治療計画加算」の施設基準

> 1 遠隔放射線治療計画加算に関する施設基準 　　通知
> （1）放射線治療を行う施設は、次の施設基準を満たしていること。
> 　エ 当該治療を行うために必要な次に掲げる機器及び施設を備えていること。
> 　　②セキュリティ対策を講じた遠隔放射線治療システム
> 　カ 遠隔放射線治療及び医療情報のセキュリティ対策に関する指針が策定されていること。

2. 院内掲示

　院内に掲示しなければならない書類は、施設基準でも多く定められています。例えば、施設基準の「通知」には個別の掲示が必要な項目もあります。厚生労働大臣が定める掲示事項は、必ず掲示しなければなりません。

　また、最新情報が反映された適切な掲示物が作成されていることが重要です。特に診療報酬改定後は、院内掲示物を点検・更新しましょう。なお、ホームページと院内掲示物の情報が異ならないように注意が必要です。

（1）個別の掲示が必要な項目

　施設基準の中で、必要な情報を院内に掲示することが義務付けられている項目があります。

【例】「機能強化加算」の施設基準

> 1　機能強化加算に関する施設基準　　　　　　　　　　　　　**通知**
> 次のいずれにも該当すること。
> 　（4）地域におけるかかりつけ医機能として、必要に応じ、以下のアからオの対応を行っていること。また、当該対応を行っていることについて当該保険医療機関の見やすい場所及びホームページ等に掲示していること。
> 　ア　患者が受診している他の医療機関及び処方されている医薬品を把握し、必要な服薬管理を行うこと。
> 　イ　専門医師又は専門医療機関への紹介を行うこと。
> 　ウ　健康診断の結果等の健康管理に係る相談に応じること。
> 　エ　保健・福祉サービスに関する相談に応じること。
> 　オ　診療時間外を含む、緊急時の対応方法等に係る情報提供を行うこと。
> 　　また、医療機能情報提供制度を利用してかかりつけ医機能を有する医療機関等の地域の医療機関を検索できることを、当該医療機関の見やすい場所に掲示していること。
> 　（5）（4）に基づき掲示している内容を記載した文書を当該保険医療機関内の見やすい場所に置き、患者が持ち帰ることができるようにすること。また、患者の求めがあった場合には、当該文書を交付すること。

（2）厚生労働大臣が定める掲示事項

　「保険医療機関及び保険医療養担当規則」の「第二条の六」において、「食事療養」「生活療養」「保険外併用療養費に係る療養の基準等」「別に厚生労働大臣が定める事項」に係る「掲示」が定められています。「入院基本料」に関する実際の掲示例を紹介します。

●「保険医療機関及び保険医療養担当規則」の「第二条の六」

（掲示）
第二条の六
保険医療機関は、その病院又は診療所内の見やすい場所に、第五条の三第四項、第五条の三の二第四項及び第五条の四第二項に規定する事項のほか、別に厚生労働大臣が定める事項を掲示しなければならない。

（食事療養）
第五条の三　保険医療機関は、その入院患者に対して食事療養を行うに当たっては、病状に応じて適切に行うとともに、その提供する食事の内容の向上に努めなければならない。
4　保険医療機関は、その病院又は診療所の病棟等の見やすい場所に、前項の療養の内容及び費用に関する事項を掲示しなければならない。

（生活療養）
第五条の三の二　保険医療機関は、その入院患者に対して生活療養を行うに当たっては、病状に応じて適切に行うとともに、その提供する食事の内容の向上並びに温度、照明及び給水に関する適切な療養環境の形成に努めなければならない。
4　保険医療機関は、その病院又は診療所の病棟等の見やすい場所に、前項の療養の内容及び費用に関する事項を掲示しなければならない。

（保険外併用療養費に係る療養の基準等）
第五条の四　保険医療機関は、評価療養、患者申出療養又は選定療養に関して第五条第二項又は第三項第二号の規定による支払を受けようとする場合において、当該療養を行うに当たり、その種類及び内容に応じて厚生労働大臣の定める基準に従わなければならないほか、あらかじめ、患者に対しその内容及び費用に関して説明を行い、その同意を得なければならない。
2　保険医療機関は、その病院又は診療所の見やすい場所に、前項の療養の内容及び費用に関する事項を掲示しなければならない。

別に厚生労働大臣が定める事項

「「療担規則及び薬担規則並びに療担基準に基づき厚生労働大臣が定める掲示事項等」及び「保険外併用療養費に係る厚生労働大臣が定める医薬品等」の実施上の留意事項について」より

第1　厚生労働大臣が定める掲示事項（掲示事項等告示第1関係）

1　保険医療機関が提供する医療サービスの内容及び費用に関する事項について、患者に対する情報の提供の促進を図る観点から、療養担当規則上院内掲示が義務付けられている保険外併用療養費に係るものを除き、届出事項等を院内掲示の対象としたこと。

2　具体的には、従来から院内掲示とされていたものを含め、以下の5つの事項を院内掲示事項として定めたこと。

（1）入院基本料に関する事項

（2）DPC対象病院である場合、その旨と各種医療機関係数に関する事項

（3）地方厚生（支）局長への届出事項に関する事項

（4）明細書の発行状況に関する事項

（5）保険外負担に関する事項

●「入院基本料」に関する掲示例

●保険医療機関の見やすい場所への掲示例（玄関、受付周辺など）

当院は、急性期一般入院料1（日勤、夜勤合わせて）入院患者7人に対して1人以上の看護師及び准看護師を配置しております。

（看護職員1人当たりの受け持ち数につきましては各病棟に詳細を掲示しておりますのでご参照ください）

また療養病棟では、入院患者10人に対して1人以上の看護職員を配置しております。

●病棟の掲示例

【入院患者数42人の一般病棟で、急性期一般入院料6を算定している病院の例】

当病棟では、1日に13人以上の看護職員（看護師及び准看護師）が勤務しています。

なお、時間帯毎の配置は次のとおりです。

・朝9時〜夕方17時まで、看護職員1人当たりの受け持ち数は6人以内です。

・夕方17時〜深夜1時まで、看護職員1人当たりの受け持ち数は14人以内です。

・深夜1時〜朝9時まで、看護職員1人当たりの受け持ち数は14人以内です。

3. 用語

　施設基準では、医療に関する専門用語や法律で使われる独特の語句が使われます。また、要件には、数量の範囲を指す用語が頻繁に出てきます。これらを正しく理解しておけば、難しい文章を読み解き、理解もはかどります。あらためて確認しておきましょう。

a.「超える」

　「超える」は、その数を含みません。次の「5年を超える入院患者」とは、「6年目の入院患者」です。

【例】「精神科地域移行実施加算」の施設基準

> 1　精神科地域移行実施加算の施設基準　　　　　　　　　　　　　　**通知**
> 　（5）当該保険医療機関における入院期間が<u>5年を超える</u>入院患者のうち、退院
> 　　　した患者の数が1年間で5％以上の実績があること。

【例】「5年を超える」入院

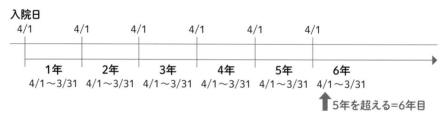

b. 実人数・延べ人数

　「実●●」と「延べ●●」が多く使われています。

　「実人数」（じつにんずう）は、実際にそこにいて動いた人の数、「延べ人数」（のべにんずう）は、物事を成し遂げるときに動員した人数の合計です。

　誤りやすいのは、入院患者10人（実人数）が、それぞれ100日入院すると、「延べ人数」は、1,000人（10人×100日）となりますので、注意しましょう。

　「延べ」がつく用語には、「勤務時間数」「夜勤時間数」「入院日数」「患者数」「入院患者数」「算定回数」「指導回数」などがあります。

c. 看護職員・看護要員

「看護職員」とは「看護師＋准看護師」、「看護要員」は「看護職員＋看護補助者」。つまり、**看護職員＜看護要員**です。なお、看護師には、保健師、助産師を含みます。

また、看護職員に算入できるのは、免許登録以降です。新入職員の取り扱いには注意しましょう。

この違いを誤って理解して運用すると、人員不足など大きなリスクを招きます。

●看護職員と看護要員の違い

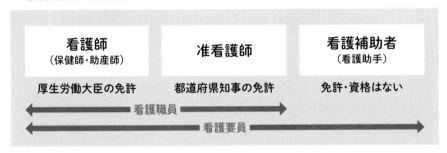

d. 常勤・非常勤

「常勤」の定義は、次のとおりです。

・当該医療機関が定める週当たりの所定労働時間を当該医療機関で勤務すること。

※所定労働時間が32時間以下の場合には、週32時間以上勤務すること。

・育児・介護休業法に基づき、労働時間を短縮している場合は、週の労働時間が30時間以上。

・その他の短時間正職員の場合、フルタイムの所定労働時間を勤務しなければならない。

・当該常勤者が、労働基準法による産前産後休業、育児・介護休業法による育児・介護休業等の取得中は、非常勤者による常勤換算が可能。

・急性期一般入院料および7対1入院基本料（特定機能病院入院基本料および障害者施設等入院基本料を除く。）の医師は週4日以上、32時間以上の勤務と定められている。

「非常勤」の定義は次のとおりです。

・当該医療機関における週の労働時間が、当該医療機関が定めた所定労働時間に満たない。

・育児・介護休業法に基づき、労働時間の短縮をしており、週の労働時間が30時間未満。

e. 専従・専任・専ら

「専従」とは、当該医療機関が当該業務を行っている時間帯で、当該業務だけに従事することです。当該業務を専従職員を含む複数人で兼任することは可能ですが、他の業務の専従職員が兼任することは認められません。「適時調査」では、就業時間などを点検される場合があります。

「専任」とは、当該業務を責任を持って担当することで、他の業務と兼任できます。

【例】「栄養サポートチーム加算」の施設基準

> （1）当該保険医療機関内に、以下から構成される栄養管理に係るチーム（以下「栄養サポートチーム」という。）が設置されていること。また、以下のうちのいずれか1人は<u>専従</u>であること。ただし、当該栄養サポートチームが診察する患者数が1日に15人以内である場合は、いずれも専任で差し支えない。　**通知**
> ア　栄養管理に係る所定の研修を修了した<u>専任</u>の常勤医師
> イ　栄養管理に係る所定の研修を修了した<u>専任</u>の常勤看護師
> ウ　栄養管理に係る所定の研修を修了した<u>専任</u>の常勤薬剤師
> エ　栄養管理に係る所定の研修を修了した<u>専任</u>の常勤管理栄養士

「専ら」とは、勤務時間の大部分を当該業務に従事していることを指します。

【例】「検体検査管理加算III」の施設基準

> （1）臨床検査を<u>専ら担当</u>する常勤の医師が1名以上、常勤の臨床検査技師が4名以上配置されていること。　**通知**

この場合、医師と臨床検査技師は、それぞれの勤務時間の大部分を臨床検査にあてることが求められます。また、適時調査では、それを客観的に示す資料を用意しておくことが必要です。

f. 内法

平成27（2015）年4月1日から、病室や機能訓練室等の面積の測定は、「内法」に統一されました。

ただし、平成26（2014）年3月31日までに届け出ていた場合は、壁芯測定による面積でも、経過措置として平成27（2015）年4月1日以降も有効ですが、当該病棟の増築または全面的な改築までに限られます。

多床室の場合は、内法面積を室内のベッド数で割り、1床の面積を算出します。

また、廊下幅も、柱等の構造物（手すりを除く）も含めた最も狭い部分で基準を満たすことが要件となる項目があります。経過措置の取り扱いは内法と同じです。

【例】「特定集中治療室管理料1」の施設基準

> **通知**
>
> （4）特定集中治療室管理を行うにふさわしい専用の特定集中治療室を有
> しており、当該特定集中治療室の広さは、<u>内法による測定</u>で、1床当たり20平
> 方メートル以上であること。ただし、新生児用の特定集中治療室にあっては、
> 1床当たり9平方メートル以上であること。

【例】「療養環境加算」の施設基準

> **通知**
>
> （2）病室に係る病床の面積が、<u>内法による測定</u>で、1病床当たり8平方
> メートル以上であること。ただし、当該病棟内に1病床当たり6.4平方メートル
> 未満の病室を有する場合には算定できない。
>
> （3）要件となる1病床当たり面積は、医療法上の許可等を受けた病床に係る病室
> （特別の療養環境の提供に係る病室を除く。）の総床面積を当該病床数（特別の
> 療養環境の提供に係る病室に係る病床を除く。）で除して得た面積とすること。
>
> （4）病棟内であっても、診察室、廊下、手術室等病室以外の部分の面積は算入しな
> いこと。なお、病室内に附属している浴室・便所等の面積は算入の対象となる
> ものであること。

> 面積に含む範囲を
> 規定している

 内法（うちのり）

建築物の柱・壁の内側から測った寸法。

 壁芯（かべしん・へきしん）

壁の中の中心線を想定し、その中心線に囲まれた面積を「床面積」とする考え方。「壁心」とも書く。

【例】内法面積

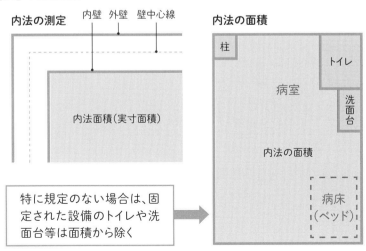

内法の測定　内壁　外壁　壁中心線

内法面積（実寸面積）

内法の面積

柱　トイレ　病室　洗面台　内法の面積　病床（ベッド）

特に規定のない場合は、固定された設備のトイレや洗面台等は面積から除く

2

施設基準の主な要件と用語

g．疑義解釈資料

　診療報酬の算定や施設基準の内容に関して、厚生労働省が医療機関などから受けた問い合わせと回答を「疑義解釈」として取りまとめた資料です。

　厚生労働省保険局医療課から都道府県などに事務連絡として出され、厚生労働省の診療報酬改定のホームページに掲載されます。

　診療報酬改定時などで発生した各々の疑義について算定の可否や施設基準の取り扱いなどについて、詳細な回答が示されます。経過措置に係る届出の取り扱いや、施設基準で要件とされる「研修」「関係学会の指針」に該当する研修や学会等が示されることがあります。

【例】疑義解釈資料の送付について（その1）（令和4年3月31日）より

> 問59　区分番号「Ａ200−2」急性期充実体制加算の施設基準において求める「入院患者の病状の急変の兆候を捉えて対応する体制」に係る「所定の研修」には、具体的にどのようなものがあるか。

（答）現時点では、以下の研修が該当する。
①一般社団法人日本集中治療医学会「Rapid Response System 出動スタッフ養成コース（日本集中治療医学会認定ハンズオンセミナー）」
②SCCM（米国集中治療医学会）「FCCS(Fundamental Critical Care Support)」
③一般社団法人医療安全全国共同行動「RRS セミナー〜急変時の迅速対応とRRS」

練習問題

1. 次の中から正しいものを選びなさい。

(ア) 施設基準は厚生労働省が定めている。

(イ) 施設基準は医療法人ごとに届出を行う。

(ウ) 施設基準は設備に関する要件のほか実績や人員体制など、その内容は多岐にわたる。

2. 次の中から正しいものを選びなさい。

(ア) 施設基準で求められる「体制」については告示に具体的に記載されている。

(イ) 通知で「適切な研修を修了した者」と定められている場合、当該研修についての具体的な情報は厚生労働省保険局医療課が発出する疑義解釈資料で示される場合がある。

(ウ) 施設基準において「3年以上の経験を有する専任の医師」等とされる要件は、届出を行う医療機関において3年以上の経験がある医師等を指す。

3. 次の中から正しいものを選びなさい。

(ア)「常時配置」とは特に規定がない場合は、24時間その状態を維持していることを意味している。

(イ) 褥瘡ハイリスク患者ケア加算の施設基準では、褥瘡対策に係るカンファレンスを月1回程度開催することが求められている。

(ウ) 回復期リハビリテーション病棟入院料の施設基準では、両側に居室のある場合の廊下幅について、3.5メートル以上でなければならないと定められている。

4. 次の中から正しいものを選びなさい。

(ア)「専従」や「専任」として届出している者は、他の業務を兼任することはできない。

(イ) 1人の患者が1カ月に3回受診した場合、実人数は3人、延べ人数も3人となる。

(ウ)「常勤」とは、雇用契約が当該保険医療機関の就業規則で定める正規職員の所定労働時間と同じ労働時間を指す。

練習問題の答えと解説

1

(ア)　× 施設基準は厚生労働大臣が定めます。

(イ)　× 施設基準は保険医療機関ごとに届出を行います。

(ウ)　○

P32参照

2

(ア)　× 施設基準で求められる体制については通知に具体的に定められています。

(イ)　○

(ウ)　× 当該医師等が個人として経験していればよく、当該医療機関以外での経験年数も加えることができます。なお、届出時には経験を保有している根拠資料の添付が必要です。

P32、34、36参照

3

(ア)　○

(イ)　× 褥瘡ハイリスク患者ケア加算の施設基準では、褥瘡対策に係るカンファレンスを週1回程度開催することが求められています。

(ウ)　× 回復期リハビリテーション病棟入院料の施設基準では、両側に居室のある場合の廊下幅について、「2.7メートル以上」でなければならないと定められています。

P34、37、38参照

4

(ア)　×「専従」として届出している者は、他の業務を兼任することはできませんが、「専任」の者は他の業務と兼任できます。

(イ)　× 同じ患者が月に3度受診した場合、実人数は「1人」となり、延べ人数は「3人」となります。

(ウ)　○ 雇用形態にかかわらず、雇用契約の労働時間が正規職員の所定労働時間と同じ場合は「常勤」として扱います。

P44、45、46参照

第3講

基本診療料
構造と共通ルール

「基本診療料」には、医業収益の大半を占める重要な施設基準が多く定められています。その構造を理解しつつ、基本的な読み解き方をマスターしましょう。

基本診療料は医療の評価の証!?

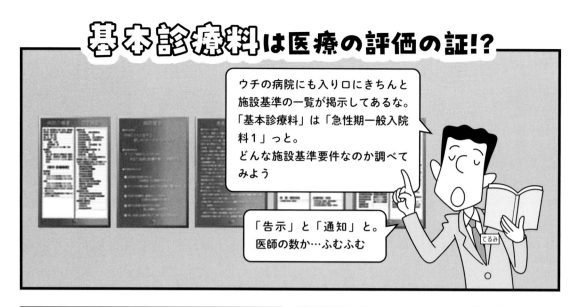

ウチの病院にも入り口にきちんと施設基準の一覧が掲示してあるな。
「基本診療料」は「急性期一般入院料1」っと。
どんな施設基準要件なのか調べてみよう

「告示」と「通知」と。
医師の数か…ふむふむ

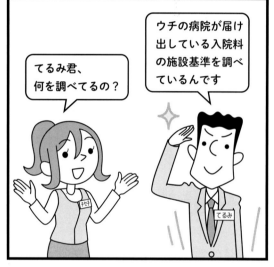

てるみ君、
何を調べてるの?

ウチの病院が届け出している入院料の施設基準を調べているんです

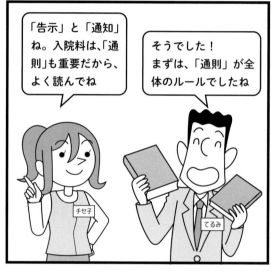

「告示」と「通知」ね。入院料は、「通則」も重要だから、よく読んでね

そうでした!
まずは、「通則」が全体のルールでしたね

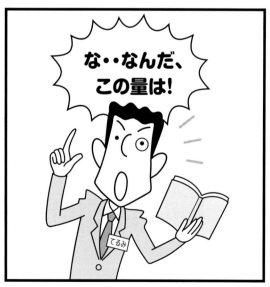

な・・なんだ、
この量は!

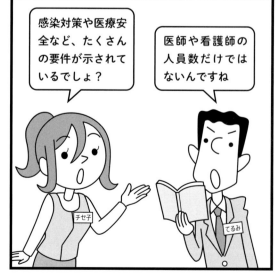

感染対策や医療安全など、たくさんの要件が示されているでしょ?

医師や看護師の人員数だけではないんですね

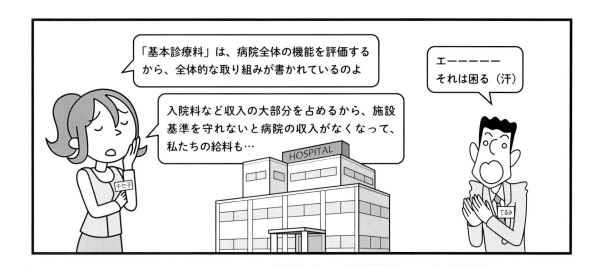

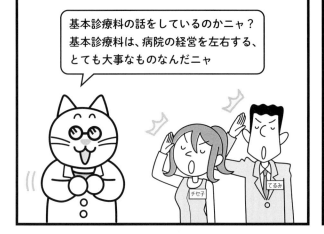

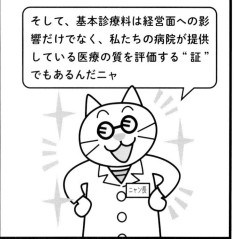

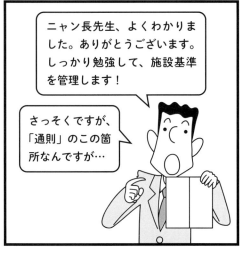

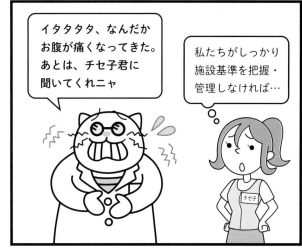

病院収入の大きな柱になる施設基準

「基本診療料」では、外来医療の初・再診料や入院料・入院料等加算など、病院収入の大きな柱になる施設基準が設定されています。その基本的な考え方を学びましょう。

1. 基本診療料の構造

（1）基本診療料の構成

　「基本診療料」（図表３－１）は、病院・診療所で外来や入院時に行われる基本的な診療行為を評価した費用です。患者へ外来や入院で診療を提供した場合に必ず請求する項目です。「基本診療料」は外来診療に係るものと入院診療に係るものに区分され、「初・再診料」「入院基本料」「入院基本料等加算」「特定入院料」「短期滞在手術等基本料」「看護職員処遇改善評価料」の６つがあります。

　自施設で該当する施設基準を、しっかり把握しましょう。

■図表3-1　基本診療料の構成

令和4年10月改定より

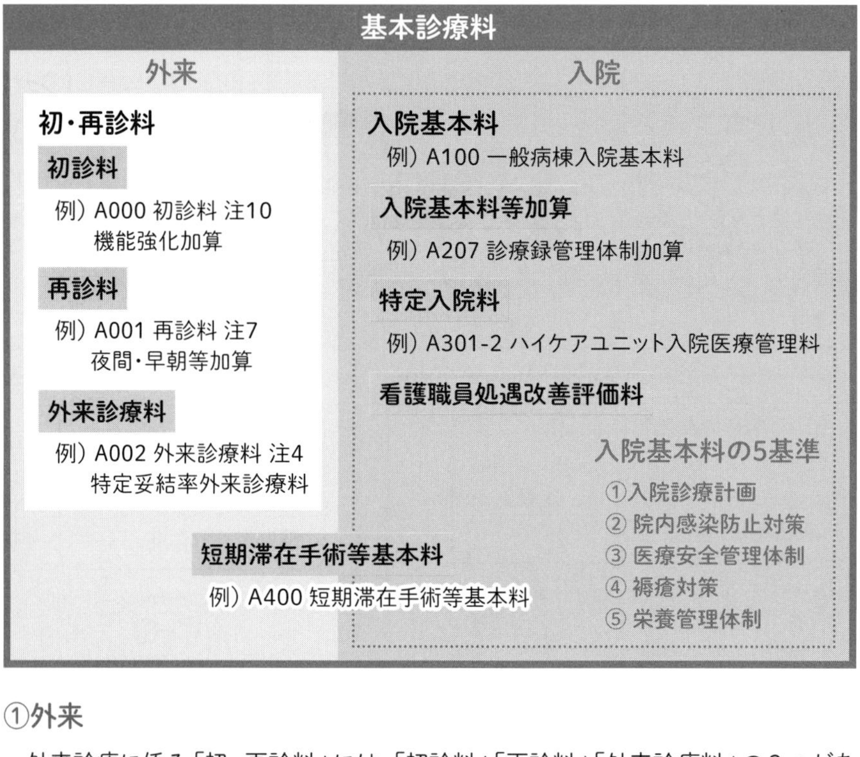

基本診療料

外来

初・再診料

初診料
　例）A000 初診料 注10
　　　機能強化加算

再診料
　例）A001 再診料 注7
　　　夜間・早朝等加算

外来診療料
　例）A002 外来診療料 注4
　　　特定妥結率外来診療料

短期滞在手術等基本料
　例）A400 短期滞在手術等基本料

入院

入院基本料
　例）A100 一般病棟入院基本料

入院基本料等加算
　例）A207 診療録管理体制加算

特定入院料
　例）A301-2 ハイケアユニット入院医療管理料

看護職員処遇改善評価料

入院基本料の5基準
①入院診療計画
②院内感染防止対策
③医療安全管理体制
④褥瘡対策
⑤栄養管理体制

①外来

　外来診療に係る「初・再診料」には、「初診料」「再診料」「外来診療料」の３つがあります。定められた施設基準は16項目（2023年時点）で、多くはありません。社会情勢を反映して、近年、オンライン診療や感染対策に関する施策が要件に組み込まれました。

②入院

　入院診療に係るものは、「入院基本料」「入院基本料等加算」「特定入院料」「短期滞在手術等基本料」「看護職員処遇改善評価料」の5つで構成されます。その多くに施設基準が設定されており、算定には施設基準の届出が必要です。

　患者が入院した場合には、「入院基本料」もしくは「特定入院料」を算定し、諸要件が満たされれば「入院基本料等加算」が算定できます。

　「看護職員処遇改善評価料」は、看護職員の処遇を改善するための措置を実施している評価として令和4（2022）年10月に新設されました。「A 205 救急医療管理加算」を届出しており、救急搬送の受け入れが年間200件以上の医療機関が届出が可能です。

　入院基本料等は、医業収益の大半を占める重要な項目です。施設基準をしっかりと理解しておきましょう。

③外来・入院「短期滞在手術等基本料」

　「短期滞在手術等基本料」は、標準的な治療方法が確立された手術や検査、入院医療を包括評価するものです。入院が不要な日帰りの場合は「短期滞在手術等基本料1」を算定し、短期的な4泊5日までの入院を伴う場合は「短期滞在手術等基本料3」で算定します。「短期滞在手術等基本料1」は、施設基準の届出が必要です。

　なお、「短期滞在手術等基本料2」は、実態を踏まえて令和4（2022）年度診療報酬改定で廃止されました。

（2）入院料の算定に必須の「5つの基準」

　入院基本料または特定入院料は、厚生労働大臣の定める、次の5つの医療提供体制の基準を満たしていなければ算定できません（図表3－2）。1つでも満たしていない場合は、行政指導で入院料等の返還が発生します。

　なお、令和6（2024）年度診療報酬改定では、入院診療に係る医療の質の向上を目指し、「意思決定支援及び身体的拘束最小化」の取り組みを入院基本料等算定の要件とする検討が進められています。

■図表3-2　入院料等の通則

告示

第2部 入院料等

通則

7　入院診療計画、院内感染防止対策、医療安全管理体制、褥瘡対策及び栄養管理体制について、別に厚生労働大臣が定める基準を満たす場合に限り、第1節（特別入院基本料等を含む。）及び第3節の各区分に掲げる入院料の所定点数を算定する。

＊ 医療法施行規則
第一条の五

患者の診療を担当する
医師又は歯科医師は、
法第六条の四第一項の
規定により、入院した
日から起算して七日以
内に同項に規定する書
面（以下「入院診療計
画書」という。）を作成
し、当該患者又はその
家族に対し当該書面を
交付して適切な説明を
行わなければならない

＊ クリニカルパス

治療や検査の標準的な
医療処置や看護ケアな
ど、入院治療の計画が
一枚の用紙にまとめら
れたスケジュール表

＊ 医療法施行規則
第一条の十一

2　病院等の管理者
　　は、前項各号に掲
　　げる体制の確保に
　　当たつては、次に
　　掲げる措置を講じ
　　なければならない
　　（略）
イ　院内感染対策のた
　　めの指針の策定
ロ　院内感染対策のた
　　めの委員会の開催
ハ　従業者に対する院
　　内感染対策のため
　　の研修の実施
ニ　当該病院等におけ
　　る感染症の発生状
　　況の報告その他の
　　院内感染対策の推
　　進を目的とした改
　　善のための方策の
　　実施

①入院診療計画

　入院診療計画とは、入院の際に、医師・看護師・その他必要に応じ関係職種の共同により策定される「入院から退院に至るまでの当該患者に対し提供される医療についての総合的な診療計画」をいいます。

　患者の診療を担当する医師または歯科医は、医療法により、入院から7日以内に、入院診療計画書を作成し、患者への適切な説明・交付することが義務付けられています＊。また、患者に交付した入院診療計画書の写しはカルテに添付（保管）が必要です。入院診療計画書には、病名、症状、治療計画、検査内容・日程、手術内容・日程、推定される入院期間など、記載項目が指定され（図表3-3）、診療やケアおよび処置等に関連する情報が患者へわかりやすく伝わり、自ら適切な医療を選択できるような記載が求められます。入院診療計画書の形式はクリニカルパス＊の形式でもよいのですが、この指定された様式（図表3-3）にある項目は網羅しておく必要があります。

②院内感染防止対策

　すべての医療機関には医療法により、院内感染防止対策のための体制確保が義務付けられており、また、院内感染対策の指針の策定が求められています＊。そして、入院基本料算定にあたり、院内感染防止対策は必須項目の要件とされています。

　新型コロナウイルス感染症などの新興感染症の拡大により、医療機関における院内感染防止対策の重要性がこれまで以上に注目されています。院内感染は、人から人へ直接、または医療器具等を媒介して発生し、特に、免疫力の低下した患者は、通常の病原微生物のみならず、感染力の弱い微生物によっても、院内感染を起こす可能性があることから、院内感染防止対策は、医療従事者ごとに対策を行うのではなく、医療機関全体として対策に取り組むことが求められます。

　具体的には、①病院長または診療所長、看護部長、薬剤部門の責任者、検査部門の責任者、事務部門の責任者、感染症対策に相当の経験を有する医師等の職員などで構成される院内感染防止対策委員会を設置し、定期的（月1回程度）に開催、②各病棟における「感染情報レポート」を週1回程度作成し、院内感染防止対策委員会において十分に活用される体制がとられていること、③職員等に対し流水による手洗いの励行を徹底させるとともに、各病室などに水道または速乾式手洗い液等の消毒液が設置されていることなどが要件とされています。

③医療安全管理体制

　医療機関は医療法により、医療安全管理の指針の策定など、医療安全管理の体制の確保が義務付けされています。医療安全とは、医療事故や医療過誤のような医療トラブルを未然に防止し、安全な医療サービスを提供できる状態をつくる取

り組みで、医療の最も基本的な要件の一つです[＊]。

　診療報酬においては、医療機関における医療安全確保の観点から、入院基本料算定にあたり医療安全管理体制の整備が求められます。具体的には、①安全管理のための指針の作成、②医療事故等の院内報告制度による医療事故などの報告と分析を通して改善策に反映させる体制の整備、③安全管理責任者会で構成される委員会の開催（月１回程度）、④安全管理の体制確保のための職員研修（年２回程度）などが要件とされています。

④褥瘡対策

　褥瘡の管理を誤ると、感染症などに移行する恐れがあり、死亡に至るケースや入院の長期化につながります。褥瘡は、局所の圧迫に加え、全身状態が悪いと短時間で発生し、重症化につながります。患者のQOL（生活の質）の低下を防ぎ、安心して治療を受けられる入院生活が送れるように、褥瘡を予防し、早期発見できる褥瘡対策が、入院基本料の算定にあたり必須の要件とされています。

　具体的には、①褥瘡対策に係る専任の医師および褥瘡看護に関する臨床経験を有する専任の看護職員から構成される褥瘡対策チームの設置、②患者の日常生活自立度、全身状態の評価など、褥瘡発生のリスクを評価し、リスクの高い患者やすでに褥瘡がある患者に対し、褥瘡予防に対する栄養管理や薬剤管理に関する事項を含む「適切な褥瘡対策の診療計画」の作成や評価の体制がとられていること、③患者の状態に応じた、褥瘡対策に必要な体圧分散式マットレス等を適切に選択し使用する体制等が必要です。また、褥瘡患者数などについて年１回の報告（届出）が求められています。

⑤栄養管理体制

　医療機関での食事提供は、患者一人ひとりの命や治療を支える基であり、管理栄養士、医師、看護師、薬剤師などの連携による良質な栄養管理の体制はとても重要とされ、入院基本料算定のための必須の要件とされています。

　具体的には、①常勤の管理栄養士を１名以上配置、②管理栄養士、医師、看護師、その他医療従事者が共同して栄養管理を行う体制を整備し、栄養管理手順を作成、③入院時に、管理栄養士、医師・看護師が共同して確認し、特別な栄養管理の必要性の有無について入院診療計画書（図表３－３）に記載、④特別な栄養管理が必要と判断される患者には、入院後７日以内に医師・管理栄養士・看護師等が共同して栄養管理計画書を作成などが求められます。

＊ **医療法施行規則第一条の十一**
病院等の管理者は、法第六条の十の規定に基づき、次に掲げる安全管理のための体制を確保しなければならない（略）
一　医療に係る安全管理のための指針を整備すること
二　医療に係る安全管理のための委員会を開催すること
三　医療に係る安全管理のための職員研修を実施すること
四　医療機関内における事故報告等の医療に係る安全の確保を目的とした改善のための方策を講ずること

3

基本診療料 構造と共通ルール

■図表3-3 「別紙2 入院診療計画書」の作成で注意すべき点

別紙2

入 院 診 療 計 画 書

(患者氏名)　　　　　　　　　　殿

[作成・説明日とは別に入院した日を記入する]

入院日　　年　　月　　日　　　　　　　　　　　　　　　　年　月　日

病　棟　（　病　室　）	
主治医以外の担当者名	○○○○○○　　[特定の職種に限定されていないこと]
在宅復帰支援担当者名　＊	△△△△△△　　[地域包括ケア病棟入院料、地域包括ケア病棟入院医療管理料を算定する場合は、在宅復帰支援担当者名および在宅復帰支援計画を記載すること]
病　　　　　名 （他に考え得る病名）	
症　　　　　状	
治　療　計　画	
検 査 内 容 及 び 日 程	[検査や手術の予定がない場合でも空欄は認められないので、「なし」と記入すること]
手 術 内 容 及 び 日 程	
推定される入院期間	[入院時に、医師、看護職員、管理栄養士が共同で確認した結果を必ず記入すること]
特別な栄養管理の必要性	有　・　無　　（どちらかに○）
そ　　の　　他 ・看　護　計　画 ・リハビリテーション 　等の計画	[患者にとって個別・具体的でわかりやすい内容となっていること]
在宅復帰支援計画　＊	[地域包括ケア病棟入院料、地域包括ケア病棟入院医療管理料を算定する場合は、在宅復帰支援担当者名および在宅復帰支援計画を記載すること]
総合的な機能評価　◇	

注1）　病名等は、現時点で考えられるものであり、今後検査等を進めていくにしたがって変わり得るものである。
注2）　入院期間については、現時点で予想されるものである。
注3）　＊印は、地域包括ケア病棟入院料（入院医療管理料）を算定する患者にあっては必ず記入すること。
注4）　◇印は、総合的な機能評価を行った患者について、評価結果を記載すること。
注5）　特別な栄養管理の必要性については、電子カルテ等、様式の変更が直ちにできない場合、その他欄に記載してもよい。

(主治医氏名)　　　　　　　　　印

(本人・家族)

　医療法では、入院診療計画書に「生年月日」も記載が求められており、指導などで指摘される場合があります。

2.基本診療料の共通ルール

（1）届出の通則

　それでは、基本診療料の施設基準を読み解いていきましょう。まず、基本診療料の全体にかかわる基本的なルール、「通則」（全体を通じての規則）をしっかり理解しておくことが大切です。

　通則は、基本診療料の全体にかかわるものと、「初・再診料」「入院基本料」等の個別にかかわるものが定められており、いずれも「告示」（図表3－4）に記載されています。

■図表3-4　基本診療料の施設基準等の告示

基本診療料の施設基準等の「告示」の原文

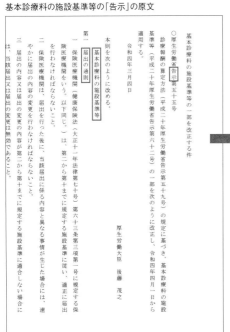

「届出」「施設基準」の通則

告示

第一	届出の通則
第二	施設基準の通則
第三	初・再診料の施設基準等
第四	入院診療計画、院内感染防止対策、医療安全管理体制、褥瘡対策及び栄養管理体制の基準
第四の二	歯科点数表第一章第二部入院料等通則第6号ただし書に規定する基準
第五	病院の入院基本料の施設基準等
第六	診療所の入院基本料の施設基準等
第七	削除
第八	入院基本料等加算の施設基準等
第九	特定入院料の施設基準等
第十	短期滞在手術等基本料の施設基準等
第十の二	看護職員処遇改善評価料の施設基準
第十一	経過措置
別表第一～第十五	

なお、「初・再診料」と「入院基本料等加算」「看護職員処遇改善評価料」は、個別の「通則」が定められていません。よって、基本診療料の全体の「通則」と各項目の「告示」「通知」に従います。

　「告示」の原文は、縦書きです。原文の当該箇所（一部）を横書きに整理したものが、図表3－4です。

　基本診療料の全体にかかわる「通則」は、「告示」の「第一　届出の通則」「第二　施設基準の通則」です。

　さらに届出の通則（図表3－5）を読み解くと、基本的なルールが4つ記載されており、基本診療料の大部分は、施設基準を届出しなければ算定できないことがわかります。

➡ 基本診療料の届出の基本的な4つのルール

- 告示の第二から第十までに規定する施設基準に従って、適正に届出をする。
- 届出した内容と異なる事情が発生した場合には、変更の届出をしなければならない。
- 告示の第二から第十までの施設基準に該当しない場合は、届出や変更届出は無効（受理できない）。
- 保険医療機関の所在地ごとに管轄している地方厚生(支)局*長等に届出を行う。

＊ 地方厚生（支）局
厚生労働省の地方支部局

■図表3-5　基本診療料の届出の通則

○基本診療料の施設基準等　（平成二十年三月五日)(厚生労働省告示第六十二号)　**告示**

第一　届出の通則
一　保険医療機関（健康保険法（大正十一年法律第七十号）第六十三条第三項第一号に規定する保険医療機関をいう。以下同じ。）は、第二から第十までに規定する施設基準に従い、適正に届出を行わなければならないこと。
二　保険医療機関は、届出を行った後に、当該届出に係る内容と異なる事情が生じた場合には、速やかに届出の内容の変更を行わなければならないこと。
三　届出の内容又は届出の変更の内容が第二から第十までに規定する施設基準に適合しない場合には、当該届出又は届出の変更は無効であること。
四　届出については、届出を行う保険医療機関の所在地を管轄する地方厚生局長又は地方厚生支局長（以下「地方厚生局長等」という。）に対して行うこと。ただし、当該所在地を管轄する地方厚生局又は地方厚生支局の分室がある場合には、当該分室を経由して行うこととする。

（2）施設基準の通則

　基本診療料の施設基準の「通則」（図表3 - 6）では、届出できる医療機関の条件が4つ示されています。

　これは、基本診療料の届出に使用する「別添7　基本診療料の施設基準に係る届出書」のチェック項目と共通しており、この4つを満たさない場合、施設基準の届出ができません。なお、特掲診療料では、届出に使用する「別添2　特掲診療料の施設基準に係る届出書」がそれにあたります。

①「届出に係る事項」に不正や不当がない（図表3 - 6の通則一）

　「通則一」は、地方厚生局長等に届出する前の「六月間」に、「届出に係る事項」に関して「不正又は不当」がない保険医療機関であることが要件、と示しています。

②選定療養の基準に違反していない（図表3 - 6の通則二）

　「通則二」は、「療担規則*及び薬担規則並びに療担基準に基づき厚生労働大臣が定める掲示事項等（告示）」の「第三」で規定する基準（選定療養*に係る基準）（図表3 - 7）について、届出前の「六月間」に違反していない保険医療機関であることが施設基準の届出の要件、と示しています。

　「選定療養」に係る基準は、「通則」と「個々の選定療養に関する基準」に示されています。通則では、選定療養として患者から一部負担金の支払いを受ける場合の基準として、①選定療養が適切に行われる体制、②患者への情報提供と患者の自由な選択と同意、③一部負担の料金を地方厚生局長等への届出が定められています。

　そして、選定療養の各基準を遵守しなければなりません。

■図表3-6　基本診療料の施設基準の通則

基本診療料の施設基準等　　　　　　　　　　　　　　　　　　　　**告示**
第二　施設基準の通則
一　地方厚生局長等に対して当該届出を行う前六月間において当該届出に係る事項に関し、不正又は不当な届出（法令の規定に基づくものに限る。）を行ったことがないこと。
二　地方厚生局長等に対して当該届出を行う前六月間において療担規則及び薬担規則並びに療担基準に基づき厚生労働大臣が定める掲示事項等（平成十八年厚生労働省告示第百七号）第三に規定する基準に違反したことがなく、かつ現に違反していないこと。

＊ 療担規則

健康保険法で定められた「保険医療機関及び保険医療養担当規則」のことで、保険医療を担う医療機関や保険医が守るべきルール（保険医療を行う際の約束事）が定められている

＊ 選定療養

特別の療養環境の提供（差額ベッド）の費用など、保険診療と併用して特別の料金の支払いを求めることができると厚生労働大臣が認めたもの

3

基本診療料 構造と共通ルール

三　地方厚生局長等に対して当該届出を行う前六月間において、健康保険法第七十八条第一項及び高齢者の医療の確保に関する法律（昭和五十七年法律第八十号。以下「高齢者医療確保法」という。）第七十二条第一項の規定に基づく検査等の結果、診療内容又は診療報酬の請求に関し、不正又は不当な行為が認められたことがないこと。

四　地方厚生局長等に対して当該届出を行う時点において、厚生労働大臣の定める入院患者数の基準及び医師等の員数の基準並びに入院基本料の算定方法（平成十八年厚生労働省告示第百四号）に規定する入院患者数の基準に該当する保険医療機関又は医師等の員数の基準に該当する保険医療機関でないこと。

■図表3-7　選定療養の基準

療担規則及び薬担規則並びに療担基準に基づき厚生労働大臣が定める掲示事項等　（平成十八年三月六日）（厚生労働省告示第百七号）（抜粋） 　　告示

第三　療担規則第五条の四第一項及び療担基準第五条の四第一項の選定療養に関して支払を受けようとする場合の厚生労働大臣の定める基準

一　通則
（一）　療養は、適切に行われる体制が整っている等保険医療機関が特別の料金を徴収するのにふさわしいものでなければならないものとする。
（二）　当該療養は、患者への情報提供を前提とし、患者の自由な選択と同意がなされたものに限られるものとする。
（三）　患者への情報提供に資するため、特別の料金等の内容を定め、又は変更しようとする場合は、地方厚生局長等に報告するものとする。この場合において、当該報告は、報告を行う保険医療機関の所在地を管轄する地方厚生局長等に対して行うものとする。ただし、当該所在地を管轄する地方厚生局又は地方厚生支局の分室がある場合には、当該分室を経由して行うものとする。
二　特別の療養環境の提供に関する基準
三　予約に基づく診察
四　保険医療機関が表示する診療時間以外の時間における診察
五　医科点数表及び歯科点数表に規定する回数を超えて受けた診療であって別に厚生労働大臣が定めるものに関する基準
六　入院期間が百八十日を超える入院に関する基準
七　金属床による総義歯の提供に関する基準
八　う蝕に罹患している患者の指導管理に関する基準

③高齢者医療に係る請求に不正や不当がない（図表3−6の通則三）

平成18年に公布された「健康保険法等の一部を改正する法律」により、「老人保険法」は「高齢者の医療の確保に関する法律（高齢者医療確保法）」に全面改正されました。75歳以上は、従来の医療保険制度から「後期高齢者医療制度」に独立しました。

「高齢者の医療の確保に関する法律（昭和五十七年法律第八十号）」では、保険医療機関の設備や診療録・帳簿書類などの「検査」が定められており、「通則三」では、施設基準を届出できる要件として、**「検査等の結果、診療内容又は診療報酬の請求に関し、不正又は不当な行為が認められたことがないこと」**を示しています。

④入院患者数と医師数（図表3−6の通則四）

a. 厚生労働大臣の定める入院患者数の基準（定数超過入院に関する基準）

この基準の1つに、「定数超過入院」に関するルールがあります。

病院や診療所で新しく入院（病床）を設置・増床する場合、基準病床数制度に係る法令の規定と医療法第7条第2項に従って、都道府県知事（保健所設置市長、特別区長）に開設等の許可申請を行います。この「許可された病床数」が入院患者数の上限（定員）となります。

診療報酬の算定方法の告示にある「第2部　入院料等　通則6」には、**「別に厚生労働大臣が定める入院患者数の基準又は医師等の員数の基準に該当する保険医療機関の入院基本料については、別に厚生労働大臣が定めるところにより算定する」**とあります。

ここでの「別に厚生労働大臣が定めるところにより算定」は**「厚生労働大臣の定める入院患者数の基準及び医師等の員数の基準並びに入院基本料の算定方法（平成十八年厚生労働省告示第百四号）」**（図表3−8）で定められている定数超過の基準に対応する、入院基本料の減算の割合に基づき算定することを指します。

この入院患者数の定数超過の基準に該当する保険医療機関は、入院基本料に係る届出や「特定入院料」「入院時食事療養（Ⅰ）又は生活療養（Ⅰ）」の届出が受理されません。

「通則四」は、施設基準の届出を行う場合は、この入院患者数の基準（定数超過の基準）に該当していない保険医療機関であるとするものです。ここでの「入院患者数」とは「月平均入院患者数」のことで、計算式は「月平均入院患者数＝当該月の全入院患者の入院日数の総和÷当該月の日数」です。なお、入院基本料などの

施設基準で用いる月平均入院患者数の計算と異なります。

　また、届出後に定数超過した場合は、入院基本料の所定点数の80/100または90/100での算定になります。

■図表3-8　入院患者の基準

「厚生労働大臣の定める入院患者数の基準及び医師等の員数の基準並びに入院基本料の算定方法（平成十八年厚生労働省告示第百四号）」別表第一（平二〇厚労告七八・平二二厚労告九三・一部改正）

入院患者数に係る減算の基準と減算の割合

厚生労働大臣の定める入院患者数の基準	厚生労働大臣の定める入院基本料の基準
一　保険医療機関の月平均の入院患者数が、医療法（昭和二十三年法律第二百五号）第一条の五第一項に規定する病院（以下「病院」という。）にあっては、同法の規定に基づき許可を受け、若しくは届出をし、又は承認を受けた病床数に百分の百五を乗じて得た数以上 二　保険医療機関の月平均の入院患者数が、医療法第一条の五第二項に規定する患者を入院させるための施設を有する診療所にあっては、同法の規定に基づき許可を受け、若しくは届出をし、又は通知をした病床数に三を加えて得た数以上	診療報酬の算定方法（以下「算定告示」という。）別表第一（以下「医科点数表」という。）又は別表第二（以下「歯科点数表」という。）の所定点数に百分の八十（療養病棟入院基本料、有床診療所療養病床入院基本料及び特定入院基本料については、百分の九十）を乗じて得た点数を用いて、算定告示の算定方法の例により算定した額

災害等やむを得ない事情で1の基準に該当した場合には、当該入院した月については、減算の措置は適用しない

厚生労働大臣の定める入院患者数の基準及び医師等の員数の基準並びに入院基本料の算定方法について（平18.3.23保医発第0323003号）

第1　入院患者数の基準及び入院基本料の算定方法

　1　入院患者数の基準については次のとおりであること。ただし、入院患者数は1月間（暦月）の平均入院患者数とし、その計算方法は別紙1に定めるところによるものとする。

　　（1）病院の場合

　　医療法（昭和23年法律第205号）の規定に基づき許可を受け、若しくは届け出をし、又は承認を受けた病床数（以下「許可病床数」という。）のうち病床の種別ごとの病床数にそれぞれ100分の105を乗じて得た数以上

　　（2）有床診療所の場合

　　許可病床数に3を加えて得た数以上

　2　入院基本料の計算方法については、当該保険医療機関に入院する患者について算定すべき入院基本料の種別ごとに次のとおりとする。

　　（1）療養病棟入院基本料、有床診療所療養病床入院基本料及び特定入院基本料の場合

診療報酬の算定方法別表第一医科診療報酬点数表（以下、医科点数表）又は別表第二　歯科診療報酬点数表（以下、歯科点数表）に規定する入院基本料の所定点数の100分の90に相当する点数

（2）（1）以外の入院基本料の場合

医科点数表又は歯科点数表の所定点数の100分の80に相当する点数

1点未満の端数があるときは、小数点以下第一位を四捨五入する

別紙1

入院患者数に係る平均入院患者数の計算方法

1　1月間の平均入院患者数は、当該月の全入院患者の入院日数の総和を当該月の日数で除して得た数とする。

2　入院日数には、当該患者が入院した日を含む。ただし、退院した日は含まない。

3　精神病院における措置入院患者、緊急措置入院患者及び鑑定入院患者については、当該入院した月においては1の入院患者数に算入しない。

4　保険診療の対象とならない新生児は入院患者数に算入しない。ただし、その場合であっても、適切な看護が実施されるものであること。

b. 医師等の人員の基準

　適正な医療の実施には、一定水準以上の人員を確保する必要があります。医療法および医療法施行規則によって、病院および療養病床を有する診療所の人員には標準が定められており、施設基準を届出する医療機関の要件です。また、届出後にこの標準数を満たせない場合には、「標欠医療機関」として定期的に行われる立入検査の指導監査の対象となるだけでなく、診療報酬算定も減額となります。

　病院の医師等の標準数（図表3－9）については、医療法施行規則で定められています。

3

基本診療料　構造と共通ルール

■図表3-9　病院の医師等の標準数

	員数の標準
病院に置くべき医師	①～③の数の和が52までは「3」とし、52を超える場合には①～③の和から52を引いた数を16で除した数に3を加えた数 ①精神病床及び療養病床に係る病室の入院患者の数を3をもって除した数 ②精神病床及び療養病床に係る病室以外の病室の入院患者（歯科、矯正歯科、小児歯科及び歯科口腔外科の入院患者を除く。）の数 ③外来患者（歯科、矯正歯科、小児歯科及び歯科口腔外科の外来患者を除く。）の数を2.5（精神科、耳鼻咽喉科又は眼科については、5）をもって除した数
病院に置くべき歯科医師	イ　歯科医業についての診療科名のみを診療科名とする病院にあっては、入院患者の数が52までは3とし、それ以上16又はその端数を増すごとに1を加え、さらに外来患者についての病院の実状に応じて必要と認められる数を加えた数 ロ　イ以外の病院にあっては、歯科、矯正歯科、小児歯科及び歯科口腔外科の入院患者の数が16までは1とし、それ以上16又はその端数を増すごとに1を加え、さらに歯科、矯正歯科、小児歯科及び歯科口腔外科の外来患者についての病院の実状に応じて必要と認められる数を加えた数

※「医療法施行規則（昭和二十三年十一月五日厚生省令第五十号）　第十九条」より作成

　また、「厚生労働大臣の定める入院患者数の基準及び医師等の員数の基準並びに入院基本料の算定方法」では、医療法施行規則で定める標準基準を超えた場合の診療報酬の減算となる指標（基準）が示されています（図表3－10）。通則四は、この指標（基準）に該当していないことの確認を求めています。

　この減算の指標（基準）に該当する保険医療機関は、入院基本料に係る届出や「特定入院料」「入院時食事療養（Ⅰ）又は生活療養（Ⅰ）」の届出は受理されません。

　また、届出後にこの指標（基準）に該当した場合は、入院基本料の所定点数の97/100または98/100で算定となります。

■図表3-10　医師等の員数の基準、入院基本料の算定方法

厚生労働大臣の定める入院患者数の基準及び医師等の員数の基準並びに入院基本料の算定方法
（平成十八年厚生労働省告示第百四号）
別表第二
医師又は歯科医師の員数にかかわる減算の基準と減算の割合

厚生労働大臣の定める医師又は歯科医師の員数の基準	厚生労働大臣の定める入院基本料の基準
病院である保険医療機関の医師又は歯科医師の員数が医療法第二十一条第一項第一号又は第二十二条の二第一号の規定により有しなければならない厚生労働省令に定める医師又は歯科医師の員数に百分の五十を乗じて得た数を超え百分の七十を乗じて得た数以下	医科点数表又は歯科点数表の所定点数に百分の九十（別表第三に定める地域に所在する保険医療機関（医師又は歯科医師の確保に関する計画を都道府県知事に届け出たものに限る。）については、百分の九十八）を乗じて得た点数を用いて、算定告示の例により算定した額
病院である保険医療機関の医師又は歯科医師の員数が医療法第二十一条第一項第一号又は第二十二条の二第一号の規定により有しなければならない厚生労働省令に定める医師又は歯科医師の員数に百分の五十を乗じて得た数以下	医科点数表又は歯科点数表の所定点数に百分の八十五（別表第三に定める地域に所在する保険医療機関（医師又は歯科医師の確保に関する計画を都道府県知事に届け出たものに限る。）については、百分の九十七）を乗じて得た点数を用いて、算定告示の例により算定した額

図表3－11は、医師等の標準数の計算式（例）です。AからJまでの数を集計し、定められた計算式に数字をあてはめていきます。実際の数字を入れて算出した例は図表3－12のとおりです。

■図表3-11　医師等標準数の計算式（例）

A：1日平均入院患者数計
B：1日平均外来患者数計
C：診療科別1日平均入院患者数（歯科、矯正歯科、小児歯科、歯科口腔外科）
D：診療科別1日平均外来患者数（歯科、矯正歯科、小児歯科、歯科口腔外科）
E：診療科別1日平均外来患者数（耳鼻咽喉科、眼科、精神科）
F：診療科別1日平均外来患者数（外来リハビリテーション診療料1又は2の対象患者）
I：療養病床1日平均入院患者数
J：精神病床1日平均入院患者数

$$\left[\frac{A-C-I-J}{1} + \frac{I+J}{3} + \frac{B-D-E-F}{2.5} + \frac{E}{5} - 52 \right] \div 16 + 3$$

※厚生労働省の資料より作成

■図表3-12　標準医師数の計算（例）

※図表3-11のC・D・F・I・Jに該当する患者はいないものとしての計算例です。

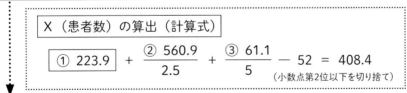

（X÷16）+3　=標準医師数

X（患者数）の算出（計算式）

$$① 223.9 + \frac{② 560.9}{2.5} + \frac{③ 61.1}{5} - 52 = 408.4$$

（小数点第2位以下を切り捨て）

（408.4÷16）+3＝28.525　　　　**標準医師数は、28.5人**

※（　）内は計算例としての数字です。

① 　1日平均入院患者数（図表3－11のAに該当）
　　　入院患者延べ数（81,735人）÷暦月数（365日）
　　　＝223.9人（小数点第2位以下を切り捨て）
② 　眼科・耳鼻科・精神科を除く1日平均外来患者数（図表3－11の（B－E）に該当）
　　　3科を除く外来患者延べ数（164,918人）÷実診療日数（294日）
　　　＝560.9人（小数点第2位以下を切り捨て）
③ 　眼科・耳鼻科・精神科の1日平均外来患者数（図表3－11のEに該当）
　　　3科の外来患者延べ数（17,987人）÷実診療日数（294日）
　　　＝61.1人（小数点第2位以下を切り捨て）

練習問題

1．入院診療計画書について、次の中から正しいものを選びなさい。

（ア）入院診療計画書には、病名や病状のほか、実施予定の手術や検査の内容、推定される入院期間等を記載しなければならない。

（イ）入院診療計画書は、事務員が作成し患者に説明する。

（ウ）入院診療計画書の「特別な栄養管理の必要性の有無」については、管理栄養士が入院時に確認し、記載する。

2．入院基本料の施設基準について、次の中から正しいものを選びなさい。

（ア）入院基本料を届け出るためには、感染管理部門内に感染対策の経験を有する職員で構成される院内感染防止対策委員会を設置しなければならない。

（イ）医療安全管理体制としては、院内に医療事故等についての報告制度があることが求められるが、報告のみでは終わらず分析を通した改善策が実施されていなければならない。

（ウ）医療安全管理にかかる職員研修は、役職者のみ受講すればよい。

3．次の中から正しいものを選びなさい。

（ア）当該保険医療機関で実施している選定療養に関する掲示が正しくされていない場合には、基本診療料の施設基準の通則に違反していることとなる。

（イ）基本診療料の届出に際しては、地方厚生（支）局ごとに定めた施設基準要件に準拠しなければならない。

（ウ）定数超過入院の基準に該当する場合であっても、「入院時食事療養（Ⅰ）」の届出には影響しない。

4．次の条件の病院における医師標準数を計算しなさい。

・一般病棟

・標榜診療科：内科・外科　病床：全床

・1日平均入院患者数：120人

・1日平均外来患者数：100人

・外来リハビリテーション診療料1または2の患者：なし

練習問題の答えと解説

1

（ア）　○

（イ）　× 入院診療計画書は、医師、看護師、その他必要に応じ関係職種の共同により策定されなければなりません。

（ウ）　× 入院診療計画書の「特別な栄養管理の必要性の有無」については、入院時に、管理栄養士、医師・看護師が共同して確認し、記載します。

P56、58参照

2

（ア）　× 院内感染防止対策委員会のメンバーは、病院長または診療所長、看護部長、薬剤部門の責任者、検査部門の責任者、事務部門の責任者、感染症対策に相当の経験を有する医師等の職員などで構成されていなければなりません。

（イ）　○

（ウ）　× 医療安全管理にかかる職員研修は年に2回実施しなければならず、全職員に対して周知徹底が図られるような実施体制が求められます。

P56、57参照

3

（ア）　○

（イ）　× 施設基準はすべて厚生労働大臣が定めるとされています。

（ウ）　× 定数超過入院の基準に該当する場合には、「入院時食事療養（Ⅰ）」の届出は受理されません。

P59、60、61、63参照

4

答え　10人

一般病棟（内科・外科）のみの保険医療機関の医師の標準数の計算式

〔（一般病床の1日平均入院患者数＋（1日平均外来患者数÷2.5）－52）÷16〕＋3

・1日平均入院患者数：120人

・1日平均外来患者数：100人

⇒〔120＋（100÷2.5）－52〕÷16〕＋3

＝9.75⇒10人

P67参照

第4講

基本診療料
主な施設基準

「基本診療料」の施設基準の読み解き方は、基本的には同じです。ここでは、「基本診療料」を構成する「外来診療」「入院診療」にかかわる項目の中で、届出数の多い主な施設基準を取り上げて、具体的に解説します。

1. 外来診療に係る施設基準

＊ **再診料**
200 床未満の病院、診療所で算定

＊ **外来診療料**
200 床以上の病院で算定

医科の「外来診療の診療報酬」は、「初・再診料」（初診料・再診料＊・外来診療料＊）で構成されます（第 3 講　図表 3 － 1）。

その「初・再診料」の施設基準には、「**情報通信機器を用いた診療**」「**機能強化加算**」「**外来感染対策向上加算**」「**連携強化加算**」「**サーベイランス強化加算**」「**時間外対応加算**」「**地域包括診療加算**」などがあります。ここでは、初・再診料から「初診料　注10　機能強化加算」と「注1　情報通信機器を用いた診療」を例に挙げて解説します。

（1）初診料「注10　機能強化加算」

「機能強化加算」は、専門医療機関への受診の要否の判断等を含めた「初診時における診療機能」を評価したものです。かかりつけ医機能＊に係る診療報酬項目を届け出ている医療機関が算定できます。

＊ **かかりつけ医機能**
身近な地域における日常的な医療の提供や、健康管理に関する相談などを行う医療機関の機能

この算定には、診療報酬の算定方法（告示）の「初診料　注10」（図表 4 － 1）に示された「別に厚生労働大臣が定める施設基準」に適合したものとして届出が必要です。

■図表4-1　診療報酬の算定方法

> 告示
>
> A 000　初診料　　　288 点
> 注10　別に厚生労働大臣が定める施設基準に適合しているものとして地方厚生局長等に届け出た保険医療機関（許可病床数が200床未満の病院又は診療所に限る。）において初診を行った場合は、機能強化加算として、80点を所定点数に加算する。

機能強化加算の施設基準は、まず「告示」（図表 4 － 2）から確認します。

■図表4-2　「機能強化加算」の施設基準

> 告示
>
> （1）適切な受診につながるような助言及び指導を行うこと等、質の高い診療機能を有する体制が整備されていること。
> （2）次のいずれかに係る届出を行っていること。
> 　イ　区分番号A 001の注12に規定する地域包括診療加算
> 　ロ　区分番号B 001 － 2 － 9に掲げる地域包括診療料
> 　ハ　区分番号B 001 － 2 － 11に掲げる小児かかりつけ診療料

ニ　区分番号Ｃ002に掲げる在宅時医学総合管理料（在宅療養支援診療所（医科
　　点数表の区分番号Ｂ004に掲げる退院時共同指導料１に規定する在宅療養支
　　援診療所をいう。以下同じ。）又は在宅療養支援病院（区分番号Ｃ000に掲げ
　　る往診料の注１に規定する在宅療養支援病院をいう。以下同じ。）に限る。）
ホ　区分番号Ｃ002－2に掲げる施設入居時等医学総合管理料（在宅療養支援診
　　療所又は在宅療養支援病院に限る。）
（3）地域において包括的な診療を担う医療機関であることについて、当該保険医療
　　機関の見やすい場所及びホームページ等に掲示する等の取組を行っているこ
　　と。

　「告示」（1）〜（3）の基準については、「通知」に詳細な要件が示されています。
図表4－3は、告示と通知の関連を示した図です。
　なお、通知（4）では「かかりつけ医機能」の要件が示されています（図表4－
4）。

■図表4-3　告示と通知の関連付け

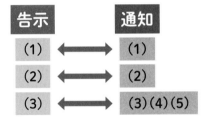

■図表4-4　「機能強化加算」の施設基準

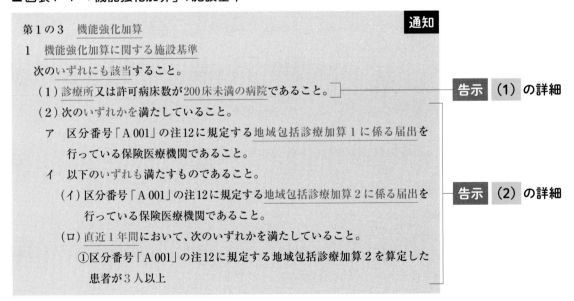

②区分番号「C001」在宅患者訪問診療料（Ⅰ）の「1」、区分番号「C001
－2」在宅患者訪問診療料（Ⅱ）（注1のイの場合に限る。）又は区分
番号「C000」往診料を算定した患者の数の合計が3人以上

ウ　区分番号「B001－2－9」に掲げる地域包括診療料1に係る届出を行っ
ている保険医療機関であること。

エ　以下のいずれも満たすものであること。
　（イ）区分番号「B001－2－9」に掲げる地域包括診療料2に係る届出を
行っている保険医療機関であること。
　（ロ）直近1年間において、次のいずれかを満たしていること。
　　　①区分番号「B001－2－9」に掲げる地域包括診療料2を算定した患
者が3人以上
　　　②区分番号「C001」在宅患者訪問診療料（Ⅰ）の「1」、区分番号「C001
－2」在宅患者訪問診療料（Ⅱ）（注1のイの場合に限る。）又は区分
番号「C000」往診料を算定した患者の数の合計が3人以上

オ　区分番号「B001－2－11」に掲げる小児かかりつけ診療料1又は2に係
る届出を行っている保険医療機関であること。

カ　区分番号「C002」に掲げる在宅時医学総合管理料又は区分番号「C002－
2」に掲げる施設入居時等医学総合管理料に係る届出を行っている保険医
療機関であって、「特掲診療料の施設基準等及びその届出に関する手続き
の取扱いについて」の別添1の第9在宅療養支援診療所の1（1）若しく
は（2）に該当する診療所又は第14の2在宅療養支援病院の1（1）若し
くは（2）に該当する病院であること。

告示 (2) の詳細

キ　区分番号「C002」に掲げる在宅時医学総合管理料又は区分番号「C002－
2」に掲げる施設入居時等医学総合管理料に係る届出を行っている保険医
療機関であって、「特掲診療料の施設基準等及びその届出に関する手続き
の取扱いについて」の別添1の第9在宅療養支援診療所の1（3）に該当
する診療所並びに第14の2在宅療養支援病院の1（3）に該当する病院で
あり、以下のいずれかを満たしていること。
　（イ）第9在宅療養支援診療所の1（3）に該当する診療所であって、以下の
いずれかを満たしていること。なお、緊急の往診の実績及び在宅におけ
る看取りの実績等の取扱いについては、第9在宅療養支援診療所と同
様である。
　　　①第9在宅療養支援診療所の1（1）コに掲げる過去1年間の緊急の往
診の実績が3件以上
　　　②第9在宅療養支援診療所の1（1）サに掲げる過去1年間の在宅にお
ける看取りの実績が1件以上又は過去1年間の15歳未満の超重症児
及び準超重症児に対する在宅医療の実績が1件以上
　（ロ）第14の2在宅療養支援病院の1（3）に該当する病院であって、以下の

いずれかを満たしていること。なお、緊急の往診の実績及び在宅における看取りの実績等の取扱いについては、第14の2在宅療養支援病院と同様である。

①第14の2在宅療養支援病院の1（1）シ①に掲げる過去1年間の緊急の往診の実績又は1（1）シ②に掲げる在宅療養支援診療所等からの要請により患者の緊急受入を行った実績の合計が直近1年間で3件以上

②第14の2在宅療養支援病院の1（1）スに掲げる過去1年間の在宅における看取りの実績が1件以上又は過去1年間の15歳未満の超重症児及び準超重症児に対する在宅医療の実績が1件以上

告示 （2）の詳細

（3）地域における保健・福祉・行政サービス等に係る対応として、以下のいずれかを行っている常勤の医師を配置していること。

ア　介護保険制度の利用等に関する相談への対応及び要介護認定に係る主治医意見書の作成を行っていること。

イ　警察医として協力していること。

ウ　母子保健法（昭和40年法律第141号）第12条及び第13条に規定する乳幼児の健康診査（市町村を実施主体とする1歳6か月、3歳児等の乳幼児の健康診査）を実施していること。

エ　予防接種法（昭和23年法律第68号）第5条第1項に規定する予防接種（定期予防接種）を実施していること。

オ　幼稚園の園医、保育所の嘱託医又は小学校、中学校若しくは高等学校の学校医に就任していること。

カ　「地域包括支援センターの設置運営について」（平成18年10月18日付老計発1018001号・老振発1018001号・老老発1018001号厚生労働省老健局計画課長・振興課長・老人保健課長通知）に規定する地域ケア会議に出席していること。

告示 （3）の詳細

キ　通いの場や講演会等の市町村が行う一般介護予防事業に協力していること。

（4）地域におけるかかりつけ医機能として、必要に応じ、以下のアからオの対応を行っていること。また、当該対応を行っていることについて当該保険医療機関の見やすい場所及びホームページ等に掲示していること。

ア　患者が受診している他の医療機関及び処方されている医薬品を把握し、必要な服薬管理を行うこと。

イ　専門医師又は専門医療機関への紹介を行うこと。

ウ　健康診断の結果等の健康管理に係る相談に応じること。

エ　保健・福祉サービスに関する相談に応じること。

オ　診療時間外を含む、緊急時の対応方法等に係る情報提供を行うこと。
また、医療機能情報提供制度を利用してかかりつけ医機能を有する医療機関等の地域の医療機関を検索できることを、当該医療機関の見やすい場所

に掲示していること。

（5）（4）に基づき掲示している内容を記載した文書を当該保険医療機関内の見やすい場所に置き、患者が持ち帰ることができるようにすること。また、患者の求めがあった場合には、当該文書を交付すること。

告示 （3）の詳細

2　届出に関する事項

（1）機能強化加算の施設基準に係る届出は、別添7の様式1の3を用いること。

（2）令和4年3月31日時点で機能強化加算に係る届出を行っている保険医療機関については、令和4年9月30日までの間に限り、1の（2）のイの（ロ）、エの（ロ）並びにキ、（3）及び（4）の基準を満たしているものとみなす。

「通知」を構造的に理解する

「通知」は、文章が長くて理解しにくいので、施設基準の要件を構造的に整理して、フローチャートにすると理解しやすいでしょう（図表4−5）。

機能強化加算の施設基準の届出には、「次のいずれにも該当する」と記載されている、（1）〜（5）の要件をすべて満たさなければなりません。

（1）は、診療所か許可病床数が200床未満の病院であることです。（2）〜（4）は、「いずれか」「いずれも」「以下の」が頻出します。読み違えないように気をつけましょう。

届出の確認

「通知」の最後「2　届出に関する事項」には、「（1）機能強化加算の施設基準に係る届出は、別添7の様式1の3を用いること。」との記載があります。

届出には、指定された届出書「別添7」と「様式1の3　機能強化加算に係る届出書添付書類」を用います。「様式1の3」の中には、「1　診療体制等」「2　常勤医師の配置状況」「3　地域におけるかかりつけ医機能として実施する内容に係る院内及びホームページ等への掲載状況等」の記載項目があります。

「様式」で該当項目をチェック

「通知」の文章による記述よりも、「様式」で該当項目をチェックしたほうが、理解しやすい場合があります（図表4−6）。

＊ 経過措置
診療報酬改定で一部改正された施設基準の届出時期

通知の「2　届出に関する事項」の（2）は、いわゆる「経過措置＊」です。「機能強化加算」は、令和4（2022）年度の診療報酬改定で新たな施設基準要件が追加され、それに伴う経過措置として、「令和4年4月の前に「機能強化加算」を届け出て算定している医療機関は、令和4年9月30日までは「1の（2）のイの（ロ）、エの（ロ）並びにキ、（3）及び（4）」の基準を満たしているもの、とみなす」とあります。

■図表4-5 「機能強化加算」の施設基準（通知）を構造化

1 機能強化加算に関する施設基準
次のいずれにも該当すること。

(1) 診療所又は許可病床数が 200 床未満の病院であること。

(2) 次のいずれかを満たしていること。

　ア ……

　イ 以下のいずれも満たすものであること。

　　(イ) ……
　　(ロ) 次のいずれかを満たしていること。

　　　① ……
　　　② ……

　ウ ……

　エ 以下のいずれも満たすものであること。

　　(イ) ……
　　(ロ) 次のいずれかを満たしていること。

　　　① ……
　　　② ……

　オ ……

　カ ……

　キ 次のいずれかを満たしていること。

　　(イ) 次のいずれかを満たしていること。

　　　① ……
　　　② ……

　　(ロ) 第 14 の2在宅療養支援病院の1(3)に該当する病院であって、以下のいずれかを満たしていること。

　　　① ……
　　　② ……

(3) ……、以下のいずれかを行っている常勤の医師を配置していること。

　ア〜キ

(4) 以下のアからオの対応を行っていること。また、当該対応を行っていることについて当該保険医療機関の見やすい場所及びホームページ等に掲示していること。

　ア〜オ

　また、医療機能情報提供制度を利用してかかりつけ医機能を有する医療機関等の地域の医療機関を検索できることを、当該医療機関の見やすい場所に掲示していること。

(5) (4)に基づき掲示している内容を記載した文書を…

■図表4-6 「様式1の3　機能強化加算に係る届出書添付書類」

「別添7　基本診療料の施設
基準等に係る届出書」

「様式1の3　機能強化加算
に係る届出書添付書類」

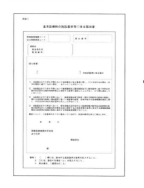

+

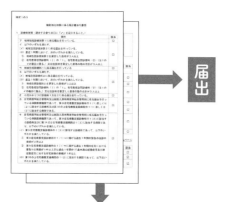

届出

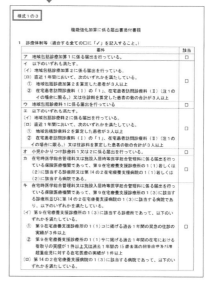

「様式1の3」には、「1　診療体制等」
「2　常勤医師の配置状況」「3　地
域におけるかかりつけ医機能として
実施する内容に係る院内及びホー
ムページ等への掲載状況等」の3つ
の項目があり、適合するすべての□に
「レ」(レ点)を記入する

　診療報酬改定には、経過措置が多く設定されます。改定前に該当の施設基準を
届け出ていた保険医療機関は、経過措置の期限までに要件を満たす必要がありま
す。経過措置の後も引き続き算定するには、要件を満たしたうえで新たな届出が
必要です。

（2）初診料・再診料・外来診療料「注1　情報通信機器を用いた診療」

＊ オンライン診療
パソコン、スマートフォ
ン、タブレットなど情
報通信機器を使って医
師が患者の診療を行う
こと

　新型コロナウイルス感染症の拡大により、「オンライン診療＊」が急速に普及し
ました。令和4年度の診療報酬改定では、それまでの「オンライン診療料」等が見
直され、新たに「情報通信機器を用いた診療」の施設基準が新設され、また、算定

可能な項目が拡大されました。

　A 000初診料、A 001再診料、A 002外来診療料の「注1　情報通信機器を用いた診療」は、「情報通信機器を用いた診療」の施設基準の届出で、それぞれ算定できます。また、初診料、再診料、外来診療料に係る「情報通信機器を用いた診療」の届出を行った保険医療機関は、医学管理等や在宅医療に係る「情報通信機器を用いて行った場合」の施設基準の届出は必要ありません。

　施設基準の「通知」で強調されているのは、「オンライン診療の適切な実施に関する指針」に沿った運用です（図表4 - 7）。施設基準には、このような「指針」が要件に定められることがあります。指針の内容も、しっかりと把握しましょう。

　なお、厚生労働省のホームページには、当該指針に係るQ&A も公開されています。併せて確認しておきましょう。

■図表4-7　注1　情報通信機器を用いた診療の告示・通知

一の三　医科初診料、医科再診料及び外来診療料の情報通信機器を用いた　　**告示**
診療に係る施設基準
　情報通信機器を用いた診療を行うにつき十分な体制が整備されていること。

第1　情報通信機器を用いた診療　　**通知**
1　情報通信機器を用いた診療に係る施設基準
　（1）情報通信機器を用いた診療を行うにつき十分な体制が整備されているものとして、以下のア～ウを満たすこと。
　　ア　保険医療機関外で診療を実施することがあらかじめ想定される場合においては、実施場所が厚生労働省「オンライン診療の適切な実施に関する指針」（以下「オンライン指針」という。）に該当しており、事後的に確認が可能であること。
　　イ　対面診療を適切に組み合わせて行うことが求められていることを踏まえて、対面診療を提供できる体制を有すること。
　　ウ　患者の状況によって当該保険医療機関において対面診療を提供することが困難な場合に、他の保険医療機関と連携して対応できること。
　（2）オンライン指針に沿って診療を行う体制を有する保険医療機関であること。
2　届出に関する事項
　（1）情報通信機器を用いた診療に係る施設基準に係る届出は、別添7の様式1を用いること。
　（2）毎年7月において、前年度における情報通信機器を用いた診療実施状況及び診療の件数について、別添7の様式1の2により届け出ること。

4

基本診療料　主な施設基準

届出の確認

　届出は、「別添7」と「様式1」を使用します。告示や通知に記載されている施設基準以外の要件が、届出添付書類やその「記載上の注意」に示されていることがあるので注意が必要です。

　「情報通信機器を用いた診療」では、オンライン指針をしっかり理解し、定められた要件を満たさなければなりません。同指針では、同診療を行う医師は、厚生労働省が定める研修を終了していることが要件となっており、「様式1」には、配置医師の氏名と研修の「修了証登録番号」「修了年月日」の記入の項があります。また、年1回の定例報告で使用する「様式1の2」では、診療実績の記載が求められます。

　施設基準は、届出前の準備も大切ですが、届出後の状況確認も重要です。常に継続的な管理と運用ができる体制を院内に整備しなければなりません。

●「様式1　情報通信機器を用いた診療に係る届出書添付書類」

様式1

情報通信機器を用いた診療に係る届出書添付書類

1　診療体制等

要件	該当
（1）　「オンライン診療の適切な実施に関する指針」（以下「オンライン指針」という。）に沿って診療を行う体制を有していること。	□
（2）　対面診療を行う体制を有していること。	□

2　医師が保険医療機関外で診療を行う場合
　　□　想定している　・　□　想定していない　　（以下も記載すること）

①　別紙2に定める「医療を提供しているが、医療資源の少ない地域」に属する保険医療機関であるか	□　該当する　・　□　該当しない

4　医師の配置状況

	配置医師の氏名	経験等	修了証登録番号	修了年月日
□		□　情報通信機器を用いた診療を実施する医師が、オンライン指針に定める「厚生労働省が定める研修」を修了している		

［記載上の注意］
1　「4」については、研修の修了を確認できる文書を保険医療機関内に保管していること。
2　□には適合する場合「✓」を記入すること。

告示、通知には、記載されていない。「オンライン指針に沿った診療」の内容

80

2. 入院診療に係る施設基準

（1）入院料等

入院料の算定ルール

　入院医療の診療報酬は、「入院基本料」「入院基本料等加算」「特定入院料」「短期滞在手術等基本料」「看護職員処遇改善評価料」の５つに分かれます。保険医療機関に患者が入院した場合は、「入院基本料」「特定入院料」「短期滞在手術等基本料」から、いずれか１つを算定します。なお、１日１つしか算定できません（図表４－８）。

　「看護職員処遇改善評価料」は、令和４（2022）年10月の診療報酬改定において、地域で新型コロナウイルス感染症に係る医療など一定の役割を担う保険医療機関に勤務する看護職員等の賃金を改善する措置の実施の評価として新設されました。入院料（「短期滞在手術等基本料１」を除く）を算定している患者について、基準に基づき、該当する区分の所定点数を算定します。

■図表4-8　入院料の算定

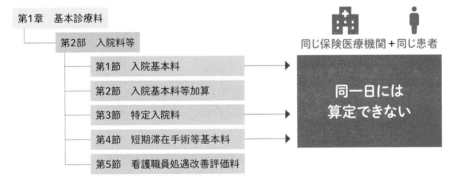

　「入院基本料」「特定入院料」「短期滞在手術等基本料」は、基本的な入院医療の体制を評価するものです。療養環境の提供、医師や看護要員等の確保・医学的管理の確保等に係る費用が含まれます。「入院基本料等加算」は、要件を満たせば、入院料に加えて算定できる項目です。

「A100一般病棟入院基本料」の施設基準

　入院基本料は病棟等の類型別に設定され、施設基準には、次の９つがあります。
　「Ａ100一般病棟入院基本料」「Ａ101療養病棟入院基本料」「Ａ102結核病棟入院基本料」「Ａ103精神病棟入院基本料」「Ａ104特定機能病院入院基本料」

「Ａ105専門病院入院基本料」「Ａ106障害者施設等入院基本料」「Ａ107有床診療所入院基本料」「Ａ108有床診療所療養病床入院基本料」。

　この中から、届出数の多い「Ａ100一般病棟入院基本料」の施設基準を解説します。

　まず、入院基本料の届出は、保険医療機関が入院医療に係る5つの基準（第3講を参照）を満たしていることが前提です。

「告示」

　そのうえで、「第五　病院の入院基本料の施設基準等（告示）」の「一　通則」で定められた（1）～（8）の基準を満たす必要があります（図表4－9）。

■図表4-9　「病院の入院基本料」の施設基準等

第五　病院の入院基本料の施設基準等（告示）　**告示**

一　通則
（1）病院であること。
（2）一般病棟、療養病棟、結核病棟又は精神病棟をそれぞれ単位（特定入院料に係る入院医療を病棟単位で行う場合には、当該病棟を除く。）として看護を行うものであること。
（3）看護又は看護補助は、当該保険医療機関の看護職員又は当該保険医療機関の主治医若しくは看護師の指示を受けた看護補助者が行うものであること。
（4）次に掲げる施設基準等のうち平均在院日数に関する基準については、病棟の種別ごとに、保険診療に係る入院患者（別表第二に掲げる患者を除く。）を基礎に計算するものであること。
（5）次に掲げる看護職員及び看護補助者の数に関する基準については、病棟（別表第三に掲げる治療室、病室及び専用施設を除く。）の種別ごとに計算するものであること。
（6）夜勤を行う看護職員（療養病棟入院基本料の届出を行っている病棟及び特別入院基本料を算定する病棟の看護職員を除く。）の一人当たりの月平均夜勤時間数が七十二時間以下であること等、看護職員及び看護補助者の労働時間が適切なものであること。
（7）急性期一般入院基本料、地域一般入院基本料（地域一般入院料3を除く。）、七対一入院基本料、十対一入院基本料又は十三対一入院基本料を算定する病棟における夜勤については、看護師一を含む二以上の数の看護職員が行うこと。
（8）現に看護を行っている病棟ごとの看護職員の数と当該病棟の入院患者の数との割合を当該病棟の見やすい場所に掲示していること。

　では、「一般病棟入院基本料」の施設基準を「告示」から確認して、フローチャートにして構造を把握しましょう（図表4－10）。

■図表4-10 「一般病棟入院基本料」の施設基準（告示）を抜粋して整理

基本診療の施設基準等 **告示**
第五 病院の入院基本料の施設基準等
二 一般病棟入院基本料の施設基準等

この「注1」は診療報酬の算定方法の告示にある「注1」のこと。以下の「注2〜9」まではすべて同様

（1）一般病棟入院基本料の **注1** に規定する入院料の施設基準

　イ　急性期一般入院基本料の施設基準

　　①通則
　　②急性期一般入院料1の施設基準
　　③急性期一般入院料2の施設基準
　　④急性期一般入院料3の施設基準
　　⑤急性期一般入院料4の施設基準
　　⑥急性期一般入院料5の施設基準
　　⑦急性期一般入院料6の施設基準

　ロ　地域一般入院基本料の施設基準

　　①通則
　　②地域一般入院料1の施設基準

（2）一般病棟入院基本料の **注2** ただし書及び **注7** に規定する厚生労働大臣が定めるもの

（3）一般病棟入院基本料の **注2** に規定する厚生労働大臣が定める場合

（4）一般病棟入院基本料の **注6** に規定する厚生労働大臣が定める保険医療機関

（5）一般病棟入院基本料の **注6** に規定する厚生労働大臣が定める日

（6）一般病棟入院基本料の **注8** に規定する厚生労働大臣が定める保険医療機関

（7）一般病棟入院基本料の **注8** に規定する厚生労働大臣が定める患者

（8）一般病棟入院基本料の **注9** に規定する厚生労働大臣が定める保険医療機関

（9）一般病棟入院基本料の **注9** に規定する厚生労働大臣が定める日

（10）ADL維持向上等体制加算の施設基準

4
基本診療料 主な施設基準

続いて図表4－10にある告示の（1）〜（10）まで解説します。

「診療報酬の算定方法」の診療報酬の項目の「注」において「厚生労働大臣が定める施設基準・・・」と規定があるものの要件が告示で示されています。本講には「注」の詳細を示していませんので、詳細は「診療報酬の算定方法」の告示を確認してください。

なお、告示（2）の「ただし書」とは、「注」の文中で「ただし、・・・」の文言に続く文章を指します。

「告示」（1）　注1*に規定する入院料の施設基準

「注1」に規定する「厚生労働大臣が定める施設基準」とは、「イ　急性期一般入院基本料」と「ロ　地域一般入院基本料」の施設基準を指します。

＊注1

一般病院（療養病棟入院基本料、結核病棟入院基本料又は精神病棟入院基本料を算定する病棟以外の病院の病棟）で、別に厚生労働大臣が定める施設基準に適合し、地方厚生局長等に届け出た場合に、当該基準に係る区分に従い、それぞれ所定点数を算定すると規定

「イ」および「ロ」の「①通則」では、それぞれの入院基本料全体に係る看護職員の配置基準と平均在院日数の基準、データ提出加算の届出が定められ、「急性期一般入院基本料」では重症度、医療・看護必要度の測定に用いる評価票が定められています。

「イ」および「ロ」の「②」以降は、急性期一般入院基本料と地域一般入院基本料の入院料の各区分における重症度、医療・看護必要度の基準を満たす患者の割合の規定です。

＊注2ただし書
月平均夜勤時間超過減算

「告示」（2）　注2ただし書*及び注7*に規定する厚生労働大臣が定めるもの

「注2」に規定する「月平均夜勤時間超過減算」の「ただし、」以降と注7に規定する「夜勤時間特別入院基本料」の「別に厚生労働大臣が定めるもののみに適合しなくなったもの」について、「月平均夜勤時間数72時間に適合しなくなったもの」と規定しています。

＊注7
夜勤時間特別入院基本料

＊注2
月平均夜勤時間超過減算算定不可の規定

「告示」（3）　注2*に規定する厚生労働大臣が定める場合

「注2」の「なお、」以降の「厚生労働大臣が定める場合」について、当該保険医療機関が、一般病棟入院基本料や他の入院基本料で定める「月平均夜勤時間超過減算若しくは夜勤時間特別入院基本料を過去1年間において、算定したことのある保険医療機関である場合」と規定しています。

＊注6
夜間看護体制特定日減算

「告示」（4）および（5）　注6*に規定する厚生労働大臣が定める保険医療機関と定める日

「注6」に規定する「夜間看護体制特定日減算」に係る「厚生労働大臣が定める医療機関」について「許可病床100床未満の病院」と規定し、「厚生労働大臣が定める日」については、「夜勤を行う看護職員が一時的に2人になった時間帯において、「イ患者の看護に支障がないと認められる場合」または「ロ看護要員の数が看護職員1人を含む2人以上（患者が30人以下の場合は看護職員が1人以上）」と規定しています。

＊注8
退院が特定の時間帯に集中している場合の退院日の入院基本料の減算

「告示」（6）および（7）　注8*に規定する厚生労働大臣が定める保険医療機関と定める患者

「注8」に規定している「退院日の入院基本料減算」に係る「厚生労働大臣が定める保険医療機関」について、「告示」（6）は「一般病棟から退院する患者に占める午前中に退院する者の割合が9割以上の保険医療機関」とし、「告示」（7）は「注8に規定する厚生労働大臣が定める患者」について「当該病棟に30日を超えて入院し午前中に退院する者で、退院当日に手術や1,000点以上の処置を行わず、入

退院支援加算を算定していない患者」と規定しています。

「告示」（8）および（9）　注9 [*] に規定する厚生労働大臣が定める保険医療機関と定める日

※ 注 9
入院や退院が特定の日に集中している場合の入院基本料の減算

「注9」で規定している「入院基本料の減算」に係る「厚生労働大臣が定める保険医療機関」は、「一般病棟に入院する患者に占める金曜日に入院するものの割合と一般病棟から退院する患者に占める月曜日に退院する者の割合の合計が40％以上である医療機関」、「厚生労働大臣が定める日」は、「金曜日に入院した患者の翌日及び翌々日並びに月曜日に退院する患者の前日及び前々日（いずれも手術または1,000点以上の処置を行わない日）」です。

「告示」（10）　ADL維持向上等体制加算の施設基準

※ 注 12
ADL維持向上等体制加算

「注12 [*]」で規定する「ADL維持向上等体制加算」の「厚生労働大臣が定める施設基準」には、理学療法士、作業療法士、言語聴覚士の専従および専任の配置が規定されています。

「通知」

次に「通知」を確認します。入院基本料等の施設基準等は第1講の中で解説（図表1－9）した「別添7」となります。

なお、「別添7」の構成は、第1〜第5の4つ（第4は削除されて欠番）[*] と看護職員処遇改善評価料 [*] の施設基準等に区分されます。

※　看護職員処遇改善評価料
令和4年10月改定で新設。令和6年度改定で位置付けが示される予定

※「第1　入院基本料及び特定入院料に係る入院診療計画、院内感染防止対策、医療安全管理体制、褥瘡対策及び栄養管理体制の基準」「第2　病院の入院基本料等に関する施設基準」「第3　診療所の入院基本料等に関する施設基準」「第5　入院基本料の届出に関する事項」「看護職員処遇改善評価料の施設基準等」。

一般病棟入院基本料の施設基準は、「通知」の「第2　病院の入院基本料等に関する施設基準」に記載されており、該当項目は図表4－11のとおりです。

4

基本診療料　主な施設基準

■図4-11 「一般病棟入院基本料」の施設基準(通知)から抜粋

別添2 　**通知**

入院基本料等の施設基準等

第2　病院の入院基本料等に関する施設基準

1　病棟の概念は病院である保険医療機関の各病棟における看護体制の1単位を病棟とする。

2　1病棟当たりの病床数に係る取扱いについて原則として60床以下を標準とする。ただし、精神病棟については、70床まではやむを得ないものとする

3　平均在院日数について

4　入院患者の数及び看護要員の数等について

4の2

　　急性期一般入院基本料、7対1入院基本料、10対1入院基本料及び地域一般入院基本料(地域一般入院料1に限る。)に係る重症度、医療・看護必要度について

4の3

　　急性期一般入院料1及び7対1入院基本料(特定機能病院入院基本料及び障害者施設等入院基本料を除く。)に係る入院患者数及び医師の数について

4の4

　　急性期一般入院料1、7対1入院基本料(特定機能病院入院基本料(一般病棟に限る。)及び専門病院入院基本料)に係る自宅等に退院するものの割合

4の5

　　一般病棟入院基本料、7対1入院基本料、10対1入院基本料、13対1入院基本料、15対1入院基本料(特定機能病院入院基本料(一般病棟に限る。)、専門病院入院基本料及び障害者施設等入院基本料)並びに療養病棟入院基本料を届け出ている病棟は、データ提出加算の届出を行なっていること

4の5の2

　　「基本診療料の施設基準等」第五の二の(1)のイの③の4及び第五の二の(1)のイの④の4*について

4の5の3

　　許可病床数400床以上の保険医療機関であって急性期一般入院基本料(急性期一般入院料2及び3を除く。)を算定するもの又は7対1入院基本料(特定機能病院入院基本料(一般病棟に限る。))を算定する保険医療機関の厚生労働省の行う調査への協力について

4の5の4

　　「基本診療料の施設基準等」第五の二の(1)のイの①の4について*

4の6

　　月平均夜勤時間超過減算による入院基本料及び夜勤時間特別入院基本料を算定する病棟について

＊第五

二　一般病棟入院基本料の施設基準等

(1)イ　急性期一般入院基本料の施設基準

③　急性期一般入院料2の施設基準

4　厚生労働省が行う診療内容に係る調査に適切に参加すること

④　急性期一般入院料3の施設基準

4　厚生労働省が行う診療内容に係る調査に適切に参加すること

＊第五

二　一般病棟入院基本料の施設基準等

(1)　イ　急性期一般入院基本料の施設基準

①通則

4　データ提出加算に係る届出を行っている保険医療機関であること。ただし、新規に保険医療機関を開設する場合であって、急性期一般入院料6に係る届出を行う場合その他やむを得ない事情があるときを除く

ADL維持向上等体制加算の施設基準

18 一般病棟入院基本料、結核病棟入院基本料、精神病棟入院基本料、専門病院入院
基本料、障害者施設等入院基本料における夜間看護体制特定日減算について

平均在院日数

　施設基準における「平均在院日数」は、直近3カ月の数値を用いて、同一の入院
基本料全体で算出します。

「平均在院日数」の計算式

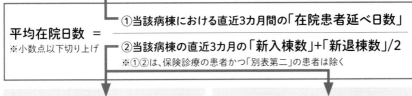

在院患者
・毎日24時現在当該病棟に在院中の患者
・当該病棟に入院してその日のうちに退院または死亡退院した者を含む
・当該病棟から他病棟へ転棟した時、当該転棟した日は当該病棟で在院延べ患
者数に含める

平均在院日数 ＝
※小数点以下切り上げ

①当該病棟における直近3カ月間の「在院患者延べ日数」
──────────────────────────────────
②当該病棟の直近3カ月の「新入棟数」＋「新退棟数」/2
※①②は、保険診療の患者かつ「別表第二」の患者は除く

新入棟数
・当該3カ月間に新たに当該病棟に入院
した患者の数
・他の病棟から当該病棟に移動した患者数
　※当該3カ月間に1回目の当該病棟への入棟のみ
　※再入棟は数えない
　※当該2以上の病棟間を同一患者が移動した際
　　は1回目の入棟のみ
　※3カ月以前から入院していた患者は新入棟患者
　　として数えない
　※当該病院を退院後、再入院した場合は新入院
　　患者とする

新退棟数
・当該3カ月間に当該病棟から退院した
患者数(死亡を含む)
・当該病棟から他の病棟に移動した患者数
　※当該入院における1回目の当該病棟からの退棟
　　のみ
　※再退棟は数えない
　※病棟種別の異なる病棟が2以上ある場合にお
　　いて、当該2以上の病棟間を同一の患者が移動
　　した場合は、1回目の退棟のみ

　なお、「平均在院日数」の計算の詳細な留意事項は、「**基本診療料の施設基準等及
びその届出に関する手続きの取扱いについて**」(通知)の「**別添6　別紙4　平均
在院日数の算定方法**」に示されています。確認して正確に計算しましょう。

 解説　平均在院日数の計算の対象患者

　平均在院日数の算出では、計算の対象となる患者や除外となる患者が規定され
ています。対象患者に誤りがないか、必ず確認しましょう(図表4−12)。

4

基本診療料 主な施設基準

■図表4-12　平均在院日数の計算の対象患者

基本診療料の施設基準等及びその届出に関する手続きの取扱いについて　　**通知**

第2　病院の入院基本料等に関する施設基準

3　平均在院日数については次の点に留意すること。

（1）平均在院日数を算出するに当たり対象となる入院患者は、保険診療に係る入院患者（「基本診療料の施設基準等」の別表第二に規定する入院患者を除く。）であること。

（2）平均在院日数については、直近3か月間の数値を用いて別添6の別紙4により計算すること。なお、平均在院日数は小数点以下は切り上げること。また、短期滞在手術等基本料3を算定した患者であって6日以降も入院する場合は、入院日から起算した日数を含めて平均在院日数を計算すること。

●平均在院日数の計算から除外する患者

別表第二　平均在院日数の計算対象としない患者（抜粋）　　**告示**

一　精神科身体合併症管理加算を算定する患者

二　救命救急入院料（広範囲熱傷特定集中治療管理料に限る。）を算定する患者

三　特定集中治療室管理料（広範囲熱傷特定集中治療管理料に限る。）を算定する患者

四　小児特定集中治療室管理料を算定する患者　　五新生児特定集中治療室管理料を算定する患者

六　総合周産期特定集中治療室管理料を算定する患者

七〜十九　　（略）

届出の確認

　入院基本料の届出については、「通知」の「別添2」にある「第5　入院基本料の届出に関する事項」を確認します。入院基本料の届出は「全病棟包括的に行うことを原則とするが、一般病棟、療養病棟、結核病棟及び精神病棟を有する保険医療機関については、一般病棟、療養病棟、結核病棟及び精神病棟につき、それぞれ区分し、当該病棟種別の病棟全体につき包括的に届出を行う」とされています。また、医療資源の少ない地域の保険医療機関の届出に関する事項や基本料の病棟種別の変更に伴う届出、新たに開設された保険医療機関の入院基本料の届出に係る留意事項が記載されています。

　一般病棟入院基本料の届出に関しては、データ提出加算の届出の写しを添付することや、届出内容に対応する届出様式について記載されています。

　「一般病棟入院基本料」の届出に必要な「様式」は、複数必要となり、「別添7」および「様式5」〜「様式11」です（図表4-13）。

見落としやミスを防ぐためにも、施設基準の届出書類は、複数人で確認することが重要です。

■図表4-13　「一般病棟入院基本料」の施設基準の届出に関する事項（一部）

基本診療料の施設基準等及びその届出に関する手続きの取扱いについて　**通知**

別添2

第5　入院基本料の届出に関する事項

1　病院の入院基本料の施設基準に係る届出について（抜粋）

　（1）病院の入院基本料の施設基準に係る届出は、別添7の様式5から様式11（様式11については、一般病棟において感染症病床を有する場合に限る。）までを用いること。（略）

　（4）一般病棟入院基本料、療養病棟入院基本料、7対1入院基本料、10対1入院基本料（特定機能病院入院基本料（一般病棟に限る。）又は専門病院入院基本料に限る。）、13対1入院基本料（専門病院入院基本料に限る。）又は障害者施設等入院基本料を届け出る際にはデータ提出加算の届出の写しを添付すること。

●「一般病棟入院基本料」の届出で用いる届出様式

別添7	基本診療料の施設基準等に係る届出書
様式5	入院診療計画、院内感染防止対策、医療安全管理体制、褥瘡対策及び栄養管理体制の基準に適合していることを確認するための入院基本料及び特定入院料届出に係る添付書類
様式5の3	栄養管理体制の基準が一部満たせなくなった医療機関の入院基本料及び特定入院料届出に係る添付書類
様式5の5	ADL維持向上等体制加算の施設基準に係る届出書添付書類
様式6	入院基本料等の施設基準に係る届出書添付書類（病棟・病床数、届出区分、入院患者数、平均在院日数）
様式7	入院基本料等の施設基準に係る届出書添付書類（専従・専任等の看護職員配置状況）
様式8	看護要員の名簿
様式9	入院基本料等の施設基準に係る届出書添付書類（看護要員の配置等、月平均夜勤時間数）
様式10	患者の重症度、医療・看護必要度に係る届出書添付書類
様式10の2	常勤の医師の員数に係る届出書添付書類（急性期一般入院料1、7対1入院基本料）
様式10の5	急性期一般入院料1及び7対1入院基本料における自宅等に退院するものの割合に係る届出書添付書類
様式10の9	一般病棟入院基本料の「注11」に規定する90日を超えて入院する患者の算定に係る届出書
様式11	感染症病床を有する一般病棟の病棟単位届出書添付書類

（2）入院基本料等加算「A207診療録管理体制加算」

　まず、原則として、「入院基本料等加算」を算定する病棟は、入院基本料ごとに

施設基準の要件を満たさなければならないことは押さえておきましょう。

「入院基本料等加算」の施設基準は、71項目（医科：令和4年度診療報酬改定時点）あります。この中から、届出数が多い「A 207診療録管理体制加算」を解説します。

診療録管理体制加算は、平成12（2000）年度の診療報酬改定で新設されました。診療録の管理体制（診療録管理費任者等の配置など）を確保し、患者に診療情報の提供を行っている医療機関を評価するものです。

診療録管理体制加算の点数は、平成26（2014）年度診療報酬改定で「1」と「2」に分かれています。まず、「告示」の原文をフローチャートにしたので確認します（図表4 - 14）。

■図表4-14 「診療録管理体制加算」の施設基準

```
七 診療録管理体制加算の施設基準　【告示】

├─ （1）診療録管理体制加算1
│      イ 患者に対し診療情報の提供が現に行われていること。
│      ロ 診療記録の全てが保管及び管理されていること。
│      ハ 診療記録管理を行うにつき十分な体制が整備されて
│         いること。
│      ニ 中央病歴管理室等、診療記録管理を行うにつき適切な
│         施設及び設備を有していること。
│      ホ 入院患者について疾病統計及び退院時要約が適切に
│         作成されていること。
│
└─ （2）診療録管理体制加算2
       イ （1）のイ、ロ及びニを満たすものであること。
       ロ 診療記録管理を行うにつき必要な体制が整備されて
          いること。
       ハ 入院患者について疾病統計及び退院時要約が作成され
          ていること。
```

「告示」の読み解きのポイントは、「**診療録管理体制加算2**」は「**診療録管理体制加算1**」のイ、ロ、ニを満たすことが条件**となっていることです。そして、「同1」のハ、ホと「同2」のロ、ハは似通っていますが、文言が微妙に異なります。

次に、「通知」（図表4 - 15）を確認します。診療録管理体制加算の施設基準は、通知の「別添3　入院基本料等加算の施設基準」に記載されており、告示をさらに細かく規定しています。「診療録管理体制加算1」の施設基準の（1）〜（10）のうち、（1）〜（4）および（9）、（10）は「診療録管理体制加算2」でも満たさなければなりません。

■図表4-15　「診療録管理体制加算」の施設基準

1　診療録管理体制加算1に関する施設基準　　通知

(1) 診療記録（過去5年間の診療録及び過去3年間の手術記録、看護記録等）の全てが保管・管理されていること。

(2) 中央病歴管理室が設置されており、厚生労働省「医療情報システムの安全管理に関するガイドライン」に準拠した体制であること。

(3) 診療録管理部門又は診療記録管理委員会が設置されていること。

(4) 診療記録の保管・管理のための規定が明文化されていること。

> (1)～(4)は「加算2」の要件でもある

(5) 年間の退院患者数2,000名ごとに1名以上の専任の常勤診療記録管理者が配置されており、うち1名以上が専従であること。なお、診療記録管理者は、診療情報の管理、入院患者についての疾病統計（ICD10による疾病分類等）を行うものであり、診療報酬の請求事務（DPCのコーディングに係る業務を除く。）、窓口の受付業務、医療機関の経営・運営のためのデータ収集業務、看護業務の補助及び物品運搬業務等については診療記録管理者の業務としない。なお、当該専従の診療記録管理者は医師事務作業補助体制加算に係る医師事務作業補助者を兼ねることはできない。

(6) 入院患者についての疾病統計には、ICD（国際疾病分類）上の規定に基づき、4桁又は5桁の細分類項目に沿って疾病分類がなされていること。

(7) 以下に掲げる項目を全て含む電子的な一覧表を有し、保管・管理された診療記録が、任意の条件及びコードに基づいて速やかに検索・抽出できること。なお、当該データベースについては、各退院患者の退院時要約が作成された後、速やかに更新されていること。また、当該一覧表及び診療記録に係る患者の個人情報の取扱いについては、「医療・介護関係事業者における個人情報の適切な取扱いのためのガイダンス」（平成29年4月14日（個人情報保護委員会、厚生労働省））「以下「医療・介護関係事業者における個人情報の適切な取扱いのためのガイダンス」という。」に基づく管理が実施されていること。

ア　退院患者の氏名、生年月日、年齢、性別、住所（郵便番号を含む。）

イ　入院日、退院日

ウ　担当医、担当診療科

エ　ICD（国際疾病分類）コードによって分類された疾患名

オ　手術コード（医科点数表の区分番号）によって分類された当該入院中に実施された手術

(8) 全診療科において退院時要約が全患者について作成されていること。また、前月に退院した患者のうち、退院日の翌日から起算して14日以内に退院時要約が作成されて中央病歴管理室に提出された者の割合が毎月9割以上であること。なお、退院時要約については、全患者について退院後30日以内に

作成されていることが望ましい。

（9）〜（10）は「加算2」の要件でもある

（9）患者に対し診療情報の提供が現に行われていること。なお、この場合、「診療情報の提供等に関する指針の策定について」（平成15年9月12日医政発第0912001号）を参考にすること。

（10）許可病床数が400床以上の保険医療機関については、厚生労働省「医療情報システムの安全管理に関するガイドライン」に基づき、専任の医療情報システム安全管理責任者を配置すること。

また、当該責任者は、職員を対象として、少なくとも年1回程度、定期的に必要な情報セキュリティに関する研修を行っていること。さらに、当該保険医療機関は、非常時に備えた医療情報システムのバックアップ体制を確保することが望ましい。ただし、令和4年3月31日において、現に当該加算に係る届出を行っている保険医療機関（許可病床数が400床以上のものに限る。）については、令和5年3月31日までの間、当該基準を満たしているものとみなす。

2　診療録管理体制加算2に関する施設基準

（1）1の（1）から（4）まで、（9）及び（10）を満たしていること。

（2）1名以上の専任の診療記録管理者が配置されていること。

（3）入院患者についての疾病統計には、ICD大分類程度以上の疾病分類がされていること。

（4）保管・管理された診療記録が疾病別に検索・抽出できること。

（5）全診療科において退院時要約が全患者について作成されていること。

　施設基準の要件に委員会や研修などが組み込まれている場合は、届出後も実際に行った記録を残して、いつでも事実確認ができるようにしておく必要があります。

届出の確認

　診療録管理体制加算の届出は、様式は「別添7」の「様式17」（図4−16）を使用します。「様式17」の作成では、「記載上の注意」を熟読しましょう。届出に必要な添付書類などは、「記載上の注意」だけに記載されているケースもあります。

　例えば、「中央病歴管理室の平面図を添付すること」「当該診療録管理部門がわかる組織図を添付すること」は、通知に記載されていません。届出様式を確認しなければ知り得ない情報です。届出後の「適時調査」では、必ず添付書類の確認も行われるので、届出様式の確認を含め、関連する内容はすべて把握しておくことが重要です。

また、令和4年度の診療報酬改定により毎年7月には、標準規格の導入に係る取り組み状況や医療情報システムのバックアップ体制の確保状況等について、「別添7」の「様式17の2」で届け出ることになりました。

■図表4-16　「別添7」の「様式17」

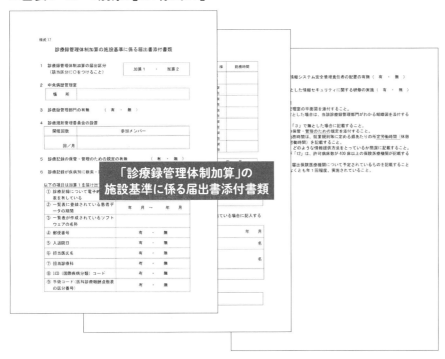

「診療録管理体制加算」の
施設基準に係る届出書添付書類

 解説　情報のセキュリティ

　近年、医療機関へのサイバー攻撃などによって、情報のセキュリティが注視されています。

　医療情報システム安全管理責任者の配置や非常時に備えたオフラインバックアップ体制の確保、業務の継続計画の策定などが「診療録管理体制加算」の要件に加えられることで、サイバーセキュリティ対策の整備の下での適切な診療情報・診療記録の管理が促進されてきています。

（3）特定入院料

　特定入院料の施設基準の大前提として、「告示」にある通則（図表4-17）を確認します。そして、「通知」にある「別添4」の「特定入院料の施設基準等」で示されているように、特定入院料の施設基準は、病院の「治療室」「病床（病室）」「病棟」ごとに要件を満たさなければなりません（図表4-18）。

■図表4-17　「特定入院料」の告示の通則

第九　特定入院料の施設基準等　　　　　　　　　　　　　　　　　　告示

一　通則

（1）病院であること。

（2）看護又は看護補助は、当該保険医療機関の看護職員又は当該保険医療機関の主治医若しくは看護師の指示を受けた看護補助者が行うものであること。

（3）入院基本料を算定していない保険医療機関（特別入院基本料等を算定している保険医療機関を含む。）において算定する特定入院料は、別表第十五のものに限ること。

（4）厚生労働大臣の定める入院患者数の基準及び医師等の員数の基準並びに入院基本料の算定方法に規定する入院患者数の基準又は医師等の員数の基準のいずれにも該当していないこと。

■図表4-18　「別添4　特定入院料」の施設基準等（一部）

別添4　特定入院料の施設基準等　　　　　　　　　　　　　　　　　通知

特定入院料に関する施設基準は、「基本診療料の施設基準等」の他、下記のとおりとする。

1　特定入院料の施設基準に係る届出は、各入院料につき個別に規定するもののほか、別添7の様式5、様式6及び様式7を用いること。

2　特定入院料の施設基準は、治療室、病床又は病棟ごとに要件を満たすことが必要であること。

A301-2ハイケアユニット入院医療管理料

　「特定入院料」の施設基準は、24項目（医科：令和4年度診療報酬改定時点）あります。この中から、届出数の多い「A301-2ハイケアユニット入院医療管理料」を解説します。

　「ハイケアユニット入院医療管理料」は、一般病棟よりも手厚い体制の治療室で行う重症度の高い患者に行う集中的な治療を評価するものです。改定を経て、現在は「1」と「2」があります。施設基準の「告示」をフローチャートにしてみます（図表4-19）。

■図表4-19 「ハイケアユニット入院医療管理料」の施設基準

四 ハイケアユニット入院医療管理料の施設基準  **告示**

(1)ハイケアユニット入院医療管理料1の施設基準

- イ 病院の一般病棟の治療室を単位として行うものであること。
- ロ 当該治療室の病床数は、三十床以下であること。
- ハ ハイケアユニット入院医療管理を行うにつき必要な医師が常時配置されていること。
- ニ 当該治療室における看護師の数は、常時、当該治療室の入院患者の数が四又はその端数を増すごとに一以上であること。
- ホ ハイケアユニット用の重症度、医療・看護必要度の基準を満たす患者を八割以上入院させる治療室であること。
- ヘ 当該病院の一般病棟の入院患者の平均在院日数が十九日以内であること。
- ト 診療録管理体制加算に係る届出を行っている保険医療機関であること。
- チ ハイケアユニット入院医療管理を行うにつき十分な専用施設を有していること。

(2)ハイケアユニット入院医療管理料2の施設基準

- イ (1)のイからハまで及びへからチまでの基準を満たすものであること。
- ロ 当該治療室における看護師の数は、常時、当該治療室の入院患者の数が五又はその端数を増すごとに一以上であること。
- ハ ハイケアユニット用の重症度、医療・看護必要度の基準を満たす患者を六割以上入院させる治療室であること。

(3)ハイケアユニット入院医療管理料の注3*に規定する厚生労働大臣が定める施設基準

- イ (1)のイからハまで及びへからチまでの基準を満たすものであること。
- ロ 当該治療室における看護師の数は、常時、当該治療室の入院患者の数が五又はその端数を増すごとに一以上であること。
- ハ ハイケアユニット用の重症度、医療・看護必要度の基準を満たす患者を六割以上入院させる治療室であること。

(4)ハイケアユニット入院医療管理料の注4*に規定する厚生労働大臣が定める施設基準

- イ 当該治療室内に集中治療室における栄養管理に関する十分な経験を有する専任の管理栄養士が配置されていること。
- ロ 当該治療室において早期から栄養管理を行うにつき十分な体制が整備されていること。

＊ **注3の加算**
早期離床リハビリテーション加算

＊ **注4の加算**
早期栄養介入管理加算

4

基本診療料 主な施設基準

　ここでのポイントは、「1」と「2」のどちらの基準を満たせるかです。「1」の「イ」〜「チ」に対して「2」は「イ」〜「ハ」しかありませんが、「イ」の「(1)のイからハまで及びへからチまでの基準を満たすもの」と規定されていますので、基本的に「1」と同じ要件が求められています。その違いは、看護師の数と重症度、医療・看護必要度の基準を満たす患者の割合が、「1」のほうが高く設定されていることです。

　次に、「通知」（図表4-20）を確認します。

■図表4-20 「ハイケアユニット入院医療管理料」の施設基準

1 ハイケアユニット入院医療管理料1に関する施設基準 **通知**

（1）当該保険医療機関内に、専任の常勤医師が常時1名以上いること。

（2）当該保険医療機関の一般病床に、ハイケアユニット入院医療管理を行うに
ふさわしい専用の治療室を有していること。

（3）当該管理を行うために必要な次に掲げる装置及び器具を当該治療室内に常
時備えていること。ただし、当該治療室が特定集中治療室と隣接しており、
これらの装置及び器具を特定集中治療室と共有しても緊急の事態に十分対
応できる場合においては、この限りではない。

ア　救急蘇生装置（気管内挿管セット、人工呼吸装置等）

イ　除細動器

ウ　心電計

エ　呼吸循環監視装置

（4）当該治療室勤務の看護師は、当該治療室に勤務している時間帯は、当該治療
室以外での夜勤を併せて行わないものとすること。

> （1）～（4）、（6）
> は「管理料2」の
> 要件でもある

（5）当該入院料を算定するものとして届け出ている治療室に入院している全て
の患者の状態を、別添6の別紙18の「ハイケアユニット用の重症度、医療・
看護必要度に係る評価票」を用いて毎日測定及び評価し、その結果、基準を
満たす患者が8割以上いること。ただし、短期滞在手術等基本料を算定する
患者、基本診療料の施設基準等の別表第二の二十三に該当する患者（基本
診療料の施設基準等第十の三に係る要件以外の短期滞在手術等基本料3に
係る要件を満たす場合に限る。）及び基本診療料の施設基準等の別表第二の
二十四に該当する患者は対象から除外する。

（6）「ハイケアユニット用の重症度、医療・看護必要度に係る評価票」の記入は、
院内研修を受けたものが行うものであること。

2 ハイケアユニット入院医療管理料2に関する施設基準

（1）当該入院料を算定するものとして届け出ている治療室に入院している全て
の患者の状態を、別添6の別紙18の「ハイケアユニット用の重症度、医療・
看護必要度に係る評価票」を用いて毎日測定及び評価し、その結果、基準を
満たす患者が6割以上いること。ただし、短期滞在手術等基本料を算定する
患者、基本診療料の施設基準等の別表第二の二十三に該当する患者（基本
診療料の施設基準等第十の三に係る要件以外の短期滞在手術等基本料3に
係る要件を満たす場合に限る。）及び基本診療料の施設基準等の別表第二の
二十四に該当する患者は対象から除外する。

（2）1の（1）から（4）まで及び（6）の施設基準を満たしていること。

「通知」には、「専任の常勤医師が常時1名以上いること」など、さらに細かい規定が明記されています。施設基準には、「人」「施設」や、「評価票」などを用いた日々の実績管理が要件になっています。

なお、「ハイケアユニット入院医療管理料」は、要件を満たすことで「早期離床・リハビリテーション加算」「早期栄養介入管理加算」の施設基準を届出し、算定することができます。

届出の確認

「特定入院料」の施設基準に係る届出には、各入院料で規定されたもののほか、「別添7」の「様式5」「様式6」「様式7」を用います。

「ハイケアユニット入院医療管理料」の届出には、「別添7」にある「様式43」「様式44」を使用します。「様式43」は、「重症度、医療・看護必要度」を証明する書類です。

「様式44」の「記載上の注意」には、記入方法、計算の留意点、関連する添付書類が示されています。

「特定入院料」の施設基準は、要件のハードルが高く、届出の難しい項目が多いのが特徴です。医療機関の機器や設備、対象患者、人員配置など複雑ですが、押さえるポイントは、どの特定入院料も同じです。しっかりと読み解き、自施設に該当するかを判断しましょう。

（4）A400短期滞在手術等基本料

短期滞在手術等基本料は、日帰りで行う「白内障手術」などの手術および内分泌負荷検査や小児アレルギー負荷検査を対象とする「短期滞在手術等基本料1」と、「鼠径ヘルニア手術」など、4泊5日までの入院による手術や検査、放射線治療を対象とする「短期滞在手術等基本料3」に分かれています※。いずれも対象の手術等を行うための環境および手術等を行うために必要な術前・術後の管理や定型的な検査、画像診断等が包括的に評価されています。

対象となる手術等については、「短期滞在手術等基本料1」は、基本診療料に係る施設基準通知の別表11に、「短期滞在手術等基本料3」は、別表11の3において規定されています。

「短期滞在手術等基本料1」は施設基準が設けられ、届出が必要ですが、「短期滞在手術等基本料3」は、施設基準要件はなく、DPC対象病院や診療所以外で対象手術等を行った場合には、特に指定する場合※を除き、すべての患者について算定します。なお、「術前に十分な説明と同意を得ること」など、共通する算定要件がありますので、関係する医療従事者に周知し、適切な運用体制を整えることが必要です。

※「短期滞在手術等基本料2（1泊2日の手術）」は、令和2年度改定で削除

※「特に指定する場合」とは、対象手術等から2以上実施した場合等

➡ 短期滞在手術等基本料「1」と「3」の共通の算定要件

> ① 手術室を使用していること（検査を除く）。
> ② 術前に十分な説明を行ったうえで、「短期滞在手術等同意書」を参考にした様式を用いて患者の同意を得ること。
> ③ 退院翌日に患者の状態を確認する等、十分なフォローアップを行うこと。

　届出の有無、施設基準、包括される検査等については図表4－21となっています。

■図表4-21　「短期滞在手術等基本料1」と「3」の特徴

	短期滞在手術等基本料1 （日帰り）	短期滞在手術等基本料3 （4泊5日まで）
届出	届出が必要	届出は不要
主な 施設基準	・術後の患者の回復のための病床を有する回復室が確保されていること。 ・看護師が常時患者4人に1人の割合で回復室に勤務していること。 ・短期滞在手術等基本料に係る手術（全身麻酔を伴う者に限る）が行われる日において、麻酔科医が勤務していること。	＊施設基準要件はない ＊DPC対象病院または診療所以外で算定
包括される 検査等	尿中一般物質定性半定量検査、血液形態・機能検査の一部（末梢血一般検査等）、出血・凝固検査の一部（出血時間等）、血液化学検査の一部（総ビリルビン等）、感染症免疫学的検査の一部（梅毒血清反応等）、肝炎ウイルス関連検査の一部（HBs抗原等）、血漿蛋白免疫学的検査の一部（C反応性蛋白等）、心電図検査・写真診断・撮影・麻酔管理料（Ⅰ）、麻酔管理料（Ⅱ）	入院基本料、入院基本料等加算、医学管理等、在宅医療（在宅療養指導管理料、薬材料、特定保険医療材料料を除く）、検査、画像診断、投薬（退院時の投薬、除外薬剤、注射薬を除く）、注射（除外薬剤、注射薬を除く）、リハビリテーション、精神科専門療法、処置（人工腎臓を除く）、手術、麻酔、放射線治療、病理診断

　短期滞在手術等基本料の施設基準をみていきましょう。まずは「告示」（図表4－22）を確認します。

■図表4-22　「短期滞在手術等基本料」の施設基準等

告示

第十　短期滞在手術等基本料の施設基準等

一　通則

短期滞在手術等基本料を算定する手術等は、別表第十一に掲げるものとすること。

二　短期滞在手術等基本料1　の施設基準

　（1）手術を行うにつき十分な体制が整備されていること。

　（2）短期滞在手術を行うにつき回復室その他適切な施設を有していること。

　（3）当該回復室における看護師の数は、常時、当該回復室の患者の数が四又はその端数を増すごとに一以上であること。

「短期滞在手術等基本料」の対象となる手術等は、通則で「別表第11」に掲げるものとあり、「別表」は施設基準の「告示」の最後に記載されています。まずは、「通則」を確認し、次の「告示二」にある要件を満たしていることが条件です。

そして、「告示三」は、算定の告示「注2」において「当該手術を行った場合は短期滞在手術等基本料3を算定する」とされている「厚生労働大臣が定める保険医療機関」について「診療報酬の算定方法第一号ただし書に規定する別に厚生労働大臣が指定する病院の病棟を有する病院又は診療所でないこと。」と規定しています。この「診療報酬の算定方法第一号ただし書に規定する別に厚生労働大臣が指定する病院の病棟を有する病院」は、DPC対象病院を指しますので、対象となる手術等をDPC対象病院または診療所以外の保険医療機関で行った場合には「短期滞在手術等基本料3」を算定する、との規定です。なお、算定の通知において、対象手術等の中から2つ以上行った場合等、「短期滞在手術等基本料3」を算定しないとされる場合が示されています。

最後の「短期滞在手術等基本料注4の除外薬剤・注射薬」は、「別表第5の1の3」に掲げる薬剤および注射薬で、これらは短期滞在手術等基本料の包括項目には含まれず、別途算定できます。

「通知」では、施設基準の届出が必要な「短期滞在手術等基本料1」に係る5つの要件が定められています。なお、「短期滞在手術等基本料1」は、DPC対象病院でも算定できます。

短期滞在手術等基本料1の要件

※「短期滞在手術等基本料の施設基準等（通知）」より

要件①　手術後の回復室

術後の患者の回復のために適切な専用の病床を有する回復室が確保されていなければなりません。ただし、当該病床は必ずしも許可病床である必要はありません。

要件②　4対1の看護師配置

看護師が常時患者4人に1人以上の割合で回復室に勤務していなければなりません。

要件③　退院後の対応と連携

　手術を行う場合にあたっては、当該保険医療機関が、退院後おおむね3日間の患者に対して24時間緊急対応の可能な状態にあることが条件です。または当該保険医療機関と密接に提携しており、当該手術を受けた患者について24時間緊急対応が可能な状態にある保険医療機関がなければなりません。

要件④　麻酔科医の配置

　「通知」には、「短期滞在手術等基本料に係る手術（全身麻酔を伴うものに限る。）が行われる日において、麻酔科医が勤務していること」と記載されています。ここでの「全身麻酔」は、疑義解釈資料（令和4年4月28日）で、次のように回答されています。

> 医科点数表第2章11部に掲げる麻酔のうち、区分番号「L 002」硬膜外麻酔・区分番号「L 004」脊髄麻酔・区分番号「L 008」マスク又は気管内挿管による閉鎖循環式全身麻酔を指す。

　施設基準の文章だけでは判断がしづらいものは、後日、疑義解釈資料として公表される場合があります。適切な施設基準の理解には、疑義解釈資料も必ずチェックしましょう。

要件⑤　同意書

　術前に患者に十分に説明し、「診療報酬の算定方法の一部改正に伴う実施上の留意事項について（算定の通知）」における「別紙様式8」を参考に同意を得ることになっています。

届出の確認

　「短期滞在手術等基本料1」の施設基準に係る届出は、「別添7」の「様式58」（図表4－23）を使用します。

　また、適時調査実施要領等では、当日準備資料として、「回復室の看護師の配置状況がわかる書類（勤務表、日々の患者数がわかる書類等）の直近1カ月分」が求められています。「告示」や「通知」に記載されている施設基準の適切な運用と日々の管理が重要です。公表されている資料は、くまなく確認する必要があります。

■図表4-23 「様式58　短期滞在手術等基本料1の施設基準に係る届出書
　　　　　　　添付書類」

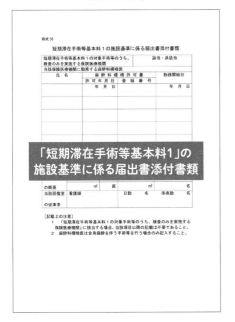

 DPC*対象病院で留意すべきこと

　「短期滞在手術等基本料」の施設基準は、届出が必要な「1」の要件の確認が
必要です。「3」は、該当する手術等を理解していれば、届出は不要です。しかし、
DPC対象病院では、DPCの算定病棟以外の病棟の入院患者へ該当する手術等を
行ったとしても算定できませんので、留意が必要です。

＊ DPCについては第
12講を参照

練習問題

1.「初診料 機能強化加算」について、正しいものを選びなさい。

（ア）在宅時医学総合管理料の届出を行っていることが施設基準要件の1つとされており、当該管理料の届出がない場合には、機能強化加算の届出を行うことができない。

（イ）「かかりつけ医機能」として示されている5つの対応のうち、いずれか1つを行わなければならない。

（ウ）「地域における保健・福祉・行政サービス等に係る対応」として、「介護保険制度の利用等に関する相談への対応及び要介護認定に係る主治医意見書の作成」のほか、7つの条件のうちいずれか1つを行っている常勤医師を配置する必要がある。

2.「情報通信機器を用いた診療」について、正しいものを選びなさい。

（ア）届出添付書類の様式1には「オンライン診療の適切な実施に関する指針」に沿って診療を行う体制として、「厚生労働省の定める研修」を修了している医師の配置が要件であることが示されている。

（イ）医師が保険医療機関外でオンライン診療を行うことは一切認められていない。

（ウ）どのような疾患・疾病でも、患者の申し出によりオンライン診療によって初診を行うことができる。

3. 病院の入院基本料の施設基準について、正しいものを選びなさい。

（ア）1病棟当たりの病床数は、原則として60床以下を標準とするが、精神病棟については、70床まではやむを得ないものとする。

（イ）平均在院日数の算出には、人間ドックや労災保険を利用した入院患者を含み計算する。

（ウ）急性期一般入院料4において月平均夜勤時間数が72時間を超えた場合、特別入院料を算定する。

4. ハイケアユニット入院医療管理料について、正しいものを選びなさい。

（ア）ハイケアユニット入院医療管理料は、病棟を単位に届出を行わなければならない。

（イ）ハイケアユニットに配置されている夜勤看護師は、当該病室が属する病棟全体の夜勤業務に従事することができる。

（ウ）重症度、医療・看護必要度の評価・測定は、一般病棟用を用いず、ハイケアユニット用の評価票を用いる。

練習問題の答えと解説

1

(ア)　×　在宅時医学総合管理料の届出のほか、地域包括診療加算、地域包括診療料、小児かかりつけ診療料、施設入居時等医学総合管理料のうちいずれか1つの届出があればよいとされています。

(イ)　×　「かかりつけ医機能」として示されている5つの対応すべてを実施している必要があります。

(ウ)　○

P72、75参照

2

(ア)　○

(イ)　×　指針において「必ずしも医療機関においてオンライン診療を行う必要はないが、騒音のある状況等、患者の心身の状態に関する情報を得るのに不適切な場所でオンライン診療を行うべきではない。」と記されており、急変時の対応体制の整備や物理的に外部から隔離されている空間であることなどの条件を満たすことで、保険医療機関外でのオンライン診療が認められています。

(ウ)　×　オンライン診療の可否については、「オンライン診療が困難な症状として、一般社団法人日本医学会連合が作成した『オンライン診療の初診に適さない症状』等を踏まえて医師が判断」するとされています。

P78、79、80参照

3

(ア)　○

(イ)　×　平均在院日数の算出は、保険診療の患者のデータより算出します。人間ドックや労災保険を利用した入院患者等、保険外診療の患者および別表第二に規定する入院患者は除きます。

(ウ)　×　月平均夜勤時間数に係る施設基準のみ満たさなくなった場合、「夜勤時間特別入院基本料」により算定します。

P84、86、88参照

4

(ア)　×　ハイケアユニット入院医療管理料は、治療室を単位に届出を行うことができます。

(イ)　×　「当該治療室勤務の看護師は、当該治療室に勤務している時間帯は、当該治療室以外での夜勤を併せて行わないものとすること。」と定められています。

(ウ)　○

P95、96参照

第5講

基本診療料
入院基本料等の看護基準

「入院基本料」は、基本的な入院医療の体制を総合的に評価するもので、設備や構造、医師の配置、看護職員の配置等の看護ケアの体制などに基準が設けられています。特に、看護に係る基準は入院基本料の算定に当たって最も重要な基準となっています。施設基準管理に従事する者は、「看護に係る基準」を理解し、看護部と協力して適切な管理・運営をすることが重要です。

人員数と月平均夜勤時間数は正確に

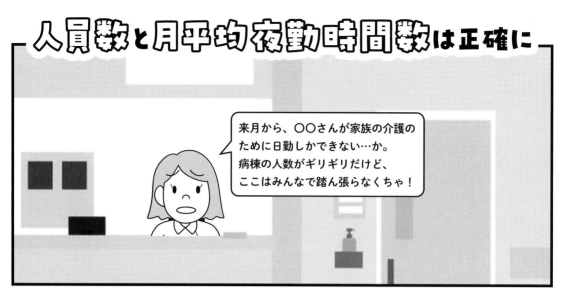

来月から、〇〇さんが家族の介護のために日勤しかできない…か。病棟の人数がギリギリだけど、ここはみんなで踏ん張らなくちゃ！

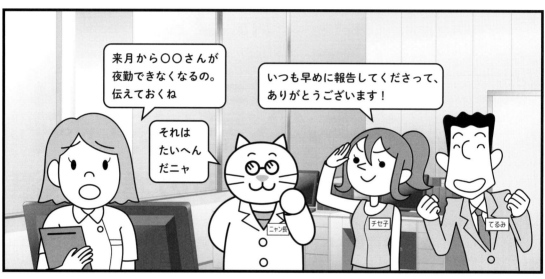

来月から〇〇さんが夜勤できなくなるの。伝えておくね

それはたいへんだニャ

いつも早めに報告してくださって、ありがとうございます！

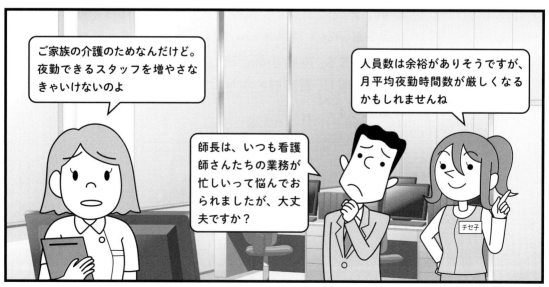

ご家族の介護のためなんだけど。夜勤できるスタッフを増やさなきゃいけないのよ

師長は、いつも看護師さんたちの業務が忙しいって悩んでおられましたが、大丈夫ですか？

人員数は余裕がありそうですが、月平均夜勤時間数が厳しくなるかもしれませんね

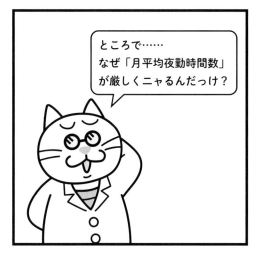

ところで……
なぜ「月平均夜勤時間数」が厳しくニャるんだっけ？

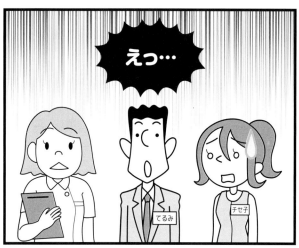

えっ…

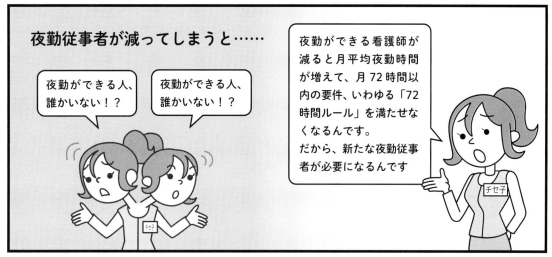

夜勤従事者が減ってしまうと……

夜勤ができる人、誰かいない！？

夜勤ができる人、誰かいない！？

夜勤ができる看護師が減ると月平均夜勤時間が増えて、月72時間以内の要件、いわゆる「72時間ルール」を満たせなくなるんです。
だから、新たな夜勤従事者が必要になるんです

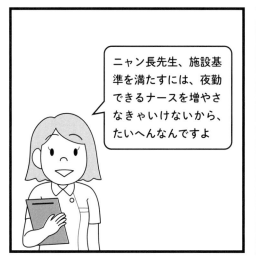

ニャン長先生、施設基準を満たすには、夜勤できるナースを増やさなきゃいけないから、たいへんなんですよ

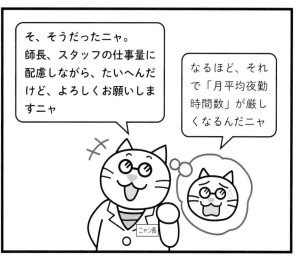

そ、そうだったニャ。
師長、スタッフの仕事量に配慮しながら、たいへんだけど、よろしくお願いしますニャ

なるほど、それで「月平均夜勤時間数」が厳しくなるんだニャ

病棟の人員配置の複雑なルール

"72時間ルール"とは、夜勤の負担を軽くするため、平均夜勤時間が月72時間を超えたら入院基本料が減らされるペナルティ。病棟の人員配置の複雑なルールを理解しましょう。

1. 入院基本料と看護の基本事項

（1）「病棟」の概念

　病院には、3つの単位（病棟・病室・病床）があります。

　最も小さい単位が「病床＝ベッド」で、「病室」は1つないし複数の病床を設置する部屋です。そして、複数の病室の集まりが「病棟」です。施設基準では、看護体制の1単位を「病棟」として扱います（図表5－1）。

　病棟では、効率的な看護管理、夜間における適正な看護の確保が求められており、1病棟の病床数の標準は、原則60床以下（精神病棟では70床までやむを得ない）とされています。

　また、複数階を1病棟にすることは可能ですが、3つ以上の階を1病棟とする場合には、サブナース・ステーションの配置や看護要員の配置の工夫が求められます（図表5－2）。

■図表5－1　「病棟」「病室」「病床」

「病棟」＝看護体制の1単位

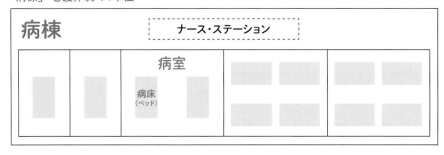

■図表5－2　別添2「入院基本料等の施設基準等」

別添2「入院基本料等の施設基準等」　　　　　　　　　　　　　　　　　　　**通知**
第2　病院の入院基本料等に関する施設基準
病院である保険医療機関の入院基本料等に関する施設基準は、「基本診療料の施設基準等」の他、下記のとおりとする。
1　病棟の概念は、病院である保険医療機関の各病棟における看護体制の1単位をもって病棟として取り扱うものとする。なお、高層建築等の場合であって、複数階（原則として二つの階）を1病棟として認めることは差し支えないが、三つ以上の階を1病棟とすることは、2の（3）の要件を満たしている場合に限り、

特例として認められるものであること。また、感染症病床が別棟にある場合は、隣接して看護を円滑に実施できる一般病棟に含めて1病棟とすることができる。(略)

2　1病棟当たりの病床数に係る取扱いについては、次のとおりとする。

（1）1病棟当たりの病床数については、①効率的な看護管理、②夜間における適正な看護の確保、③当該病棟に係る建物等の構造の観点から、総合的に判断した上で決定されるものであり、原則として60床以下を標準とする。ただし、精神病棟については、70床まではやむを得ないものとする。

（2）（1）の病床数の標準を上回っている場合については、①2以上の病棟に分割した場合には、片方について1病棟として成り立たない、②建物構造上の事情で標準を満たすことが困難である、③近く建物の改築がなされることが確実である等、やむを得ない理由がある場合に限り、認められるものであること。

（3）複数階で1病棟を構成する場合又は別棟にある感染症病床を含めて1病棟を構成する場合についても上記（1）及び（2）と同様であるが、いわゆるサブナース・ステーションの設置や看護要員の配置を工夫すること。

（2）看護の勤務体制

　看護要員の勤務形態は、「保険医療機関の実情に応じて病棟ごとに交代制の勤務形態をとること」とされています。

　交代制の勤務には、3交代勤務（日勤、準夜勤、深夜勤）、2交代勤務（日勤、夜勤）を基本に、早出勤務や遅出勤務を含む変則3交代勤務や変則2交代勤務などがあります（図表5-3）。

■図表5-3　看護の勤務体制

基本診療料の施設基準等及びその届出に関する手続きの取扱いについて　**通知**
第2　病院の入院基本料等に関する施設基準「4（4）看護の勤務体制）
　（4）　看護の勤務体制は、次の点に留意する。
　　ア　看護要員の勤務形態は、保険医療機関の実情に応じて病棟ごとに交代制の勤務形態をとること。

（3）看護要員に係る情報提供（掲示）

　各勤務帯で、看護要員1人が実際に受け持つ入院患者の数を各病棟内に掲示す

ることが求められています。掲示は、「第3　届出受理後の措置等（通知）」の「7」
の掲示例によるものと示されています（図表5－4）。病棟における入院患者数
や看護配置の状況に即した内容となるように、定期的に更新することが必要です
（図表5－5）。

■図表5-4　看護配置の掲示

第五　病院の入院基本料の施設基準等　　　　　　　　　　　　　　　　　告示

一　通則

（8）現に看護を行っている病棟ごとの看護職員の数と当該病棟の入院患者の数と
　　の割合を当該病棟の見やすい場所に掲示していること。

基本診療料の施設基準等及びその届出に関する手続きの取扱いについて　　通知

第2　病院の入院基本料等に関する施設基準「4（5）看護要員の配置に係る情報
　　提供）

（5）看護要員の配置に係る情報提供は、次の点に留意する。

　ア　各勤務帯のそれぞれで、1人の看護要員が、実際に受け持っている入院患者
　　の数を各病棟内に掲示すること。また、複数の病棟間で傾斜配置をしている
　　場合には、各病棟の看護要員の配置状況を掲示すること。

　イ　アの掲示については、第3「届出受理後の措置等」の7の掲示例によること。

■図表5-5　第3「届出受理後の措置等」の7の掲示例

（1）入院患者数42人の一般病棟で、「一般病棟入院基本料」の「急性期一　　　通知
　　般入院料6」を算定している病院の例

　「当病棟では、1日に13人以上の看護職員（看護師及び准看護師）が勤務してい
　ます。なお、時間帯毎の配置は次のとおりです。」

　・朝9時から夕方17時まで、看護職員1人当たりの受け持ち数は6人以内です。

　・夕方17時から深夜1時まで、看護職員1人当たりの受け持ち数は14人以内です。

　・深夜1時から朝9時まで、看護職員1人当たりの受け持ち数は14人以内です。

（2）有床診療所入院基本料1を算定している診療所の例

　「当診療所には、看護職員が7人以上勤務しています。」

（4）夜勤勤務（時間帯と時間数）

　施設基準における「夜勤」とは、**午後10時から翌日の午前5時までの時間を含めた連続する16時間（夜勤時間帯）**に勤務することを指します。この16時間は、各保険医療機関で適切な時間帯を任意に設定できます（図表5－6）。また、夜勤時間帯の変更についての届出は必要ありません。

　この夜勤時間帯に勤務した時間数が「夜勤時間数」に該当し、それ以外の8時間は「日勤帯（日勤勤務時間）」となります。日勤勤務者でも、夜勤時間帯の勤務は、夜勤時間数にカウントします。いわゆる自施設の勤務表や勤務シフトとは異なるので、注意しましょう。また、夜勤時間帯は、病棟種別ごとに異なる設定が可能です。例えば、一般病棟と精神病棟で異なる夜勤時間帯が設定できます（図表5－7）。

■図表5-6　施設基準上の夜勤時間の考え方

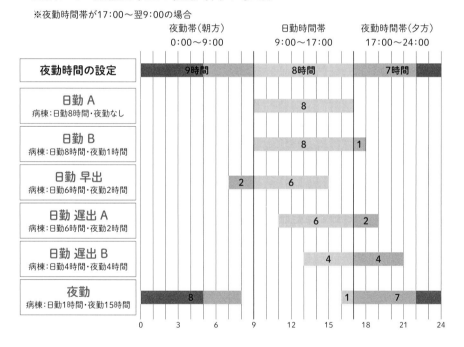

■図表5-7　「夜勤時間」の疑義解釈

（問15）15時から翌朝7時までを夜勤時間帯とする病棟で、遅出の看護職員（例　午前10時から午後6時まで勤務）については、夜勤時間数は何時間になるか。
答　当該勤務日については、3時間（15時～18時）の夜勤を行ったこととなる。
（問16）　病棟種別ごとに夜勤時間帯が異なってもよいか。
答　よい。

※「平成18年3月23日事務連絡疑義解釈その1」より

（5）月平均夜勤時間数

　夜勤を行う看護職員の1人当たりの月平均夜勤時間数は、**72時間以下**と定められています（図表5－8）。

①月平均夜勤時間数は、同一の入院基本料を算定する病棟全体で計算します。病棟（看護単位）ごとに、月平均夜勤時間数が72時間以下である必要はありません。

②「特定入院料」を算定している病棟に従事する看護要員は、月平均夜勤時間数の基準の対象にしません。ただし、「地域包括ケア入院医療管理料」および「小児入院医療管理料4」「特殊疾患入院医療管理料」または「児童・思春期精神科入院医療管理料」を病室単位で算定している場合は、月平均夜勤時間数の計算の対象になります。

③月平均夜勤時間数の算出には、「夜勤に従事する看護要員の月当たり延べ夜勤時間数は、1カ月または4週間の当該夜勤時間帯に従事した時間数をいう」とされており、「1カ月」か「4週間」のいずれかを選択できます。

④新規届出直後は、当該病棟の直近3カ月間または12週間の実績の平均値が、要件（72時間以下）を満たしていれば差し支えありません。

⑤「療養病棟入院基本料」または「特別入院基本料」を算定する病棟の看護職員は、月平均夜勤時間数の基準には該当しません。

※月平均夜勤時間数の計算方法は、第7講で解説します。

 解説　72時間ルール

　平成18（2006）年の診療報酬改定で、夜勤による看護師の負担を軽くするために入院基本料の施設基準に「月平均夜勤時間数が72時間以下」という要件が設けられました。

■図表5-8 「夜勤」に関する告示・通知

告示

第五　病院の入院基本料の施設基準等

一　通則

（6）夜勤を行う看護職員（療養病棟入院基本料の届出を行っている病棟及び特別入院基本料を算定する病棟の看護職員を除く。）の一人当たりの月平均夜勤時間数が七十二時間以下であること等、看護職員及び看護補助者の労働時間が適切なものであること。

通知

基本診療料の施設基準等及びその届出に関する手続きの取扱いについて

第2　病院の入院基本料等に関する施設基準「4（3）夜勤における勤務」ア～オ）

（3）夜間における勤務（以下「夜勤」という。）については、次の点について留意する。

ア　「夜勤」とは、各保険医療機関が定める午後10時から翌日の午前5時までの時間を含めた連続する16時間（以下「夜勤時間帯」という。）の間において、現に勤務することをいい、当該夜勤時間帯に現に勤務した時間数を「夜勤時間数」という。なお、各保険医療機関において、当該夜勤時間帯を定める場合には、夜勤時間帯以外の時間帯（以下「日勤帯」という。）が、夜勤時間帯と重なる時間が、当該日勤帯の2分の1以下とすること。

イ　看護要員の名簿及び勤務実績表により、各病棟（精神病棟入院基本料の特別入院基本料等以外の特別入院基本料等を算定する病棟を除く。）ごとに次の要件が満たされていること。

（イ）看護要員は、常時2人以上であること。

（ロ）一般病棟、結核病棟及び精神病棟においては、看護職員を2人以上配置していること（精神病棟入院基本料の特別入院基本料等を除く。）。

（ハ）療養病棟においては、看護職員1人と看護補助者1人の計2人以上の配置であっても差し支えない。

（ニ）（イ）から（ハ）までの要件を満たしている場合は、曜日や時間帯によって、夜勤の従事者が変動することは差し支えない。

ウ　特定入院料（地域包括ケア入院医療管理料を除く。また、小児入院医療管理料4、特殊疾患入院医療管理料又は児童・思春期精神科入院医療管理料については、病棟単位で算定する場合に限る。）を算定している病棟に係る看護要員は、夜勤時間数の計算対象としないこと。

エ　夜勤に従事する看護要員の月当たり延べ夜勤時間数は、1か月又は4週間の当該夜勤時間帯に従事した時間数をいう。

オ　月平均夜勤時間数は、同一の入院基本料を算定する病棟全体（同一の入院基本料を算定する複数の病棟（看護単位）を持つ病院にあっては、当該複数の病棟を合わせた全体）で届出前1か月又は4週間の夜勤時間帯に従事する看

護職員の延夜勤時間数を夜勤時間帯に従事した実人員数で除して得た数とし、当該月当たりの平均夜勤時間数の直近1か月又は直近4週間の実績の平均値により、72時間以下であること。すなわち、月平均夜勤時間数は、同一の入院基本料を算定する病棟全体で計算するものであり、病棟（看護単位）ごとに計算するものではないため、病棟（看護単位）ごとに月平均夜勤時間数が72時間以下である必要はないものであること。

　また、新規届出直後においては、当該病棟の直近3か月間又は12週間の実績の平均値が要件を満たしていれば差し支えない。

　なお、療養病棟入院基本料を算定する病棟の看護職員については、この限りではないこと。

2. 看護の実施に係る事項

　「入院基本料」には看護ケアの評価が関係します。看護の実施にも「通知」により基準が示されており、看護部へ周知・共有して、適切な運用が求められます。

（1）付き添い看護の禁止

　「看護」は、当該保険医療機関の看護要員のみで行われるものです。「患者の負担による付き添い看護が行われてはならない」と規定されており、付き添いによる看護の代替、看護力の補充は認められません。

　なお、患者の病状や治療に対する理解が困難な小児患者、知的障害を有する患者等の場合は、**医師の許可を得て**家族等患者の負担によらない者が付き添うことは差し支えないとされています（図表5－9、5－11）。

■図表5-9　付添許可申請書の例

家族付添許可申請書

　　　　　　　　　　　　　　　　　　　　　年　　　月　　　日

○○病院長　様
　　　　　　　　　　　　　　　　住所
　　　　　　　　　　　　　　　　氏名

次のとおり付添許可を申請します。

患者またはその家族が申請する

患者氏名	
病室	
付添者氏名	
付添理由	
付添期間	年　　月　　日～　　年　　月　　日

上記付添を必要と認めます。

　　　　　　　　　　　　　　　　　　　　　年　　　月　　　日

　　　　　　　　主治医氏名
　　　　　　　　病棟師長氏名

医師が認めた形式が最低限必要

適時調査では、「付添許可証等」の提示が求められます。

（2）看護要員の業務範囲

看護師または看護師の指示を受けた准看護師の業務

患者の病状に直接影響のある看護

①病状の観察、②病状の報告、③身体の清拭、食事、排泄等の世話等療養上の世話、④診察の介補、⑤与薬・注射・包帯交換等の治療の介助および処置、⑥検温、血圧測定、検査検体の採取・測定、検査の介助、⑦患者、家族に対する療養上の指導等（図表5－11）。

看護補助者の業務

看護師長および看護職員の指導の下で行う業務

①療養生活上の世話（食事、清潔、排泄、入浴、移動等）、②病室内の環境整備やベッドメーキング、③病棟内において、看護用品・消耗品の整理整頓、看護職員が行う書類・伝票の整理および作成の代行や診療録の準備等。

　看護補助者の業務範囲は、「医師及び医療関係職と事務職員等との間等での役割分担の推進について（厚生労働省医政局長通知）」に基づき、**院内規程を定めて個別の業務内容を文書で整備**する必要があります（図表5－11）。

　「療養病棟入院基本料」の「夜間看護加算」などでは、「看護職員と看護補助者との業務内容及び業務範囲について、年1回以上見直しを行う」とされており、看護補助者の積極的な活用が期待されています。

（3）適切な看護の実施と記録

①看護計画の作成・実施と看護記録

　患者ごとに看護計画を立て、個々の病状にあった適切な看護の実施が求められています。**看護に関する記録**は、「基本診療料」の施設基準（通知）「別添6　別紙6　入院基本料に係る看護記録」に示された内容について、看護体制の1単位ごとに記録されている必要があります（図表5－10）。

　なお、看護記録は、療養担当規則第9条に規定されている「療養の給付の担当に関する記録」にあたるので、3年間の保存が必要です。

■図表5-10　入院基本料に係る看護記録

基本診療料の施設基準等及びその届出に関する手続きの取扱いについて　　　**通知**
（別添6）別紙6 入院基本料に係る看護記録

入院基本料の届出を行った病棟においては、看護体制の1単位ごとに次に掲げる記録がなされている必要がある。ただし、その様式、名称等は各保険医療機関が適当とする方法で差し支えない。

1　患者の個人記録
　（1）経過記録
　　個々の患者について観察した事項及び実施した看護の内容等を看護要員が記録するもの。ただし、病状安定期においては診療録の温度表等に状態の記載欄を設け、その要点を記録する程度でもよい。
　（2）看護計画に関する記録
　　個々の患者について、計画的に適切な看護を行うため、看護の目標、具体的な看護の方法及び評価等を記録するもの。

2　看護業務の計画に関する記録
　（1）看護業務の管理に関する記録
　　患者の移動、特別な問題を持つ患者の状態及び特に行われた診療等に関する概要、看護要員の勤務状況並びに勤務交代に際して申し送る必要のある事項等を各勤務帯ごとに記録するもの。
　（2）看護業務の計画に関する記録
　　看護要員の勤務計画及び業務分担並びに看護師、准看護師の受け持ち患者割当等について看護チームごとに掲げておくもの。看護職員を適正に配置するための患者の状態に関する評価の記録。

②看護の責任者とナース・ステーションなどの設備

　届出に係る各病棟の看護単位ごとに看護の責任者を配置し、看護チームによる交代制勤務等の看護の実施、ナース・ステーション等の設備と看護に必要な器具器械の設置が必要となります（図表5 − 11）。

■図表5−11　看護の実施に係る告示・通知

第五　病院の入院基本料の施設基準等　　　　　　　　　　　　　　　**告示**

一　通則
（2）一般病棟、療養病棟、結核病棟又は精神病棟をそれぞれ単位（特定入院料に係る入院医療を病棟単位で行う場合には、当該病棟を除く。）として看護を行うものであること。
（3）看護又は看護補助は、当該保険医療機関の看護職員又は当該保険医療機関の主治医若しくは看護師の指示を受けた看護補助者が行うものであること。

基本診療料の施設基準等及びその届出に関する手続きの取扱いについて **通知**

第3　病院の入院基本料等に関する施設基準「4（6）看護の実施」より

（6）看護の実施は、次の点に留意する。

ア　看護は、当該保険医療機関の看護要員のみによって行われるものであり、当該保険医療機関において患者の負担による付添看護が行われてはならない。ただし、患者の病状により、又は治療に対する理解が困難な小児患者又は知的障害を有する患者等の場合は、医師の許可を得て家族等患者の負担によらない者が付き添うことは差し支えない。なお、患者の負担によらない家族等による付添いであっても、それらが当該保険医療機関の看護要員による看護を代替し、又は当該保険医療機関の看護要員の看護力を補充するようなことがあってはならない。

イ　①病状の観察、②病状の報告、③身体の清拭、食事、排泄等の世話等療養上の世話、④診察の介補、⑤与薬・注射・包帯交換等の治療の介助及び処置、⑥検温、血圧測定、検査検体の採取・測定、検査の介助、⑦患者、家族に対する療養上の指導等患者の病状に直接影響のある看護は、看護師又は看護師の指示を受けた准看護師が行うものである。

　　　看護補助者は、看護師長及び看護職員の指導の下に、原則として療養生活上の世話（食事、清潔、排泄、入浴、移動等）、病室内の環境整備やベッドメーキングのほか、病棟内において、看護用品及び消耗品の整理整頓、看護職員が行う書類・伝票の整理及び作成の代行、診療録の準備等の業務を行うこととする。

　　　なお、看護補助者の業務範囲について、「医師及び医療関係職と事務職員等との間等での役割分担の推進について」（平成19年12月28日医政発第1228001号）にある、「2 役割分担の具体例（1）医師、看護師等の医療関係職と事務職員等との役割分担」に基づく院内規程を定めており、個別の業務内容を文書で整備していること。

ウ　個々の患者の病状にあった適切な看護が実施されていること。また、効果的な医療が提供できるよう患者ごとに看護計画が立てられ、その計画に沿って看護が実施されるよう配慮すること。

エ　看護に関する記録としては、看護体制の1単位ごとに別添6の別紙6に掲げる記録がなされている必要がある。なお、これらの記録の様式・名称等は各病院が適当とする方法で差し支えないが、記録の作成に際しては、重複を避け簡潔明瞭を旨とすること。

オ　当該届出に係る各病棟の看護単位ごとに看護の責任者が配置され、看護チームによる交代制勤務等の看護が実施され、ナース・ステーション等の設備を有し、看護に必要な器具器械が備え付けられていること。

練習問題

1．病院の入院基本料に関する施設基準について、次の中から正しいものを選びなさい。

（ア）1病棟当たりの病床数は、原則として50床を標準とされている。

（イ）別棟にある感染症病床を含めて1つの病棟として扱うことができる。

（ウ）複数のフロアを同一の病棟として扱うことができ、当該病棟にはナース・ステーションは1つあればよい。

2．病院の入院基本料に関する看護に係る基準について、次の中から正しいものを選びなさい。

（ア）看護補助者の業務には、看護師の指示を受けて行う、患者の身体の清拭や食事の世話が含まれる。

（イ）各病棟で看護要員1人が実際に受け持つ入院患者の数は、病院入り口等すべての患者が目にするわかりやすい場所に掲示しなければならない。

（ウ）各病棟で看護要員1人が実際に受け持つ入院患者の数の掲示内容は、定期的に見直しすることが求められる。

3．病院の入院基本料に関する「夜勤」に係る基準について、次の中から正しいものを選びなさい。

（ア）夜勤時間帯は病棟種別ごとに異なる設定が可能であるが、変更する場合には地方厚生（支）局に対し届出を行わなければならない。

（イ）夜勤時間数とは、医療機関で就労規則で定めた勤務シフトの「夜勤」に勤務した時間数を意味する。

（ウ）月平均夜勤時間数の基準は、同一の入院基本料を算定する病棟全体で基準を満たしていればよい。

4．病院の入院基本料に関する看護に係る基準について、次の中から正しいものを選びなさい。

（ア）当該届出に係る各病棟の看護単位ごとに看護の責任者が配置され、看護チームによる交代制勤務等の看護が実施されていることが必要である。

（イ）看護補助者の業務範囲として、院内規程に定めておけば与薬をすることができる。

（ウ）療養病棟など病状が安定している場合には、看護計画を立てる必要はない。

練習問題の答えと解説

1

（ア）　× 1病棟当たりの病床数は、60床以下とされています。

（イ）　○

（ウ）　× 複数階を1病棟にする場合には、サブナース・ステーションの設置等について工夫する必要があります。

P108、109参照

2

（ア）　× 患者の身体の清拭や食事の世話は、患者の病状に直接影響のある看護であり、看護師または看護師の指示を受けた准看護師が行います。

（イ）　× 各病棟内に掲示しなければなりません。

（ウ）　○

P109、110、116参照

3

（ア）　× 夜勤時間帯の変更については届出の必要はありません（規定はありません）。また、同一病棟でも月によって夜勤時間帯を変更することもできます。

（イ）　× 夜勤時間数とは、医療機関で定めた夜勤時間帯に勤務した時間数を意味します。

（ウ）　○

P111、112参照

4

（ア）　○

（イ）　× 与薬は看護師または看護師の指示を受けた准看護師に認められた業務であり、看護補助者が行うことはできません。

（ウ）　× すべての入院患者について個々の病状に合った適切な看護の実施が求められることから、患者ごとに看護計画を立てなければなりません。

P109、116、117参照

第6講

基本診療料
入院基本料の看護要員の配置

入院料等のほとんどは、看護配置に係る基準により区分されています。看護配置のルールをしっかり理解することが重要です。

1. 看護要員の配置に係る基準とルール

（1）入院患者の数

　入院基本料等で定められている「7対1」や「10対1」などの看護配置の基準は、入院患者に対して必要な看護要員の数を示したものです。そのため、施設基準で用いる入院患者数の正しい把握が重要となります。

入院患者の数

　施設基準において、入院患者の数を算出する際の対象は、保険診療の患者および保険外診療の患者で、看護要員を保険診療と保険外診療に担当する者を区分できない患者＊です。

　施設基準では、同一の入院基本料を算定する病棟全体の直近1年間の「延べ入院患者数」を「延べ日数」で割って算出した「1日平均入院患者数」を用います（図表6−1）。

　1日ごとの入院患者数は、当該日の24時現在の当該病棟に入院中の患者に、当該病棟に入院してその日のうちに退院または死亡した者を加えて算出します（図表6−2）。なお、救急患者として受け入れ、処置室や手術室で死亡した患者で入院料を算定した者は入院患者から除きます。

　そのほかにも除外される患者が「別表第三」において、規定されています（図表6−3）ので、注意しましょう。

　「1日平均入院患者数」は、看護要員の必要配置数の計算の基となる数字です。対象とする患者と除外する患者に誤りがないか、必ず確認しましょう。

＊「区分できない患者」とは、正常の妊産婦、生母の入院に伴って入院した健康な新生児または乳児、人間ドックなど

■図表6−1　入院基本料で用いる「1日平均入院患者数」の計算式

1日平均入院患者数 ※小数点以下は切り上げ	＝	直近1年間の延べ入院患者数 / 直近1年間の延べ日数

入院患者数から除く者
- 病棟単位で算定する特定入院料に入院する患者
- 「告示 別表第三」に規定する治療室等（図表6−3）に入院する患者
- 「短期滞在手術等基本料1」に係る回復室に入院中の患者
- 救急患者として受け入れ、処置室や手術室等で死亡した患者

入院患者数の算出

新規開設や増床・減床を行った場合の取り扱いも規定されており、それに従います。

a．新規開設または増床の場合の入院患者数

届出6カ月の間に開設または増床を行った場合は、便宜上、開設または増床を行った病床数に対して次の割合を乗じた数を実績値に加えて入院患者数とします。

病棟種別	要件
一般病棟	開設または増床した病床数の80%
療養病棟	開設または増床した病床数の90%
結核病棟	開設または増床した病床数の80%
精神病棟	開設または増床した病床数の100%

b．届出前1年の間に減床を行った場合の入院患者数

減床後の実績が3カ月以上ある場合は、減床後の「延べ患者数」を「延べ日数」で除して得た数です。

減床から3カ月未満は、減床後の入院患者数の見込みをもって届出ができます。ただし、当該入院患者数が、減床後3カ月の時点での減床後の「延べ入院患者数」を「延べ日数」で除して得た数を満たしていないことが判明した時は、当該届出は遡って無効となり、変更の届出が必要です。

■図表6-2　入院患者の数および看護要員の数等

基本診療料の施設基準等及びその届出に関する手続きの取扱いについて　**通知**

第3　病院の入院基本料等に関する施設基準

4　入院患者の数及び看護要員の数等については下記のとおりとする。

（1）入院患者の数については、次の点に留意する。

ア　入院患者の数は、当該日の24時現在当該病棟に入院中の患者をいい、当該病棟に入院してその日のうちに退院又は死亡した者を含むものである。また、保険診療に係る入院患者のほか、正常の妊産婦、生母の入院に伴って入院した健康な新生児又は乳児、人間ドックなどの保険外診療の患者であって、看護要員を保険診療を担当する者と保険外診療を担当する者とに明確に区分できない場合の患者を含むものであること。なお、救急患者として受け入れ、処置室、手術室等において死亡した患者について入院料を算定する場合であっても、当該患者については、入院患者の数に計上しない。

イ　入院患者の数については、届出時の直近1年間（届出前1年から6か月

の間に開設又は増床を行った保険医療機関にあっては、直近6か月間とする。）の延入院患者数を延日数で除して得た数とし、小数点以下は切り上げる。

　なお、届出前6か月の間に開設又は増床した病棟を有する保険医療機関に係る入院患者の数の取扱いについては、便宜上、開設又は増床した病床数に対し、一般病棟にあっては一般病棟の病床数の80％、療養病棟にあっては療養病棟の病床数の90％、結核病棟にあっては結核病棟の病床数の80％、精神病棟にあっては精神病棟の病床数の100％を、実績の値に加えた数とする。

　また、一般病棟に感染症病床がある場合は、届出時の直近1年間の入院患者数が0であっても、感染症病床数の5％をもって感染症病床に係る入院患者の数とすることができる。

ウ　届出前1年の間に減床を行った保険医療機関については、減床後の実績が3か月以上ある場合は、減床後の延入院患者数を延日数で除して得た数とする。なお、減床後から3か月未満の期間においては、減床後の入院患者数の見込みをもって届出を行うことができるものとするが、当該入院患者数が、減床後3か月の時点での減床後の延入院患者数を延日数で除して得た数を満たしていないことが判明したときは、当該届出は遡って無効となり、変更の届出を行わせること。

エ　病棟単位で算定する特定入院料（区分番号「A317」に掲げる特定一般病棟入院料を除く。）、「基本診療料の施設基準等」の別表第三に規定する治療室、病室及び短期滞在手術等基本料1に係る回復室に入院中の患者については、入院患者の数から除く。

■図表6-3　「別表第三　看護配置基準の計算対象としない治療室、病室又は専用施設（抜粋）」

別表第三　看護配置基準の計算対象としない治療室、病室又は専用施設（抜粋）　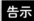

一　救命救急入院料に係る治療室

二　特定集中治療室管理料に係る治療室

三　ハイケアユニット入院医療管理料に係る治療室

四　脳卒中ケアユニット入院医療管理料に係る治療室

五〜十一　（略）

（２）看護要員の人員数の確認と病棟勤務時間

①看護要員の数

　入院基本料等に係る施設基準では、入院患者数に対する看護要員の数が規定されています（常時7対1や10対1など）。看護要員の数とは、病棟で実際に入院患者の看護に当たっている数です。専ら、病院全体の看護管理に従事する看護部長等や外来勤務、手術室勤務または中央材料室勤務等の看護要員の数は含みません。

　病棟の人員管理は「人数」で行いますが、施設基準の配置数の管理は、1勤務帯8時間で1日3勤務帯を標準として、病棟における月の延べ勤務時間数から1日当たりの配置実績数を計算し、月平均1日当たりの要件を満たしていることが求められます。看護要員配置の算出方法については、通知の別添6「別紙5」で例が示されています（図表6－4）。なお、「入院基本料等」に係る看護要員の配置数の確認は、「別添7」の**「様式9」**で行います。

必要看護要員と看護要員配置数の計算

　1日（24時間）を1勤務帯8時間で3勤務帯に分け、1人の看護要員が8時間ずつ勤務した場合の

a. 病棟における看護要員の必要な配置数

b. 暦月の延べ勤務時間数から「1日当たりの配置数」（実績）

を計算します。

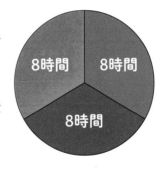

a.「月平均1日当たり必要看護要員数」（少数点以下切り上げ）
＝「1日平均入院患者数」÷配置基準*×3勤務帯

b.「月平均1日当たり看護要員配置数」（実績）（少数点第2位以下切り捨て）
＝月延べ時間数○○○時間÷暦月延べ日数÷8時間

> **解説**　　「1勤務帯8時間」の根拠
>
> 　労働基準法第32条の「使用者は、労働者に、休憩時間を除き一週間について四十時間を超えて、労働させてはならない。」「2　使用者は、一週間の各日については、労働者に、休憩時間を除き一日について八時間を超えて、労働させてはならない。」に基づきます。

＊ **配置基準**
「患者」対「看護要員」の基準。例えば、「7対1」は「7」、「10対1」は「10」となる

6

基本診療料　入院基本料の看護要員の配置

■図表6-4 「基本診療料の施設基準等及びその届出に関する手続きの取扱いについて」(通知)「別添6 別紙5 看護要員(看護職員及び看護補助者をいう)の配置状況(例)」

別紙5

看護要員(看護職員及び看護補助者をいう)の配置状況(例)

急性期一般入院基本料の場合の例

【 1病棟(1看護単位)入院患者数40人で急性期一般入院料2の届出を行う場合 】

○ 1勤務帯8時間、1日3勤務帯を標準として、月平均1日当たり必要となる看護職員の数が12人以上であること。

○ 当該届出区分において、月平均1日当たり勤務することが必要となる看護職員(看護師及び准看護師をいう)の数に対する実際に勤務した月平均1日当たりの看護師の比率が70%以上であること。

○ 当該病棟が交代制の勤務形態であること。

○ 夜間勤務の看護職員配置については、看護師1人を含む2人以上であること。

○ 当該病棟の平均在院日数が21日以内であること。

(1) 看護職員配置の算出方法

① 各勤務帯に従事している看護職員の1人当たりの受け持ち患者数が10人以内であること。

(40人×1／10)×3＝当該病棟に1日当たり12人(小数点以下切り上げ)以上の看護職員が勤務していること。

② 月平均1日当たり勤務することが必要となる看護職員の数に対する実際に勤務した月平均1日当たりの看護師の比率が70%を満たすこと。

当該病棟の月平均1日当たり勤務することが必要となる看護職員の数が12人の場合、実際に勤務する月平均1日当たりの看護師は8.4人以上であること。

12人×70%＝8.4人

(2) 看護職員1人当たりの月平均夜勤時間数の算出方法

○ 各病棟において、夜勤時間帯に従事した看護職員1人当たりの月平均夜勤時間数が72時間以下であること。

$$月平均夜勤時間数＝\frac{当該病棟の看護職員の月延夜勤時間数}{夜勤時間帯の従事者数}$$

(夜勤専従者及び夜勤16時間未満の看護職員を除く)

① 当該保険医療機関で夜勤時間帯を設定：16時から翌朝8時まで(16時間)

② 夜勤時間と従事者数：2人以上の看護職員が配置されている。

16時～24時30分(看護師3人、計3人)

0時～8時30分(看護師2人、准看護師1人 計3人)

③ 1月当たり夜勤時間帯に従事する実人員数：23人(8人+11人+4人)

8人×72時間(夜勤を月9日)＝576時間 (a)		
11人×64時間(夜勤を月8日)＝704時間 (b)		※
4人×40時間(夜勤を月5日)＝160時間 (c)		

※ 夜勤時間帯の中で申し送りに要した時間(24時から24時30分)は申し送った従事者の夜勤時間及び夜勤帯に病棟以外で勤務した

②傾斜配置

　「入院基本料」の看護配置の基準は、「基本診療料」の施設基準の「第5　病院の入院基本料の施設基準等」（告示）の「通則」で「病棟種別ごとに計算するもの」と示され、同一の入院基本料を複数の病棟（看護単位）で届け出ている場合には、その病棟全体で基準を満たせばよく、病棟（看護単位）ごとに異なる配置ができます（図表6‐5）。ただし、この場合には、入院患者の重症度など状態の実情を適正に評価した看護配置が求められます。

　また、同一の入院基本料を算定する病棟全体で1日当たり勤務する看護要員の数が基準を満たす場合には、「24時間一定の範囲で傾斜配置することができる」とされており、日別や勤務帯ごとに人数の配置が変えられます。

　なお、「特定入院料」の病棟（治療室）は、複数の病棟間での看護要員の傾斜配置が認められておらず、各病棟（治療室）で配置基準を満たす必要があります。

■図表6‐5　看護職員および看護補助者の数に関する基準など

> **告示**
>
> 第五　病院の入院基本料の施設基準等（告示）
>
> 一　通則
>
> （5）次に掲げる看護職員及び看護補助者の数に関する基準については、病棟（別表第三に掲げる治療室、病室及び専用施設を除く。）の種別ごとに計算するものであること。

> **通知**
>
> 基本診療料の施設基準等及びその届出に関する手続きの取扱いについて
>
> 第2　病院の入院基本料等に関する施設基準
>
> 4　入院患者の数及び看護要員の数等については下記のとおりとする。
>
> 　（2）看護要員の数については、次の点に留意する。
>
> 　　ア　看護要員の数は、届出時の看護要員の数とする。
>
> 　　イ　当該届出病棟に配置されている看護要員の数は、1勤務帯8時間で1日3勤務帯を標準として、月平均1日当たりの要件を満たしていること。なお、出産、育児又は家族介護に関する休業等が確保されるよう配慮を行うこと。
>
> 　　ウ　看護要員の数は、病棟において実際に入院患者の看護に当たっている看護要員の数であり、その算定に当たっては、看護部長等（専ら、病院全体の看護管理に従事する者をいう。）、当該保険医療機関附属の看護師養成所等の専任教員、外来勤務、手術室勤務又は中央材料室勤務等の看護要員の数は算入しない。
>
> 　　エ　病棟勤務と外来勤務、手術室勤務、中央材料室勤務又は集中治療室勤務等を兼務する場合は、勤務実績表による病棟勤務の時間を看護要員の数

に算入する。

オ　臨時職員であっても継続して勤務に服する者は、給与の支払方式が日給制であるか否かにかかわらず、看護要員の数に算入することができる。ただし、継続勤務については、特に被保険者証等により確認する必要はなく、実態に応じて判断すること。なお、職業安定法（昭和22年法律第141号）の規定に基づき、職業紹介事業を行う者からの紹介又は労働者供給事業を行う者からの供給により看護要員を雇用した場合、労働者派遣事業の適切な運営の確保及び派遣労働者の就業条件の整備等に関する法律（昭和60年法律第88号）に基づき、紹介予定派遣として派遣された場合及び産前産後休業、育児休業、育児休業に準ずる休業又は介護休業中の看護職員の勤務を派遣労働者が代替する場合は、雇用期間にかかわらず看護要員の数に算入することができる。また、看護補助者の雇用形態は問わない（派遣職員を含むが、指揮命令権が当該保険医療機関にない請負方式等を除く。）。

基本診療料の施設基準等及びその届出に関する手続きの取扱いについて　**通知**

第2　病院の入院基本料等に関する施設基準

4　入院患者の数及び看護要員の数等については下記のとおりとする。

（4）看護の勤務体制は、次の点に留意する。

ア　看護要員の勤務形態は、保険医療機関の実情に応じて病棟ごとに交代制の勤務形態をとること。

イ　同一の入院基本料を算定する病棟全体で1日当たり勤務する看護要員の数が所定の要件を満たす場合は、24時間一定の範囲で傾斜配置することができる。すなわち、1日当たり勤務する看護要員の数の要件は、同一の入院基本料を算定する病棟全体で要件を満たしていればよく、病棟（看護単位）ごとに要件を満たす必要はないため、病棟（看護単位）ごとに異なる看護要員の配置を行うことができるとともに、1つの病棟の中でも24時間の範囲で各勤務帯において異なる看護要員の配置を行うことができるものであること。なお、各勤務帯に配置する看護職員の数については、各病棟における入院患者の状態（重症度、医療・看護必要度等）について評価を行い、実情に合わせた適正な配置数が確保されるよう管理すること。

a．1病棟での「傾斜配置」

【例】「7対1入院基本料」の病棟（42床）の場合

　１日３勤務帯のそれぞれで６名以上の配置が必要ですが、病院や病棟の特性、患者の状態、看護職員の経験などに応じて１日の勤務帯や曜日で異なる配置ができます（入院や退院の多い日・曜日、手術の多い日・曜日、その前後など）。

	入院が多い日	術前検査が多い日	手術が多い日	術後ケア患者が多い日	日曜
日勤	9	10	10	9	8
準夜	5	5	6	5	4
深夜	4	4	5	4	3
1日の看護職員数	18	19	21	18	15

b．複数の病棟での「傾斜配置」

【例】「急性期一般入院料1」が3病棟の場合

「急性期一般入院料1」が3病棟の場合

▼

A病棟　急性期一般入院料1
50床内科（一般病棟）
実際は、10対1の看護配置
看護職員：24名
看護職員の1カ月（30日）の総勤務時間：3,660時間

B病棟　急性期一般入院料1
40床（外科・整形混合病棟）
実際は、7対1の看護配置
看護職員：28名
看護職員の1カ月（30日）の総勤務時間：4,170時間

C病棟　急性期一般入院料1
40床（循環器・脳外科混合病棟）
実際は、5対1の看護配置
看護職員：38名
看護職員の1カ月（30日）の総勤務時間：5,820時間

「急性期一般入院料1」の施設基準
看護配置：7対1

▲

1病棟ごとに施設基準の要件を満たしていなくても、同一種別の3病棟全体で求められている看護配置の基準を満たしていればよい。

※ 平均夜勤時間数、平均在院日数、重症度、医療・看護必要度の患者割合、在宅復帰率も同様の取り扱い

「急性期一般入院料1」の病床数：130床
(1)7対1を満たす看護職員配置数と総勤務時間数
●1日平均必要看護師数
　130÷7（配置基準）×3交代＝55.7≒56人
●1月当たり必要時間数
　56人×8時間×30日＝13,440時間 A
(2)3病棟全体の1カ月の総勤務時間数（実績）
3,660時間＋4,170時間＋5,820時間＝
13,650時間 B
実績の総勤務時間数 B＞必要総勤務時間数 A
　→配置基準を満たしている

6

基本診療料　入院基本料の看護要員の配置

③看護師比率

　看護師比率は、「施設基準で配置が必要とされている看護職員に対する看護師数（実績）の割合」です。入院料によって7割、4割、2割と規定され、例えば「一般病棟入院基本料」の看護師比率は7割と定められています。

　看護師比率は、配置されている看護職員数（実績）に対する割合ではないので、算出の際には気をつけましょう。

④夜勤の看護配置

　施設基準における「夜勤」とは、各医療機関が任意に設定した午後10時から翌日の午前5時までの時間を含めた連続する16時間（夜勤時間帯）の間において勤務することを指します。「入院基本料」を算定する病棟では、夜勤に従事する看護要員の数は2人以上と規定されています。

　一般病棟、結核病棟および精神病棟では、看護職員2人以上の配置が必要ですが、療養病棟は看護職員1人と看護補助者1人の計2人以上の配置であってもよいとされています。

　「看護職員夜間配置加算」のように、夜勤に従事する看護要員の数が3人以上と規定されている項目もあり、夜間の配置基準は、診療報酬の項目によって人数や職種が異なっているので注意が必要です（図表6－6）。また、看護要員の傾斜配置を行う場合も、夜勤における看護要員は2人以上の配置が必要とされています。

　日々の患者数に応じた夜間の看護職員配置数は、「様式9の2」（または「様式9の2」に準じた書類）を作成して確認します（図表6－7、6－8）。

■図表6-6　施設基準によって異なる夜間の看護配置人員数の例

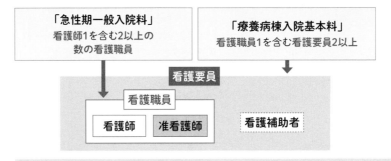

■図表6-7 「様式9の2」夜間看護職員の配置状況

病棟名		1		2		16		17		30		31	
		深夜	準夜	深夜	準夜	深夜	準夜	深夜	準夜	深夜	準夜	深夜	準夜
（　）病棟	患者数	患者数は、各時間帯の最大患者数を記載											
	看護職員数												
（　）病棟	患者数												
	看護職員数	看護職員数は、様式9、勤務表、看護日誌などと相違がないように確認											
（　）病棟	患者数	看護職員の遅刻・早退・他部署勤務、会議へ出席等があった場合は、当該病棟に勤務しなかった時間がわかる別紙等を添付											
	看護職員数												
（　）病棟	患者数												
	看護職員数												
合計	①患者数												
	②看護職員数												
	①／②	小数点以下を切り上げる											

■図表6-8　看護要員等の夜勤の留意

告示

第五　病院の入院基本料の施設基準等

一　通則

（7）急性期一般入院基本料、地域一般入院基本料（地域一般入院料3を除く。）、七対一入院基本料、十対一入院基本料又は十三対一入院基本料を算定する病棟における夜勤については、看護師一を含む二以上の数の看護職員が行うこと。

通知

基本診療料の施設基準等及びその届出に関する手続きの取扱いについて

第2　病院の入院基本料等に関する施設基準　「4（3）夜勤における勤務

（3）夜間における勤務（以下「夜勤」という。）については、次の点について留意する。

ア　「夜勤」とは、各保険医療機関が定める午後10時から翌日の午前5時までの時間を含めた連続する16時間（以下「夜勤時間帯」という。）の間において、現に勤務することをいい、当該夜勤時間帯に現に勤務した時間数を「夜勤時間数」という。なお、各保険医療機関において、当該夜勤時間帯を定める場合には、夜勤時間帯以外の時間帯（以下「日勤帯」という。）が、夜勤時間帯と重なる時間が、当該日勤帯の2分の1以下とすること。

イ　看護要員の名簿及び勤務実績表により、各病棟（精神病棟入院基本料の特別入院基本料等以外の特別入院基本料等を算定する病棟を除く。）ごとに次の要件が満たされていること。

（イ）看護要員は、常時2人以上であること。

（ロ）一般病棟、結核病棟及び精神病棟においては、看護職員を2人以上配置していること（精神病棟入院基本料の特別入院基本料等を除く。）。

（ハ）療養病棟においては、看護職員1人と看護補助者1人の計2人以上の配

置であっても差し支えない。

（ニ）（イ）から（ハ）までの要件を満たしている場合は、曜日や時間帯によって、夜勤の従事者が変動することは差し支えない。

夜間の看護業務の負担軽減に関する取り組み

「療養病棟入院基本料」の「夜間看護加算」や「障害者施設等入院基本料」の「夜間看護体制加算」などには、「看護職員の負担軽減及び処遇の改善に資する体制」の具体的な取り組みとして「夜間における看護業務の負担軽減の対策」が求められており、「11時間以上の勤務間隔の確保」および「夜勤の連続回数は2回まで」を含む3〜4項目以上の要件を満たす必要があります（図表6-9）。

これらの要件は、対象加算の算定だけにとどまらず、夜勤に従事するすべての看護要員に対する「夜勤の負担軽減対策」として留意する事項です。

なお、「看護職員の負担軽減及び処遇の改善に資する体制」に係る取り組みの現状は、看護部内での把握が必要ですが、計画の策定・評価は多職種からなる役割分担・推進の委員会または会議で実施すること、とされています。

■図表6-9 「様式13の3　看護職員の負担の軽減及び処遇の改善に資する体制」

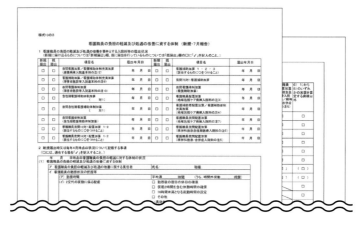

⑤月平均夜勤時間数

施設基準では、夜勤を行う看護職員1人当たりの「月平均夜勤時間数」は72時間以下と規定されています。なお、「療養病棟入院基本料」「特別入院基本料」「特定入院料」を算定する病棟や治療室は、対象となりません。ただし、夜勤による身体への負担を考慮した配置が大切です（図表6-10）。

a．暦月と4週間の選択

　「月平均夜勤時間数」の計算は、暦月1カ月単位または4週間（連続する任意の期間）単位のいずれかを選択できます。連続する4週間単位とは、例えば、4月1日〜4月28日の次は、間を空けずに4月29日〜5月26日になります。

b．同一入院基本料を届け出ている病棟全体で計算

　病棟（看護単位）ごとに「月平均夜勤時間数」が72時間以下である必要はありません。

c．一時的変動の取り扱い

　届出後は、暦月で3カ月を超えない期間の1割以内（79.2時間）の一時的変動は認められています（第10講　図表10−22参照）。

d．「月平均夜勤時間超過減算」と「夜勤時間特別入院基本料」

　施設基準要件のうち、他の基準を満たして「月平均夜勤時間数」のみ1割以内の変動が4カ月目に達した場合や、変動が1割以上になった場合には、「入院基本料」の届出の変更届ではなく、「月平均夜勤時間超過減算」「夜勤時間特別入院基本料」の届出が可能です。

　「月平均夜勤時間超過減算」（入院基本料の点数の15％の減算）の算定期間は3カ月で、その後1年間は再算定ができなくなります。3カ月の経過後、さらに72時間以下とならない場合は「夜勤時間特別入院基本料」の届出も可能ですが、この場合、「入院基本料」の点数の30％を減算することになります。

■図表6-10　夜勤を行う看護職員

基本診療料の施設基準等及びその届出に関する手続きの取扱いについて　**通知**
第2　病院の入院基本料等に関する施設基準

4　入院患者の数及び看護要員の数等については下記のとおりとする。

（3）夜間における勤務（以下「夜勤」という。）については、次の点について留意する。

　オ　月平均夜勤時間数は、同一の入院基本料を算定する病棟全体（同一の入院基本料を算定する複数の病棟（看護単位）を持つ病院にあっては、当該複数の病棟を合わせた全体）で届出前1か月又は4週間の夜勤時間帯に従事する看護職員の延夜勤時間数を夜勤時間帯に従事した実人員数で除して得た数とし、当該月当たりの平均夜勤時間数の直近1か月又は直近4週間の実績の平均値により、72時間以下であること。すなわち、月平均夜勤時間数は、同一の入院基本料を算定する病棟全体で計算するものであり、病棟（看護単位）ご

とに計算するものではないため、病棟（看護単位）ごとに月平均夜勤時間数が72時間以下である必要はないものであること。

　また、新規届出直後においては、当該病棟の直近3か月間又は12週間の実績の平均値が要件を満たしていれば差し支えない。

　なお、療養病棟入院基本料を算定する病棟の看護職員については、この限りではないこと。

カ　月平均夜勤時間数の計算に含まれる実人員数及び延べ夜勤時間数については、次の点に留意する。

(イ)　専ら夜勤時間帯に従事する者（以下「夜勤専従者」という。）は、実人員数及び延べ夜勤時間数に含まないこと。

(ロ)　夜勤時間帯に看護職員が病棟勤務と外来勤務等を兼務する場合は、当該看護職員が夜勤時間帯に当該病棟で勤務した月当たりの延べ時間を、当該看護職員の月当たりの延べ夜勤時間（病棟と病棟以外の勤務の時間を含む。）で除して得た数を、夜勤時間帯に従事した実人員数として算入すること。

(ハ)　急性期一般入院基本料、7対1入院基本料及び10対1入院基本料の病棟の実人員数及び延べ夜勤時間数には、月当たりの夜勤時間数が16時間未満の者は含まないこと。ただし、短時間正職員制度を導入している保険医療機関の短時間正職員については、月当たりの夜勤時間数が12時間以上のものを含む。

(ニ)　急性期一般入院基本料、7対1入院基本料及び10対1入院基本料以外の病棟の実人員数及び延べ夜勤時間数には、月当たりの夜勤時間数が8時間未満の者は含まないこと。

(ホ)　夜勤時間帯の中で申し送りに要した時間は、申し送った看護職員の夜勤時間から除いて差し支えない。ただし、当該申し送りに要した時間の除外の有無については、原則として、同一の入院基本料を算定する病棟全体において、月単位で選択すること。

2. 看護補助者

（1）院内研修

　入院基本料等加算などの施設基準における看護補助者は、施設基準で示された内容を含む「院内研修」を年1回以上受講した者と規定されています。新規採用の看護補助者は、この院内研修を受講するまで施設基準で求められる看護補助者の人員として加えられません（図表6－11）。

■図表6-11　看護補助者の院内研修の内容

基本診療料の施設基準等及びその届出に関する手続きの取扱いについて
第2　病院の入院基本料等に関する施設基準　「11 療養病棟入院基本料の注12に規定する夜間看護加算の施設基準」より
（4）夜間看護加算に係る看護補助業務に従事する看護補助者は、以下の基礎知識を習得できる内容を含む院内研修を年1回以上受講した者であること。なお、（ア）については、内容に変更がない場合は、2回目以降の受講は省略して差し支えない。
（ア）医療制度の概要及び病院の機能と組織の理解
（イ）医療チーム及び看護チームの一員としての看護補助業務の理解
（ウ）看護補助業務を遂行するための基礎的な知識・技術
（エ）日常生活にかかわる業務
（オ）守秘義務、個人情報の保護
（カ）看護補助業務における医療安全と感染防止等

→　適時調査では、開催日、研修内容、受講者名簿を確認されます。

（2）みなし看護補助者

　「みなし看護補助者」とは、看護補助者の配置を確認する場合に、入院基本料等の施設基準で定める看護職員の配置基準に必要な数を超えて配置している看護職員を看護補助者としてみなすことができることです。

　みなし看護補助者は実際の「人員」ではなく、看護職員の病棟での総勤務時間数から必要な看護職員配置数の総勤務時間数を差し引いた時間数を、看護補助者の勤務時間数とみなすことです（図表6－12）。

　なお、みなし看護補助者を除くとされる施設基準の項目があるので、注意しましょう。

6

基本診療料　入院基本料の看護要員の配置

また、「急性期看護補助体制加算」（25対1）では、みなし看護補助者を除く看護補助者の数が施設基準で求める最小必要数の5割以上で、診療報酬の評価が高くなります。

■図表6-12　「みなし看護補助者」を含む看護補助者の配置数の確認

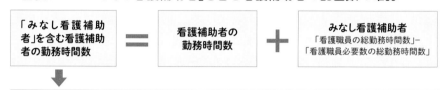

解説　「みなし看護補助者」が認められない項目

・「A106障害者施設等入院基本料」の「看護補助加算」および「看護補助体制充実加算」（夜勤75対1配置の場合）
・「A207-3急性期看護補助体制加算」の「25対1急性期看護補助体制加算」（看護補助者5割以上）
・「A207-3急性期看護補助体制加算」の「夜間急性期看護補助体制加算」
・「A214看護補助加算」の「夜間75対1看護補助加算」
・「A308-3地域包括ケア病棟入院料」の「看護補助者配置加算」

（3）主に事務的業務を行う看護補助者

　看護補助者には、病棟クラークなどを「主として事務的業務を行う看護補助者」として加えることができます。「主として〜」とは、延べ勤務時間数のうち事務的業務が5割以上を占める看護補助者が対象です。
　施設基準では、「主として事務的業務を行う看護補助者」の数は、当該病棟の入院患者に対し「200対1」までとされ、みなし補助看護補助者や医師事務作業補助者との兼務は認められていません。また、業務内容は院内で規程しておく必要があります（図表6-13）。

■図表6-13　みなし看護補助者および主として事務的業務を行う看護補助者

基本診療料の施設基準等及びその届出に関する手続きの取扱いについて　　通知
第2　病院の入院基本料等に関する施設基準
4

（2）看護要員の数

キ　看護補助者の数については、次の点に留意する。

（イ）看護補助者の数を算出するに当たっては、看護職員を看護補助者とみなして差し支えない。なお、入院基本料等の施設基準に定める必要な数を超えて配置している看護職員を看護補助者とみなす（以下「みなし看護補助者」という。）場合には、看護職員の勤務実績に基づいて、実際に勤務した看護職員の総勤務時間数から、当該届出区分において勤務することが必要となる看護職員数の総勤務時間数を差し引いた数を、看護補助者の勤務時間数として算入する。

（ロ）小児病棟又は特殊疾患入院施設管理加算を算定している病棟等において小児患者の保育に当たっている保育士は、看護補助者の数に算入することができる。ただし、小児入院医療管理料の加算の届出に係る保育士については、看護補助者として算入することはできない。

（ハ）主として事務的業務を行う看護補助者を配置する場合は、常時、当該病棟の入院患者の数が200又はその端数を増すごとに1以下であること。

　主として事務的業務を行う看護補助者の数の算出に当たっては、当該保険医療機関の院内規程において、看護補助者が行う事務的業務の内容を定めた上で、1人の看護補助者の延べ勤務時間数のうち事務的業務が5割以上を占める看護補助者を、「主として事務的業務を行う看護補助者」として算入すること。また、主として事務的業務を行う看護補助者については、当該病棟において事務的業務以外の業務を行った時間数も含めて、当該看護補助者の勤務時間数を算入すること。

ク　1か月以上長期欠勤の看護要員、身体障害者（児）に対する機能訓練指導員及び主として洗濯、掃除等の業務を行う者は看護要員に算入しない。

（4）「特定入院料」の看護配置

　看護師の24時間常時配置が求められる「特定入院料」（2対1や4対1など）は、日々の患者数と看護師の配置数を勤務表や看護日誌などで確認します。遅刻や早退、他部署兼務、会議や研修等で、病棟勤務しなかった者がいる時間帯の看護配置は注意が必要です。また、届出時には、日々の看護配置数がわかる書類を添付します（図表6-14）。

■図表6-14　日々の看護配置数がわかる書類が必要な「特定入院料」

救命救急入院料1, 2	看護師 常時4対1
救命救急入院料3, 4	看護師 常時2対1
特定集中治療室管理料	看護師 常時2対1
ハイケアユニット入院医療管理料	看護師 常時4対1または常時5対1
脳卒中ケアユニット入院医療管理料	看護師 常時3対1
小児特定集中治療室管理料	看護師 常時2対1
新生児特定集中治療室管理料	看護師 常時3対1
総合周産期特定集中治療室管理料	助産師または看護師 常時3対1
新生児治療回復室入院医療管理料	助産師または看護師 常時6対1
一類感染症患者入院医療管理料	看護師 常時2対1
小児入院医療管理料1	看護師 常時7対1（夜勤2人以上）または看護師 常時9対1

【例】日々の看護配置数がわかる書類

1日ごとに、実入院患者数に対し、基準を満たす必要がある
「特定集中治療室管理料1」（常時2対1）16床の場合

6月		1日	2日	3日	4日	5日	6日	…
患者数		15	15	16	15	14	16	…
看護師数	日勤	10	10	11	10	9	11	…
	準夜	8	9	9	8	8	9	…
	深夜	8	8	9	8	8	9	…

看護職員の遅刻・早退・他部署兼務があった場合は、
当該病棟に勤務しなかった時間がわかる別紙等を添付**する。**
※注）看護日誌などと相違がないようにする。病棟を離れた場合要注意。

練習問題

1. 病院の入院基本料の施設基準に係る入院患者数の基準について、次の中から正しいものを選びなさい。

(ア) 看護配置基準の計算に用いる入院患者数は、保険診療の患者に限定されている。

(イ) 入院患者の数は24時現在当該病棟に入院中の患者に、入院したその日のうちに退院した患者を含み計算する。

(ウ) 救急患者として受け入れ、当該病棟へ入院する予定であったが、入棟前に処置室で死亡した患者も入院患者に含める。

2. 病院の入院基本料の基準について、次の中から正しいものを選びなさい。

(ア) 看護師比率は、施設基準で配置が必要とされている看護職員に対する看護師数(実績)の割合である。

(イ) 病棟における看護要員の必要な配置数は2交代制の場合、1日平均入院患者数を配置基準で割り、「2」を乗じて算出する。

(ウ) 入院基本料の看護要員は常時配置が基準となっており、夜間も7対1や10対1の体制を維持しなければならない。

3. 次の病棟における看護要員の必要な配置数を求めなさい。

・48床の一般病棟

・届出入院料は急性期一般入院料4(看護配置10対1)

・平均入院患者数は45人

4. 病院の入院基本料の施設基準に係る看護の基準について、次の中から正しいものを選びなさい。

(ア) 一般病棟、療養病棟、結核病棟、精神病棟では、看護職員2人以上が夜勤に従事することが求められている。

(イ) 日々の夜勤の看護配置は、様式9で確認することでよい。

(ウ) 看護職員の勤務時間数(実績)が看護配置基準の必要時間数を超えている場合、その超過分を看護補助者の勤務時間数に加えることができる。

練習問題の答えと解説

1

（ア）　× 対象は保険診療の患者および保険外診療の患者で、看護要員を保険診療と保険外診療に担当する者を区分できない患者となります。

（イ）　◯

（ウ）　× 救急患者として受け入れ、処置室や手術室等で死亡した患者は入院患者の数には含めません。

P122参照

2

（ア）　◯

（イ）　× 看護要員の必要な配置数は、2交代制であったとしても1日を3勤務帯に分けて考えます。

（ウ）　× 入院基本料の看護要員配置については、日別や勤務帯ごとに人数の配置を変える「傾斜配置」が可能です。

P125、127、130参照

3

答え：14人

看護要員の必要な配置数＝平均入院患者数÷配置基準×3

＝45÷10×3

＝13.5≒14人（小数点以下切り上げ）

急性期一般入院料4の看護配置は10対1

P125参照

4

（ア）　× 夜間の看護配置は、一般病棟、結核病棟及び精神病棟では看護職員2人以上、療養病棟では看護職員1人と看護補助者1人の計2人以上の配置が必要です。

（イ）　× 日々の夜勤の看護配置は、日々の患者数に応じた夜間の看護職員配置を、「様式9の2」（または「様式9の2」に準じた書類）を作成して確認します。

（ウ）　◯

P130、135参照

第7講

基本診療料
「様式9」

「別添7」の「様式9」は、「入院基本料等」の施設基準に係る届出書の添付書類の1つで、入院基本料等の算定の根拠となる看護職員の配置数などを確認する重要な書類です。
定められたルールを正しく理解し、適正に作成できるようにしましょう。

1.「様式9」とは?

　「別添7」の「様式9」は、「入院基本料等」の施設基準に係る届出書の添付書類です（図表7－1）。算定の根拠となる看護職員の配置数、看護師比率、看護補助者の配置数、「月平均夜勤時間数」を確認する重要な書類で、次の4つの記入項目があります。

　ここでは、作成のポイントを順に解説します。

➡ 「様式9　入院基本料等の施設基準に係る届出書添付書類」

1．入院基本料・特定入院料の届出
2．看護要員の配置に係る加算の届出
3．入院患者の数及び看護要員の数（①～⑩の項目）
4．勤務実績表

■図表7-1　「様式9　入院基本料等の施設基準に係る届出書添付書類」

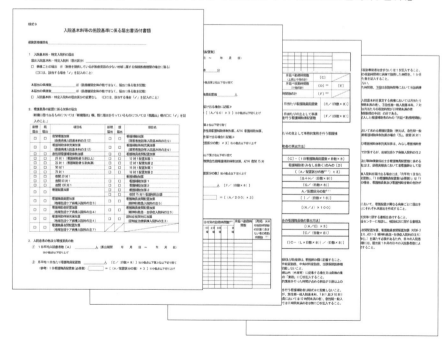

（1）作成の対象期間

　看護配置に係る基準の確認は、暦月1カ月単位で作成します。「月平均夜勤時間数」の確認は、暦月1カ月、または4週間（連続する任意の期間）の単位、のいずれかを選択できます。

　「月平均夜勤時間数」の計算期間を「4週間」に選択した場合には、看護配置の確認を行う「暦月1カ月」の「様式9」を別に作成する必要があります。施設基準の届出時には、2通りの「様式9」を届出します。

 「連続する4週間単位」

　例えば、4月1日〜4月28日の次は、間を空けずに4月29日〜5月26日になります。

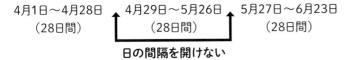

4月1日〜4月28日　　4月29日〜5月26日　　5月27日〜6月23日
（28日間）　　　　（28日間）　　　　（28日間）

日の間隔を開けない

【例】5月実績で6月29日提出、7月算定の場合

a.「月平均夜勤時間数」を「1カ月単位」で算出の場合

　5月（5/1〜5/31）の「様式9」を1つ作成。看護配置数・月平均夜勤時間数の確認が可能。

b.「月平均夜勤時間数」を「連続する4週間単位」で算出の場合

　次の2つを作成。

・看護配置数等算出のための「様式9」：5月実績（5/1〜5/31）

・月平均夜勤時間数算出のための「様式9」：未到達の月分（この例では6月のこと）は含まない4週（例：4/29〜5/26）

	届出で様式9が求められる項目
入院基本料	一般病棟入院基本料、療養病棟入院基本料、結核病棟入院基本料、精神病棟入院基本料、特定機能病院入院基本料、専門病院入院基本料、障害者施設等入院基本料
入院基本料等加算	急性期看護補助体制加算、看護職員夜間配置加算、特殊疾患入院施設管理加算、看護配置加算
特定入院料	一類感染症患者入院医療管理料、特殊疾患入院医療管理料、小児入院医療管理料、回復期リハビリテーション病棟入院料、地域包括ケア病棟入院料、地域包括ケア入院医療管理料、特殊疾患病棟入院料、緩和ケア病棟入院料、精神科救急急性期医療入院料、精神科急性期治療病棟入院料、精神科救急・合併症入院料、児童・思春期精神科入院医療管理料、精神療養病棟入院料、認知症治療病棟入院料、特定機能病院リハビリテーション病棟入院料、特定一般病棟入院料、地域移行機能強化病棟入院料、特定機能病院リハビリテーション病棟入院料

2.「様式9」の作成ポイント

　「様式9」は、同一の入院基本料の届出区分全体で作成し、特定入院料は病棟ごとにそれぞれ作成します。

　「様式9」の各項目のうち、看護要員の配置等の項目および平均夜勤時間数は、「4　勤務実績表」により計算した月延べ勤務時間数、月延べ夜勤時間数を用いて計算します。

（1）「1.入院基本料・特定入院料の届出」

①届出区分

　「届出入院基本料・特定入院料（届出区分）」には、届出する病棟の「入院基本料」または「特定入院料」を記載し、届出区分として「7対1」や「10対1」などの看護配置基準を記入します。それぞれの入院基本料・特定入院料の施設基準で必要とされる看護職員数が異なるので、この届出区分（看護配置基準）は、とても重要です。

②届出の病棟数・病床数

　「届出病棟数」は、「入院基本料」の届出の場合は、同じ入院基本料病棟の数です。「入院基本料」の届出に添付する「様式9」は、病棟ごとではなく、同じ届出区分の病棟全体で計算します。そして、届出病棟を合わせた病床数を記載します。

●様式9「1.入院基本料・特定入院料の届出」の記載

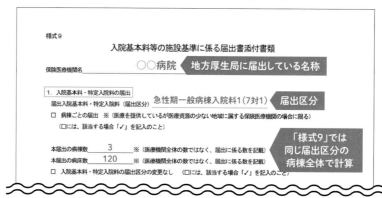

144

（2）「2．看護要員の配置に係る加算の届出」

　「様式9」は、看護要員の配置を評価した加算の人員配置、夜間の看護要員の配置や看護補助者に関する加算の施設基準の届出と要件の充足度管理にも用います。

　届出の際には、初めて届出する加算は「新規届出」、すでに届出している加算は「既届出」のチェック欄にレ点を記入します。

　なお、看護要員の配置を評価した加算は、「入院基本料」によって算定できる加算に違いがあり、注意が必要です。

●様式9「2. 看護要員の配置に係る加算の届出」の記載

2.　看護要員の配置に係る加算の届出

（新規に届け出るものについては「新規届出」欄、既に届出を行っているものについては「既届出」欄の口に「✓」を記入のこと。）

新規届出	既届出	項目名	新規届出	既届出	項目名
□	□	夜間看護加算 （療養病棟入院基本料の注12）	□	□	看護補助加算 （障害者施設等入院基本料の注9）
□	□	看護補助体制充実加算 （療養病棟入院基本料の注12）	□	□	看護補助体制充実加算 （障害者施設等入院基本料の注9）
		急性期看護補助体制加算			看護職員夜間配置加算
□	☑	25対1（看護補助者5割以上）	□	□	12対1配置加算1
□	□	25対1（看護補助者5割未満）	□	□	12対1配置加算2
□	☑	50対1	□	☑	16対1配置加算1
□	□	75対1	□	□	16対1配置加算2
□	□	夜間30対1			看護補助加算
□	□	夜間50対1	□	□	看護補助加算1
□	☑	夜間100対1	□	□	看護補助加算2
		看護配置加算	□	□	看護補助加算3
			□	□	夜間75対1看護補助加算
□	□	看護職員配置加算 （地域包括ケア病棟入院料の注3）	□	□	看護職員夜間配置加算 （精神科救急入院料の注5）

（3）「3．入院患者の数及び看護要員の数」

　看護要員の配置数、看護師比率、月平均夜勤時間数は、「4．勤務実績表」で算出された「月延べ勤務時間数」や「月延べ夜勤時間数」を用いて計算します。

「① 1日平均入院患者数〔A〕」

　実績月を含む直近1年間を対象期間として計算します。必要看護要員数は、「1日平均入院患者数」に対する配置基準として設定されています。対象患者、除外患者などをしっかり確認して算出しましょう（第6講を参照）。

【例】令和6年4月の「1日平均入院患者数」の場合

算出期間は、「令和5年5月1日〜令和6年4月30日」になる。

「様式9」の「3. 入院患者の数及び看護要員の数」

3. 入院患者の数及び看護要員の数

① 1日平均入院患者数〔A〕 ＿＿＿＿＿＿＿＿ 人（算出期間 令和5年 5 月 1 日 〜令和6年 4 月 30 日）
※小数点以下切り上げ

●「1日平均入院患者数」を求める計算式

$$
1日平均入院患者の数 = \frac{直近1年間の延べ入院患者数}{直近1年間の延べ日数}
$$
※小数点以下は切り捨て

「② 月平均1日当たり看護職員配置数」

「月平均1日当たり看護職員配置数」は、「4. 勤務実績表」で計算した月延べ勤務時間数を（月の日数×8時間）で割って求めます。

配置数は、届出区分の基準に必要な看護職員数を超えていれば基準を満たしていることになります。

必要な1日看護職員配置数は、1日8時間3勤務帯を基準として「1日平均入院患者数」を届出区分で割ります（第6講を参照）。

また、1日当たりの必要看護配置数から月の必要延べ時間数を計算することで、当該月の配置が施設基準の配置基準を満たしているかが確認できます。

 解説 「C」とは？

「様式9」の「4. 勤務実績表」にある「月延べ勤務時間数」を示す記号です。

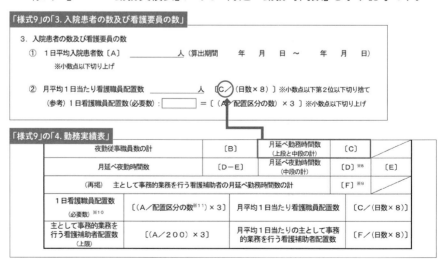

「様式9」の「3. 入院患者の数及び看護要員の数」

3. 入院患者の数及び看護要員の数

① 1日平均入院患者数〔A〕 ＿＿＿＿＿＿＿ 人（算出期間 年 月 日 〜 年 月 日）
※小数点以下切り上げ

② 月平均1日当たり看護職員配置数 ＿＿＿＿＿＿ 人 〔C／（日数×8）〕※小数点以下第2位以下切り捨て
（参考）1日看護職員配置数（必要数）：＿＿＿＿ ＝〔（A／配置区分の数）×3〕※小数点以下切り上げ

「様式9」の「4. 勤務実績表」

夜勤従事職員数の計		〔B〕	月延べ勤務時間数 （上段と中段の計）	〔C〕	
月延べ夜勤時間数		〔D−E〕	月延べ夜勤時間数 （中段の計）	〔D〕※8	〔E〕
（再掲） 主として事務的業務を行う看護補助者の月延べ勤務時間数の計				〔F〕※9	
1日看護職員配置数 （必要数）※10	〔（A／配置区分の数※11）×3〕		月平均1日当たり看護職員配置数	〔C／（日数×8）〕	
主として事務的業務を 行う看護補助者配置数 （上限）	〔（A／200）×3〕		月平均1日当たりの主として事務 的業務を行う看護補助者配置数	〔F／（日数×8）〕	

「③　看護職員中の看護師の比率」

　「看護師比率」は、必要な看護師数の割合が「入院基本料」ごとに設定されています。計算に用いる看護師数は、「4．勤務実績表」より看護師のみの「延べ勤務時間数」を用います。

> 「様式9」の「3. 入院患者の数及び看護要員の数」
>
> ③　看護職員中の看護師の比率 ＿＿＿＿＿ ％
> 　〔月平均1日当たり看護職員配置数のうちの看護師数／1日看護職員配置数〕

「④　平均在院日数」

　平均在院日数の算出の対象期間は、実績月を含む直近3カ月です。対象患者や除外患者についてしっかり確認して計算します（第6講を参照）。

【例】令和6年4月の「平均在院日数」の場合

算出期間は、「令和6年2月1日〜令和6年4月30日」になる。

> 「様式9」の「3. 入院患者の数及び看護要員の数」
>
> ④　平均在院日数＿＿＿＿＿＿＿＿＿＿日（算出期間　　　年　　月　　日 〜　　　年　　月　　日）
> 　※小数点以下切り上げ

「⑤　夜勤時間帯」

　保険医療機関が任意に設定する夜勤時間帯※を記載します。

※夜勤時間帯：午後10時から翌日午前5時までの時間を含めた連続する16時間

> 「様式9」の「3. 入院患者の数及び看護要員の数」
>
> ⑤　夜勤時間帯（16時間）＿＿＿＿＿時＿＿＿＿分 〜 ＿＿＿＿＿時＿＿＿＿分

「⑥　月平均夜勤時間数」

　「月平均夜勤時間数」の基準は72時間以下です。「月平均夜勤時間数」は、保険医療機関が任意に設定する夜勤時間帯に勤務した看護職員の病棟における「月延べ夜勤時間数」から「月平均夜勤時間数」の計算に含めない者の夜勤時間数を除き、夜勤従事職員数の計で除して求めます。

　「月平均夜勤時間数」の計算は、暦月単位または連続する4週間単位のいずれかを選択できます。

「月平均夜勤時間数」を求める計算式

（看護職員の月延べ夜勤時間数 − 月平均夜勤時間数の計算に含めない者の夜勤時間数）÷夜勤従事者数

解説　「B」「D」「E」とは？

　「B」は夜勤従事者数、「D」は月延べ夜勤勤務時間数を示すもの、「E」は月平均夜勤時間数の計算に含めない夜勤時間数の合計として用いられている記号です。

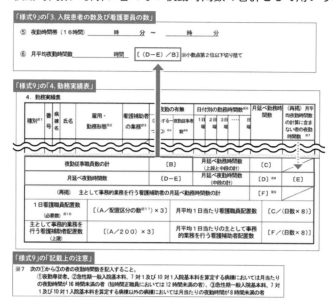

夜勤従事者数

　医療機関が設定する夜勤時間帯において1カ月（または4週間）で16時間以上病棟で勤務した看護職員です（短時間正職員は12時間以上、地域一般入院料や「13対1」以下の場合は、8時間以上の勤務職員）。

・勤務シフト上の夜勤勤務とは異なります。

・日勤者、早出、遅出勤者で、勤務表上は夜勤をしていない者でも、1カ月（または4週間）の夜勤時間帯の勤務が上記の16時間あるいは12時間、8時間以上の条件を満たせば、夜勤従事者として加えられます。

兼務する者の夜勤従事者数

　病棟と病棟以外の部署を兼務する看護職員の夜勤従事者数は、病棟における夜勤時間数（16時間以上の者）を病棟における夜勤時間数と病棟以外の部署での夜勤時間数の合計で割って人員換算します。

【例】兼務する看護職員の夜勤従事者数

　　自病棟の夜勤時間数：72時間
　　兼務先での夜勤時間帯の勤務時間数：8時間　の場合

　　　　　72÷（8＋72）＝72÷80＝0.9人

➡ 夜勤従事者に含めない者（月延べ夜勤時間数にも含まない）

- 1カ月間で、当該病棟での夜勤時間数が16時間に満たない者（短時間正職員は12時間、「地域一般入院料」や「13対1」以下の場合は、8時間に満たない者）
- 夜勤専従者

 解説 「夜勤専従者」とは？

　専ら、夜勤帯に勤務する職員のことです。夜勤専従者の夜勤時間数は、延べ勤務時間数から除外し、夜勤従事者数にも含みません。「入院基本料」の施設基準の「通則」に「夜勤専従者の夜勤時間については、夜勤による勤務負担が過重とならないよう十分配慮すること」と示されており、夜勤専従者の配置には十分な配慮が必要です。また、夜勤専従者は日勤帯に勤務した場合には夜勤専従者としては認められませんが、緊急やむを得ない場合に限り、月1回を限度に勤務が可能です。

　夜勤時間帯の設定によって、勤務時間が変わり、夜勤従事者として計上できる場合があります（図表7－4）。

■図表7-4　週5日間・日勤のみの看護職員の場合
　　　　　　医療機関で設定した夜勤時間帯AとBでの違い

A 16:00～翌日8:00

　就業規則の日勤勤務時間　　8:00～16:30
　→病棟・日勤帯の勤務　8:00～16:00（8時間）

　病棟・夜勤時間帯の勤務　16:00～16:30（0.5時間）
　夜勤0.5時間×週5日×4週＝10時間

　夜勤時間16時間に満たず、夜勤従事者には計上できない

病棟日勤	8
病棟夜勤	0.5
総夜勤	0.5

夜勤時間帯を
1時間移動

B 17:00～翌日9:00

　就業規則の日勤勤務時間　　8:00～16:30
　→病棟日勤帯の勤務　9:00～16:30（7.5時間）

　病棟・夜勤時間帯の勤務　8:00～9:00（1時間）
　夜勤1時間×週5日×4週＝20時間

　夜勤時間16時間以上となって、夜勤従事者に計上できる

病棟日勤	7.5
病棟夜勤	1
総夜勤	1

「⑦　月平均1日当たり当該入院料の施設基準の最小必要人数以上の看護職員配置数」

　これは、「地域包括ケア病棟入院料」の「看護職員配置加算」の基準に係る項目で、「13対1」以上の看護職員を配置していた場合の余剰人数が「50対1」以上の場合に算定できます。

　最小必要人数以上の看護職員配置数は、当該病棟の暦月1カ月の看護職員の総勤務時間数から看護配置基準「13対1」で必要とされる看護職員数の暦月1カ月の勤務時間数を差し引いた勤務時間数から計算して求めます。

「様式9」の「3. 入院患者の数及び看護要員の数」

　⑦　月平均1日当たり当該入院料の施設基準の最小必要人数以上の看護職員配置数　　　　　　人

　　※小数点以下第2位以下切り捨て

　　≪看護職員配置加算（A308-3 地域包括ケア病棟入院料の注3）を届け出る場合に記載≫

イ　●(参考) 最小必要人数以上の看護職員配置数（必要数）：□□□＝〔（A／50）×3〕※小数点以下切り上げ

「様式9」の「4. 勤務実績表」

〔看護職員配置加算（地域包括ケア病棟入院料の注3）を届け出る場合の看護職員数の算出方法〕

ロ ● 1日看護職員配置数（必要数）※10〔L〕※13	〔（A／13）×3〕
月平均1日当たり看護職員配置数	〔C／（日数×8）〕
ハ ● 月平均1日当たり当該入院料の施設基準の最小必要人数以上の看護職員配置数	〔{C－（L×日数×8）}／（日数×8）〕

ハ

【例】1カ月（30日）、1日平均入院患者数（A）：51人、
　　　看護職員の月延べ勤務時間数（C）：4,580時間の場合

イ（参考）最小必要数以上の看護職員配置数（必要数）

　（51人÷50）×3＝3.06→4人〔（A／50）×3〕　※小数点以下切り上げ

ロ「地域包括ケア病棟入院料」の1日看護職員配置数（必要数）（L）

　（51人÷13）×3＝11.76→12人（L）　※小数点以下切り上げ

ハ月当たりの看護職員配置数（必要数）の勤務時間数

　12人×30日×8時間＝2,880時間（L×日数×8）

・看護職員の月延べ勤務時間数と③の勤務時間数の差

　看護職員の月延べ勤務時間数（4,580時間）－月当たりの看護職員配置数（必要数）の勤務時間数（2,880時間）＝1,700時間

　C－（L×日数×8）

二月平均1日当たり当該入院料の施設基準の最小必要人数以上の看護職員配置数（実績）

　1,700時間÷（30日×8時間）＝7.08→7人　※小数点第2位以下切り捨て

　〔{C－（L×日数×8）}／（日数×8）〕

別添4　特定入院料の施設基準等　第12　地域包括ケア病棟入院料

1　地域包括ケア病棟入院料の施設基準

（1）当該病棟又は病室を含む病棟において、1日に看護を行う看護職員の数は、常時、当該病棟の入院患者の数が13又はその端数を増すごとに1以上であること。（以下、略）

10　地域包括ケア病棟入院料の「注3」に掲げる看護職員配置加算の施設基準

（1）当該病棟（地域包括ケア入院医療管理料を算定する場合は、当該病室を有する病棟）において、1日に看護を行う看護職員の数が、当該入院料の施設基準の最小必要人数に加え、常時、当該病棟の入院患者の数が50又はその端数を増すごとに1以上であること。なお、看護職員の配置については、各病棟の入院患者の状態等保険医療機関の実情に応じ、曜日や時間帯によって一定の範囲で傾斜配置できること。

「⑧　月平均1日当たり看護補助者配置数」

　月平均1日当たり看護補助者配置数は、「看護補助加算・看護補助体制充実加算」（A 106障害者施設等入院基本料の注9）、「A 207-3急性期看護補助体制加算」「A 214看護補助加算」「看護補助者配置加算・看護補助体制充実加算（A 308-3地域包括ケア病棟入院料の注4）」などの看護補助者の配置を評価した加算に係る項目です。

　看護補助者は、施設基準で示された項目を含む必要な院内研修を受講していない者は、施設基準上の看護補助者として扱えません。なお、研修を受けている時間は、勤務時間から除外します。

　月平均1日当たり看護補助者配置数は、「4. 勤務実績表」で計算した看護補助者の月延べ勤務時間数を「月の日数×8時間」で割り算出します。「みなし看護補助者」を算入する場合は、看護補助者のみの月延べ勤務時間数に「みなし看護補助者」の勤務時間数を加えた勤務時間数を「月の日数×8時間」で割ります（第6講を参照）。

　看護補助者の配置数の確認は、「みなし看護補助者」を「含む」場合と「除く」場合について、正しく確認して行う必要があります。

　また、「急性期看護補助体制加算25対1」では、「みなし看護補助者」を除く看護補助者の配置5割以上で高い点数が設定されています。「みなし看護補助者」を除く配置の割合は、届出区分による看護補助者の必要配置数に対する、月平均1日当たり看護補助者配置数（みなし看護補助者を除く）の割合です。

7

基本診療料 [様式9]

「様式9」の「3. 入院患者の数及び看護要員の数」

⑧　月平均1日当たり看護補助者配置数＿＿＿＿＿＿＿人　※小数点以下第2位以下切り捨て

　　≪看護補助加算（A106 障害者施設等入院基本料の注9）、A207-3 急性期看護補助体制加算、A214 看護補助加算、

　　看護補助者配置加算（A308-3 地域包括ケア病棟入院料の注4）を届け出る場合に記載≫

　　（参考）1日看護補助者配置数（必要数）：＿＿＿＿＿＿＝〔（A／配置区分の数）×3〕※小数点以下切り上げ

「様式9」の「4. 勤務実績表」

〔急性期看護補助体制加算・看護補助加算等を届け出る場合の看護補助者の算出方法〕

看護補助者のみの月延べ勤務時間数の計〔G〕	
みなし看護補助者の月延べ勤務時間数の計〔H〕	〔C〕－〔1日看護職員配置数×日数×8〕
看護補助者のみの月延べ夜勤時間数〔Ｉ〕	看護補助者（みなしを除く）のみの〔D〕
1日看護補助者配置数（必要数）※10〔J〕	〔（A／配置区分の数※11）×3〕
月平均1日当たり看護補助者配置数（みなし看護補助者を含む）	〔G＋H／（日数×8）〕
月平均1日当たり看護補助者配置数（みなし看護補助者を除く）〔K※12〕	〔G／（日数×8）〕
夜間看護補助者配置数（必要数）※10	A／配置区分の数※11
月平均1日当たり夜間看護補助者配置数	〔Ｉ／（日数×16）〕
看護補助者（みなし看護補助者を含む）の最小必要数に対する看護補助者（みなし看護補助者を除く）の割合（％）	〔（K／J）×100〕

「⑨　月平均1日当たり看護補助者夜間配置数」

　月平均1日当たり看護補助者夜間配置数は、夜間の看護補助者配置に係る加算※の確認に用います。

　看護補助者の夜間配置数は、「みなし看護補助者」の夜勤時間数は含めません。看護補助者の「月延べ夜勤時間数」だけを用いて計算します。

※「A106障害者施設等入院基本料の注9　看護補助加算・看護補助体制充実加算」「A207-3 夜間急性期看護補助体制加算」「A214 夜間75対1看護補助加算」

「様式9」の「3. 入院患者の数及び看護要員の数」

⑨　月平均1日当たり看護補助者夜間配置数＿＿＿＿＿＿＿人　※小数点以下第2位以下切り捨て

　　≪看護補助加算（A106 障害者施設等入院基本料の注9）、A207-3 夜間急性期看護補助体制加算、A214 夜間75対

　　1看護補助加算を届け出る場合に記載≫

　　（参考）夜間看護補助者配置数（必要数）：＿＿＿＿＿＿＝〔A／配置区分の数〕※小数点以下切り上げ

「様式9」の「4. 勤務実績表」

〔急性期看護補助体制加算・看護補助加算等を届け出る場合の看護補助者の算出方法〕

看護補助者のみの月延べ勤務時間数の計〔G〕	
みなし看護補助者の月延べ勤務時間数の計〔H〕	〔C〕－〔1日看護職員配置数×日数×8〕
看護補助者のみの月延べ夜勤時間数〔Ｉ〕	看護補助者（みなしを除く）のみの〔D〕
1日看護補助者配置数（必要数）※10〔J〕	〔（A／配置区分の数※11）×3〕
月平均1日当たり看護補助者配置数（みなし看護補助者を含む）	〔G＋H／（日数×8）〕
月平均1日当たり看護補助者配置数（みなし看護補助者を除く）〔K※12〕	〔G／（日数×8）〕
夜間看護補助者配置数（必要数）※10	A／配置区分の数※11
月平均1日当たり夜間看護補助者配置数	〔Ｉ／（日数×16）〕
看護補助者（みなし看護補助者を含む）の最小必要数に対する看護補助者（みなし看護補助者を除く）の割合（％）	〔（K／J）×100〕

「⑩　月平均１日当たりの主として事務的業務を行う看護補助者配置数」

　「主として事務的業務を行う看護補助者」とは、総勤務時間数の５割以上を事務的作業に携わる看護補助者が対象です。配置基準は「200対１以下」と規定されています。200対１を上限に、看護補助者の配置数に含めることができます。「主として事務的業務を行う看護補助者」は、「４．勤務実績表」の「看護補助者の業務」の欄に「○」で記します。

「様式9」の「3. 入院患者の数及び看護要員の数」

⑩　月平均１日当たりの主として事務的業務を行う看護補助者配置数＿＿＿＿＿人　〔F／（日数×8）〕

　※小数点第3位以下切り捨て

（参考）主として事務的業務を行う看護補助者配置数（上限）：＿＿＿＿＿＝〔（A／200）×3〕

　※小数点第3位以下切り捨て

「様式9」の「4. 勤務実績表」

4．勤務実績表

種別※1	番号	病棟名	氏名	雇用・勤務形態※2	看護補助者の業務※3	夜勤の有無		日付別の勤務時間数※6					月延べ勤務時間数	（再掲）月平均夜勤時間数の計算に含まない者の夜勤時間数※7
						(該当する一つに○)※4	夜勤従事者数※5	1日曜	2日曜	3日曜	……	日曜		
看護補助者				常勤・短時間・非常勤・兼務・事務的業務	事務的業務	有・無・夜専								
				常勤・短時間・非常勤・兼務・事務的業務	事務的業務	有・無・夜専								

「様式9」の「記載上の注意」

※3　看護補助者について、延べ勤務時間のうち院内規定で定めた事務的業務を行った時間が占める割合が5割以上の者は「事務的業務」に○を記入すること。
　　配置数の上限〔（A／200）×3〕を超える主として事務的業務を行う看護補助者は様式9に記載しないこと。

3. 「勤務実績表」

　「勤務実績表」は、勤務表における勤務実績を勤務時間数に置き換えて計上します。実際に病棟で勤務した看護要員の「月延べ勤務時間数」「月延べ夜勤時間数」から、「3. 入院患者の数及び看護要員の数」の②⑦⑧⑨⑩の配置数、「③看護比率」「⑥月平均夜勤時間数」を計算します。勤務時間に含む・除外する時間など、作成ルールを正しく理解し、勤務表との整合性を毎月確認して正確に作成する必要があります。

　なお、「様式9」の「記載上の注意」は、作成前に必ず確認しましょう。

➡ 作成のルール

- a. 計上するのは、当該病棟で実際に看護にあたっている看護要員。
- b. 勤務表の実績を勤務時間数に置き換える。
- c.「日付別の勤務時間数」の欄は、勤務表の実績を正確に反映した時間数を記載する。上段（病棟日勤）は病棟で日勤帯に勤務した時間数、中段（病棟夜勤）は病棟で夜勤時間帯に勤務した時間数、下段（総夜勤）は病棟での夜勤時間帯に勤務した時間数と病棟以外での夜勤時間帯に勤務した時間数を足して記入。
- d. 夜勤時間数は、24時を境として分かれる。
- e. 申し送り時間は、送る・受け取る双方の勤務時間に含める場合と、申し送り側の勤務時間から除外し、受け取る側の勤務時間には含める場合のいずれかを選択できる。
- f. 休憩時間は勤務時間に含める。遅刻、早退、残業時間は、病棟勤務時間に含めない。
- g. 会議や研修などに参加した時間は、病棟勤務時間数から除外する（例外はある）。

（1）勤務時間に含める・除外する時間の適正な取り扱い

	病棟勤務時間に含めるもの	病棟勤務時間から除外するもの
	休憩時間（夜勤中の仮眠時間、食事時間を含む）	遅刻や早退等で勤務できなかった時間
		残業時間
研修・会議等	院内感染防止対策委員会への出席時間	院内各種会議・委員会、研修（eラーニングを含む）等
	医療安全管理体制に係る委員会および院内研修への出席時間	院外研修・学会などへの出張
	褥瘡対策委員会への出席時間	褥瘡ハイリスク患者ケア加算、NST等、専任の業務に携わっている時間（カンファレンスや病棟ラウンド等）
申し送り時間	① 申し送りと受け取り双方の勤務時間	
	② 受け取る側の勤務時間	申し送る側の勤務時間
	①、②のいずれかを選択（同一の入院基本料かつ月単位）	

　会議や研修への参加など、病棟で患者の看護に従事していない時間は、「病棟勤務時間」から除外します。ただし、「入院基本料等」の施設基準を満たすために必要な、月1回程度定期的に開催される院内感染防止委員会、医療安全管理のための委員会と職員研修、褥瘡対策委員会に参加した時間は、勤務時間に含めてよいとされています。勤務実績表は、会議などの議事録や病棟日誌などとの整合性が求められます。

【例】「様式9」に計上する勤務時間　休憩、遅刻、早退の場合

※休憩時間…含める　遅刻・残業時間…含めない

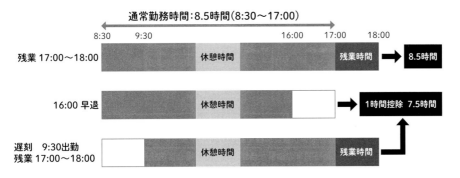

（2）「勤務実績表」の作成

●「勤務実績表」

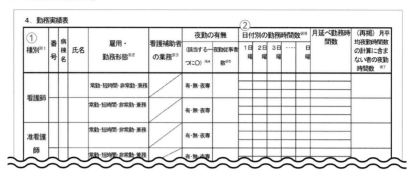

①「種別」

　看護師（保健師・助産師）、准看護師、看護補助者の職種ごとに記載します。月当たりの看護配置数を求める際の「延べ勤務時間数」「看護師比率」の計算で必要となるからです。

②「日付別の勤務時間数」

　勤務表（実績）を時間数に置き換え、看護要員1人ずつ、1日ごとに「病棟日勤」（上段）に日勤時間帯、「病棟夜勤」（中段）に夜勤時間帯に当該病棟で勤務した時間、「総夜勤」（下段）に夜勤時間帯に「当該病棟で勤務した時間」と「病棟以外で勤務した時間」の合計を記入します。

「様式9」の「4.勤務実績表」

日付別の勤務時間数		
上段	病棟日勤	日勤時間帯に当該病棟で勤務した時間
中段	病棟夜勤	夜勤時間帯に当該病棟で勤務した時間
下段	総夜勤	・夜勤時間帯の勤務が当該病棟だけの場合は病棟夜勤に入力した時間 ・夜勤時間帯に当該病棟以外で勤務した場合の時間 ・同日に当該病棟と当該病棟以外での夜勤時間帯での勤務を行った場合は、両方の夜勤時間帯の勤務の合計時間

「様式9」の「記載上の注意」

※6　上段は日勤時間帯、中段は夜勤時間帯において当該病棟で勤務した時間数、下段は夜勤時間帯において当該病棟以外で勤務した時間も含む総夜勤時間数をそれぞれ記入すること。

病棟日勤、病棟夜勤は、「病棟勤務時間から除外するとされている時間」を除きます。
総夜勤は、「病棟勤務時間から除外するとされている時間」を含みます。

③日をまたぐ夜勤は 2 日に分けて記入

「日付別の勤務時間数」は、暦日（0 時〜24 時）で記入します。日をまたぐ勤務の場合は、24 時を境に 2 日に分けて記入します。

④勤務表（実績）を時間数へ置き換える

勤務表（実績）の時間数への置き換えの間違いは、「様式 9 」で確認する看護配置や平均夜勤時間数の間違いとなります。

「勤務記号」の意味する勤務時間数を正確に置き換えて、正しく記入します。保険医療機関内で勤務記号を統一し、対応する勤務時間数などを共有する管理体制が重要です。

【例】勤務記号と勤務時間の管理

医療機関で定めた夜勤時間帯が16：30 〜 8：30の場合。

※単位は「分」を「時」に置き換える（15分 = 0.25、30分 = 0.5、45分 = 0.75、60分 = 1.0）

勤務種類	勤務記号	勤務時間	日勤時間帯の勤務時間	夜勤時間帯の勤務時間
①日勤	○	8:30〜17:30	8	1
②夜勤（入）	夜	16:30〜翌9:00	0	7.5
③夜勤（明）	明		0.5	8.5
④日勤早出	早	7:30〜16:00	7.5	1
⑤日勤遅出	遅	10:00〜19:00	6.5	2.5
⑥日勤午前勤務	△	8:30〜12:30	4	0
⑦日勤午後勤務	▽	13:30〜17:30	3	1

⑤勤務変更は勤務表・看護記録・病棟日誌に正しく反映

勤務表に記載（入力）した勤務が反映された「勤務実績表」は、その根拠として勤務表・看護記録・病棟日誌との整合性が求められます。

なお、「入院基本料」にかかわる看護記録には、看護要員の業務分担、看護職員の受け持ち患者割当など、勤務帯ごとの看護要員の勤務状況が記載されている必要があります。

（3）日付別の勤務時間数の記入例

【例】看護師A　日勤と夜勤

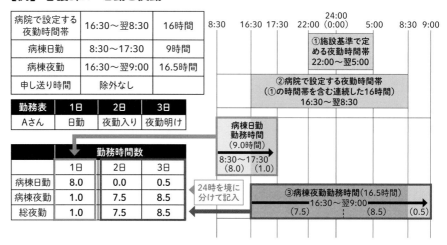

病院で設定する 夜勤時間帯	16:30〜翌8:30	16時間
病棟日勤	8:30〜17:30	9時間
病棟夜勤	16:30〜翌9:00	16.5時間
申し送り時間	除外なし	

勤務表	1日	2日	3日
Aさん	日勤	夜勤入り	夜勤明け

	勤務時間数		
	1日	2日	3日
病棟日勤	8.0	0.0	0.5
病棟夜勤	1.0	7.5	8.5
総夜勤	1.0	7.5	8.5

24時を境に分けて記入

①施設基準で定める夜勤時間帯 22:00〜翌5:00

②病院で設定する夜勤時間帯（①の時間帯を含む連続した16時間）16:30〜翌8:30

病棟日勤勤務時間（9.0時間）8:30〜17:30 (8.0) (1.0)

③病棟夜勤勤務時間(16.5時間) 16:30〜翌9:00 (7.5) (8.5) (0.5)

【例】看護師B　他部署兼務（外来日勤応援）

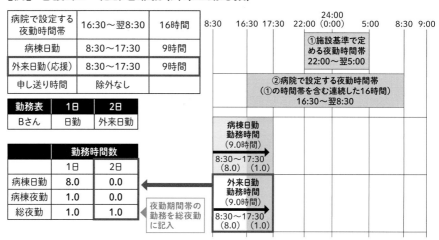

病院で設定する 夜勤時間帯	16:30〜翌8:30	16時間
病棟日勤	8:30〜17:30	9時間
外来日勤（応援）	8:30〜17:30	9時間
申し送り時間	除外なし	

勤務表	1日	2日
Bさん	日勤	外来日勤

	勤務時間数	
	1日	2日
病棟日勤	8.0	0.0
病棟夜勤	1.0	0.0
総夜勤	1.0	1.0

夜勤期間帯の勤務を総夜勤に記入

①施設基準で定める夜勤時間帯 22:00〜翌5:00

②病院で設定する夜勤時間帯（①の時間帯を含む連続した16時間）16:30〜翌8:30

病棟日勤勤務時間（9.0時間）8:30〜17:30 (8.0) (1.0)

外来日勤勤務時間（9.0時間）8:30〜17:30 (8.0) (1.0)

【例】看護師C　感染防止対策研修に参加

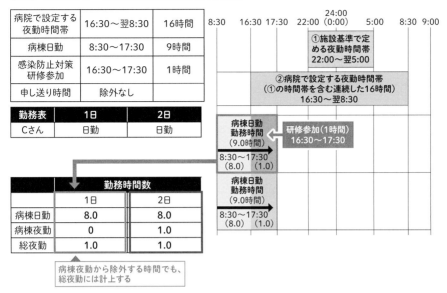

病院で設定する夜勤時間帯	16:30〜翌8:30	16時間
病棟日勤	8:30〜17:30	9時間
感染防止対策研修参加	16:30〜17:30	1時間
申し送り時間	除外なし	

勤務表	1日	2日
Cさん	日勤	日勤

勤務時間数		
	1日	2日
病棟日勤	8.0	8.0
病棟夜勤	0	1.0
総夜勤	1.0	1.0

病棟夜勤から除外する時間でも、総夜勤には計上する

【例】看護師D　他部署（救急外来）応援後に病棟夜勤勤務

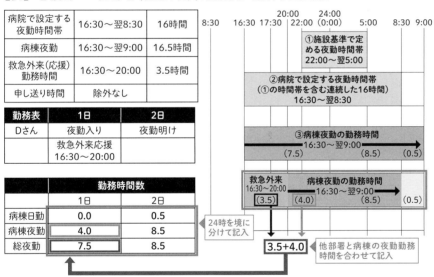

病院で設定する夜勤時間帯	16:30〜翌8:30	16時間
病棟夜勤	16:30〜翌9:00	16.5時間
救急外来（応援）勤務時間	16:30〜20:00	3.5時間
申し送り時間	除外なし	

勤務表	1日	2日
Dさん	夜勤入り	夜勤明け
	救急外来応援 16:30〜20:00	

勤務時間数		
	1日	2日
病棟日勤	0.0	0.5
病棟夜勤	4.0	8.5
総夜勤	7.5	8.5

24時を境に分けて記入

3.5+4.0

他部署と病棟の夜勤勤務時間を合わせて記入

練習問題

表1は、「急性期一般入院料１」を届出している病棟における看護師Ａの勤務表である。表3の条件から、表2の看護師Ａの勤務実績表を完成させなさい。

■表1　勤務表　看護師A

日付	1	2	3	4	5	6	7	8	9	10	11	12	13	14	15
予定	日	J	S		週休	日 (IK 褥瘡 16:00〜 17:00)	日	遅出	週休	日	日	日 (MTG 主任 15:00〜 15:45)	日	日	週休
実績 （変更）										外助			QJ		

■表2　勤務実績表

日付	1	2	3	4	5	6	7	8	9	10	11	12	13	14	15
病棟日勤															
病棟夜勤															
総夜勤															

■表3　勤務表の記号の説明

記号	意味	勤務時間
日	日勤	8：30〜17：15
早出	早出	7：30〜15：15
遅出	遅出	13：00〜20：45
外助	外来助勤	8：30〜12：00は外来勤務。12：00〜17：15は病棟勤務。
J	準夜勤	17：00〜23：30
S	深夜勤	23：15〜翌8：45
外日	外来の日勤	兼務先の外来において8：30〜17：15
QJ	救急外来準夜勤	17：00〜23：30
IK 褥瘡	褥瘡対策委員会	※病棟の夜勤時間帯は16：30〜翌8：30の16時間
KS 感染	感染防止対策研修	※申し送りの時間は勤務時間から除外しない
MTG 主任	主任会議	

■解答

日付	1	2	3	4	5	6	7	8	9	10	11	12	13	14	15
病棟日勤	8	0	0	0.25		8	8	3.5		4.5	8	7.25	0	8	
病棟夜勤	0.75	6.5	0.75	8.5		0.75	0.75	4.25		0.75	0.75	0.75	0	0.75	
総夜勤	0.75	6.5	0.75	8.5		0.75	0.75	4.25		0.75	0.75	0.75	6.5	0.75	

16	17	18	19	20	21	22	23	24	25	26	27	28	29	30
週休	早出	外日	遅出	週休	J	S		週休	日	早出	日(KS感染16:00～17:00)	日	週休	J

16	17	18	19	20	21	22	23	24	25	26	27	28	29	30	月延べ勤務時間数

看護師Aの夜勤人員数　　　　　人

16	17	18	19	20	21	22	23	24	25	26	27	28	29	30	月延べ勤務時間数
	6.75	0	3.5		0	0	0.25		8	6.75	7.5	8		0	96.25
	1.0	0	4.25		6.5	0.75	8.5		0.75	1.0	0.25	0.75		6.5	55.50
	1.0	0.75	4.25		6.5	0.75	8.5		0.75	1.0	0.75	0.75		6.5	63.25

看護師Aの夜勤人員数　0.87　人

■ **解説1** 勤務記号が示す勤務時間等から、病棟日勤、病棟夜勤、総夜勤の時間数の確認

夜勤時間帯 16:30～翌8:30
※申し送りの時間は勤務時間から除外しない。

記号	意味	勤務時間	夜勤時間帯 0:00-8:30	日勤時間帯 8:30-16:30	夜勤時間帯 16:30-24:00	
日	日勤	8:30～17:15		8:30～16:30　8	16:30～17:15　0.75	
早出	早出	7:30～15:15	7:30～8:30　1.0	8:30～15:15　6.75		
遅出	遅出	13:00～20:45		13:00～16:30　3.5	16:30～20:45　4.25	
外助	外来助勤	8:30～12:00は外来勤務。12:00～17:15は病棟勤務。		8:30～12:00　0		外来
				12:00～16:30　4.5	16:30～17:15　0.75	病棟
J	準夜勤	17:00～23:30			17:00～23:30　6.5	
S	深夜勤	23:15～翌8:45			23:15～24:00　0.75	(入り)
			0:00～8:30　8.5	8:30～8:45　0.25		(明)
外日	外来の日勤	兼務先の外来で 8:30～17:15		(8:30～16:30)　0	16:30～17:15　(0.75)	外来
QJ	救急外来準夜勤	17:00～23:30			17:00～23:30　(6.5)	救急外来
日(IK褥瘡) 16:00～17:00	褥瘡対策委員会 16:00～17:00	8:30～17:15 (褥瘡対策委員会出席の時間は勤務時間に含む)		8:30～16:30　8	16:30～17:15　0.75	
日(KS感染) 16:00～17:00	感染防止対策研修 16:00～17:00	8:30～17:15から16:00～17:00は除外		8:30～16:00　7.5 / (16:00-16:30)　除外	(16:30-17:00)　(0.5) / 17:00～17:15　0.25	研修会出席
日(MTG主任) 15:00～15:45	主任会議 15:00～15:45	8:30～17:15から16:00～17:00は除外		8:30～15:00 15:45～16:30　7.25 / (15:00-15:45)　除外	16:30～17:15　0.75	

日勤	早出	遅出	外助	J	S		外日	QJ
8.0	6.75	3.5	4.5	0	0	0.25	0	0
0.75	1.0	4.25	0.75	6.5	0.75	8.5	0	0
0.75	1.0	4.25	0.75	6.5	0.75	8.5	0.75	6.5

日（IK 褥瘡）16:00～17:00	日（MTG 主任）15:00～15:45	日（KS感染）15:30～16:30
8.0	7.25	7.5
0.75	0.75	0.25
0.75	0.75	0.75

■解説2

<table>
<tr><td colspan="3">1日、7日、11日、14日、25日、28日：日勤　8:30～17:15</td></tr>
<tr><td>病棟日勤　8:30～16:30⇒8時間</td><td>8.0</td></tr>
<tr><td>病棟夜勤　16:30～17:15⇒45分=0.75時間</td><td>0.75</td></tr>
<tr><td>総夜勤　　他部署との兼務がないので病棟夜勤と同じ時間数⇒0.75時間</td><td>0.75</td></tr>
</table>

<table>
<tr><td colspan="2">2日、21日、30日：準夜　17:00～23:30</td></tr>
<tr><td>病棟日勤　日勤帯の勤務はない⇒0</td><td>0.0</td></tr>
<tr><td>病棟夜勤　17:00～23:30⇒6時間30分=6.5時間</td><td>6.5</td></tr>
<tr><td>総夜勤　　他部署との兼務がないので病棟夜勤と同じ時間数⇒6.5時間</td><td>6.5</td></tr>
</table>

<table>
<tr><td colspan="3">3日、22日：深夜　23:15～翌8:45</td></tr>
<tr><td colspan="3">※24時をまたいだ勤務となるので、3日と4日に分けて記入する。</td></tr>
<tr><td>3日</td><td>病棟日勤　日勤帯の勤務はない⇒0</td><td>0.0</td></tr>
<tr><td></td><td>病棟夜勤　23:15～24:00⇒45分=0.75時間</td><td>0.75</td></tr>
<tr><td></td><td>病棟夜勤　23:15～24:00⇒45分=0.75時間</td><td>0.75</td></tr>
<tr><td>4日</td><td>病棟日勤　8:30～8:45⇒15分=0.25時間</td><td>0.25</td></tr>
<tr><td></td><td>病棟夜勤　0:00～8:30⇒8時間30分=8.5時間</td><td>8.5</td></tr>
<tr><td></td><td>総夜勤　　他部署との兼務がないので病棟夜勤と同じ時間数⇒8.5時間</td><td>8.5</td></tr>
</table>

<table>
<tr><td colspan="2">6日：日勤　8:30～17:15　褥瘡対策委員会出席　16:00～17:00</td></tr>
<tr><td colspan="2">※褥瘡対策委員会への出席は、勤務時間から除外しない。</td></tr>
<tr><td>病棟日勤　8:30～16:30⇒8時間</td><td>8</td></tr>
<tr><td>病棟夜勤　16:30～17:15⇒45分=0.75時間</td><td>0.75</td></tr>
<tr><td>総夜勤　　他部署との兼務がないので病棟夜勤と同じ時間数⇒0.75時間</td><td>0.75</td></tr>
</table>

<table>
<tr><td colspan="2">8日、19日：遅出　13:00～20:45</td></tr>
<tr><td>病棟日勤　13:00～16:30⇒3時間30分=3.5時間</td><td>3.5</td></tr>
<tr><td>病棟夜勤　16:30～20:45⇒4時間15分=4.25時間</td><td>4.25</td></tr>
<tr><td>総夜勤　　他部署との兼務がないので病棟夜勤と同じ時間数⇒4.25時間</td><td>4.25</td></tr>
</table>

<table>
<tr><td colspan="2">10日：外来助勤　8:30～12:00は外来勤務　12:00～17:15は病棟勤務</td></tr>
<tr><td colspan="2">※他部署での日勤帯の勤務は、勤務実績表に記入しない。</td></tr>
<tr><td>病棟日勤　12:00～16:30⇒4時間30分=4.5時間</td><td>4.5</td></tr>
<tr><td>病棟夜勤　16:30～17:15⇒45分=0.75時間</td><td>0.75</td></tr>
<tr><td>総夜勤　　他部署との兼務がないので病棟夜勤と同じ時間数⇒0.75時間</td><td>0.75</td></tr>
</table>

7

基本診療料 [様式9]

12日：日勤　8:30～17:15　主任会議出席　15:00～15:45		
※主任会議への出席は、勤務時間から除外する。		
病棟日勤　　8:30～15:00⇒6時間30分 　　　　　　15:45～16:30⇒45分　　計7時間15分=7.25時間		7.25
病棟夜勤　16:30～17:15⇒45分=0.75時間		0.75
総夜勤　　　他部署との兼務がないので病棟夜勤と同じ時間数⇒0.75時間		0.75

13日：救急外来準夜勤　17:00～23:30		
※当該病棟以外の部署での夜勤時間帯の勤務は、総夜勤に記入。		
病棟日勤　当該病棟の勤務はない⇒0		0
病棟夜勤　当該病棟の勤務はない⇒0		0
総夜勤　　17:00から23:30⇒6時間30分=6.5時間		6.5

17日、26日：早出勤務　7:30～15:15		
病棟日勤　8:30～15:15⇒6時間45分=6.75時間		6.75
病棟夜勤　7:30～8:30⇒=1時間		1.0
総夜勤　　　他部署との兼務がないので病棟夜勤と同じ時間数⇒1時間		1.0

18日：外来日勤　8:30～17:15		
※他部署での日勤帯の勤務は、勤務実績表に記入しない。 ※当該病棟以外の部署での夜勤時間帯の勤務は、総夜勤に記入。		
病棟日勤　当該病棟の勤務はない⇒0		0
病棟夜勤　当該病棟の勤務はない⇒0		0
総夜勤　　16:30～17:15⇒45分=0.75時間		0.75

27日：日勤　8:30～17:15　感染対策研修16:00～17:00		
※感染対策研修への参加時間は、勤務時間から除外する。 ※病棟夜勤以外の夜勤帯の勤務は総夜勤に計上する。総夜勤からは除外しない。		
病棟日勤　8:30～16:00⇒7時間30分=7.5時間		7.5
病棟夜勤　17:00～17:15⇒15分=0.25時間		0.25
総夜勤　　16::30～17:15⇒45分=0.75時間 　　　　　　※感染対策研修の参加時間（夜勤時間帯：0.5）を含む		0.75

Aの夜勤従事者数
病棟夜勤延時間数の計（55.5時間）÷総夜勤延べ時間数（63.25）=0.87
（小数点第3位以下切り捨て）

第**8**講

「重症度、医療・看護必要度」「在宅復帰率」等

入院基本料等には、適正な医療と看護ケアの提供の評価として「重症度、医療・看護必要度」や「在宅復帰率」の基準などが設定されており、入院医療の機能分化の重要な指標の一つとなっています。これらの基準を理解して、適正な評価と病棟運営を行いましょう。

1.「重症度、医療・看護必要度」

（1）看護の必要性、病床機能を評価する指標

　「重症度、医療・看護必要度」は、急性期などの患者への手厚い看護の必要性を測る指標であり、急性期の病床機能を評価する重要な指標です。

　入院患者の看護必要度を把握し、適切な人員配置を実現できないかという課題認識を背景に、急性期等の患者について「手厚い看護の必要性」つまり、「患者の手のかかり具合」を測る指標として平成20（2008）年度の診療報酬改定で「重症度、看護必要度」が導入されたのが始まりです。数次の診療報酬改定を経て、当初の評価項目から追加・削除等がなされ、現在は「重症度、医療・看護必要度」として、診療報酬で考慮すべき『急性期の入院患者』を判定するための評価手法として機能することが意図されています。

　「重症度、医療・看護必要度」の項目の測定は点数で評価され、評価基準とそれを満たす患者の割合の基準が設定されています。急性期の入院患者は測定の点数が高く、急性期の保険医療機関は評価基準を満たす患者の割合が高い、という指標になります。

　評価方法も、看護師等の直接評価とレセプト電算システムを用いた評価となり、その評価方法の組み合わせにより「重症度、医療・看護必要度Ⅰ」と「重症度、医療・看護必要度Ⅱ」に分かれるようになりましたが、現在では医療従事者の負担軽減や測定の透明性の観点から「重症度、医療・看護必要度Ⅱ」への移行が進められています。

（2）測定に用いる評価票

　測定に用いる評価票は、病棟機能に合わせて3種類あります。

➡ 測定に用いる評価票

> ① 一般病棟用
>   対象：別紙※
> ② 特定集中治療室用
>   対象：救命救急入院料2および4、特定集中治療室管理料
> ③ ハイケアユニット用
>   対象：救命救急入院料1および3、ハイケアユニット入院医療管理料

※別紙「一般病棟用の重症度、医療・看護必要度」を用いる入院基本料等

・急性期一般入院基本料
・7対1入院基本料（結核病棟入院基本料、特定機能病院入院基本料（結核病棟）及び専門病院入院基本料）
・10対1入院基本料（特定機能病院入院基本料（一般病棟）、専門病院入院基本料）
・地域一般入院料1
・看護必要度加算（10対1入院基本料（特定機能病院入院基本料（一般病棟）及び専門病院入院基本料））及び13対1入院基本料（専門病院入院基本料）
・一般病棟看護必要度評価加算（専門病院入院基本料（13対1入院基本料）、特定一般病棟入院料）
・総合入院体制加算
・急性期看護補助体制加算、看護職員夜間配置加算
・看護補助加算1
・脳卒中ケアユニット入院医療管理料
・「地域包括ケア病棟入院料」「特定一般病棟入院料」の「注7地域包括ケア入院医療管理」が行われた場合（令和4（2022）年度診療報酬改定時点）

（3）評価票の記入者

「重症度、医療・看護必要度」の「Ⅰ」または「Ⅱ」に係る評価票の記入は、「院内研修を受けた者が行う」と規定されています。医師が評価する場合でも、院内研修を受ける必要があります。

（4）「一般病棟用の重症度、医療・看護必要度の評価票」を用いた評価の基準

①基準を満たす患者

「一般病棟用の重症度、医療・看護必要度の評価票」（図表8－1）には、「A：モニタリング及び処置等」「B：患者の状況等」「C：手術等の医学的状況」の測定項目があり、「評価の手引き」に従いそれぞれ測定・評価します。その結果を基準に照らして、「重症度、医療・看護必要度の基準を満たす患者」が規定されます。

「重症度、医療・看護必要度Ⅰ」は、A項目の一部とC項目はレセプト電算処理システムを用いて評価し、それ以外のA項目とB項目[*]が研修を修了した看護師等が直接評価します。

「重症度、医療・看護必要度Ⅱ」は、A項目とC項目はすべてレセプト電算処理システムを用いて評価し、B項目は研修を修了した看護師等が直接評価します。

評価項目や基準を満たす割合は、診療報酬改定ごとに見直されています。診療報酬改定時には測定項目や基準の変更をしっかり確認して対応する必要があります。また、評価を担当する者は、診療報酬改定時には新たに院内研修を受ける必要があります。

＊ 令和6年度の診療報酬改定では、医療機関の機能分化をより推進する動きから、B項目（患者の状態等）を急性期医療の指標から外す議論が行われている

167

■図表8-1 「一般病棟用の重症度、医療・看護必要度Iに係る評価票」

別紙7

一般病棟用の重症度、医療・看護必要度 I に係る評価票

（配点）

A	モニタリング及び処置等	0点	1点	2点
1	創傷処置 （①創傷の処置（褥瘡の処置を除く）、 ②褥瘡の処置）	なし	あり	
2	呼吸ケア（喀痰吸引のみの場合を除く）	なし	あり	
3	注射薬剤3種類以上の管理	なし	あり	
4	シリンジポンプの管理	なし	あり	
5	輸血や血液製剤の管理	なし		あり
6	専門的な治療・処置 （① 抗悪性腫瘍剤の使用（注射剤のみ）、 ② 抗悪性腫瘍剤の内服の管理、 ③ 麻薬の使用（注射剤のみ）、 ④ 麻薬の内服、貼付、坐剤の管理、 ⑤ 放射線治療、 ⑥ 免疫抑制剤の管理（注射剤のみ）、 ⑦ 昇圧剤の使用（注射剤のみ）、 ⑧ 抗不整脈剤の使用（注射剤のみ）、 ⑨ 抗血栓塞栓薬の持続点滴の使用、 ⑩ ドレナージの管理、 ⑪ 無菌治療室での治療）	なし		あり
7	救急搬送後の入院（5日間）	なし		あり

A得点

B	患者の状況等	患者の状態			介助の実施		評価
		0点	1点	2点	0	1	
8	寝返り	できる	何かにつかまればできる	できない			点
9	移乗	自立	一部介助	全介助	実施なし	実施あり	点
10	口腔清潔	自立	要介助		実施なし	実施あり	× = 点
11	食事摂取	自立	一部介助	全介助	実施なし	実施あり	点
12	衣服の着脱	自立	一部介助	全介助	実施なし	実施あり	点
13	診療・療養上の指示が通じる	はい	いいえ				点
14	危険行動	ない		ある			点

B得点

C	手術等の医学的状況	0点	1点
15	開頭手術（13日間）	なし	あり
16	開胸手術（12日間）	なし	あり
17	開腹手術（7日間）	なし	あり
18	骨の手術（11日間）	なし	あり
19	胸腔鏡・腹腔鏡手術（5日間）	なし	あり
20	全身麻酔・脊椎麻酔の手術（5日間）	なし	あり
21	救急等に係る内科的治療（5日間） （①経皮的血管内治療、 ②経皮的心筋焼灼術等の治療、 ③侵襲的な消化器治療）	なし	あり
22	別に定める検査（2日間）	なし	あり
23	別に定める手術（6日間）	なし	あり

C得点

注）　一般病棟用の重症度、医療・看護必要度Iに係る評価にあたっては、「一般病棟用の重症度、医療・看護必要度に係る評価票　評価の手引き」に基づき、以下のとおり記載した点数について、A～Cそれぞれ合計する。
　・A（A6①から④まで及び⑥から⑪までを除く。）については、評価日において実施されたモニタリング及び処置等の点数を記載する。
　・A（A6①から④まで及び⑥から⑪までを除く。）、及びC項目については、評価日において、別表1に規定するレセプト電算処理システム用コードのうち、A又はC項目に該当する項目の点数をそれぞれ記載する。
　・Bについては、評価日の「患者の状態」及び「介助の実施」に基づき判断した患者の状況等の点数を記載する。

※令和4年度診療報酬改定時点

【例】「一般病棟用の重症度、医療・看護必要度の評価票」を用いた場合の評価の基準を満たす患者（入院基本料の場合）

A得点が2点以上かつB得点が3点以上の患者
A得点が3点以上の患者
C得点が1点以上の患者

※令和4年度診療報酬改定時点

②基準を満たす患者の割合

　「重症度、医療・看護必要度」の評価の基準を満たす患者の割合は、入院基本料ごとに「重症度、医療・看護必要度Ⅰ」と「重症度、医療・看護必要度Ⅱ」がそれぞれ設定されています。

　基準を満たす患者の割合は、直近3カ月の当該病棟に入院している患者全員を「一般病棟用の重症度、医療・看護必要度の評価票」を用いて評価して算出し、確認します。

●基準を満たす患者の割合の算出

直近3カ月の「重症度、医療・看護必要度」の基準を満たす患者
直近3カ月の当該病棟に入院しているすべての患者

【例】基準を満たす割合　「急性期一般入院料1～3」の場合

	「一般病棟用の重症度、医療・看護必要度I」の割合	「一般病棟用の重症度、医療・看護必要度II」の割合
急性期一般入院料1		2割8分
急性期一般入院料2	2割7分	2割4分
急性期一般入院料3	2割4分	2割1分

※令和4年度診療報酬改定時点

③評価の対象除外の患者

・産科患者

・15歳未満の小児患者

・「短期滞在手術等基本料」を算定する患者

・基本診療料の施設基準等の「**別表第二の二十三**」に該当する患者（基本診療料の施設基準等第十の三に係る要件*以外の「短期滞在手術等基本料3」に係る要件を満たす場合）（図表8－2）

　　→DPC対象病院以外の「短期滞在手術等基本料3」の該当患者

・基本診療料の施設基準等の「**別表第二の二十四**」に該当する患者（図表8－3）

　　→「短期滞在手術等基本料1」の該当患者

※「重症度、医療・看護必要度Ⅱ」の評価では、歯科の入院患者（同一入院中に医科の診療も行う期間については除く）は対象から除外する。

＊　施設基準第十の三に係る要件

DPC対象病院

「重症度、医療・看護必要度」「在宅復帰率」等

8

■図表8-2　基本診療料の施設基準等の「別表第二の二十三」

別表第二	平均在院日数の計算の対象としない患者
二十三	診療報酬の算定方法第一号ただし書に規定する別に厚生労働大臣が指定する病院[※1]の病棟を有する病院において、別表第十一の三[※2]に規定する手術、検査又は放射線治療を行った患者（入院した日から起算して五日までに退院した患者に限る。）

※1　「診療報酬の算定方法第一号ただし書に規定する別に厚生労働大臣が指定する病院の病棟を有する病院」
　　→DPC病院
※2　別表第十一の三
　　→「短期滞在手術等基本料3」の該当患者

■図表8-3　基本診療料の施設基準等の「別表第二の二十四」

別表第二	平均在院日数の計算の対象としない患者
二十四	別表第十一の一[※]に規定する手術又は検査を行った患者

※別表第十一の一：「短期滞在手術等基本料1」が算定できる手術または検査

④評価の方法の選択

　「重症度、医療・看護必要度」の基準は、施設基準において「重症度、医療・看護必要度Ⅱ」で評価すると規定されている場合以外は、「Ⅰ」と「Ⅱ」で評価します。どちらの方法を用いるかは、入院基本料の届出時に併せて届出をします。

　なお、評価方法の切り替えのみの届出は、4月または10月と規定されています（図表8－4）。

➡「重症度、医療・看護必要度Ⅱ」で評価するとされている病棟

- ●200床以上の「急性期一般入院料1」を算定する病棟
- ●400床以上の「急性期一般入院料2～5」の病棟
- ●「特定機能病院入院基本料」（一般病棟）の7対1入院基本料の病棟

※令和4年度診療報酬改定時点

■図表8-4　評価方法の切り替え

第2病院の入院基本料等に関する施設基準　「4の2　重症度、医療・看護必要度」

（7）一般病棟用の重症度、医療・看護必要度Ⅰ又はⅡのいずれを用いて評価を行うかは、入院基本料の届出時に併せて届け出ること。なお、評価方法のみの変更を行う場合については、別添7の様式10を用いて届け出ること。ただし、評価方法のみの変更による新たな評価方法への切り替えは4月又は10月（以下「切替月」という。）のみとし、切替月の10日までに届け出ること。

（5）「特定集中治療室用の重症度、医療・看護必要度の評価票」を用いた評価の基準

①対象

「特定集中治療室用の重症度、医療・看護必要度の評価票」（図表8−5）を用いる対象は、「救命救急入院料2」および「同4」、「特定集中治療室管理料」を届出している治療室です。

■図表8−5　「特定集中治療室用の重症度、医療・看護必要度に係る評価票」

別紙17

特定集中治療室用の重症度、医療・看護必要度に係る評価票

（配点）

A	モニタリング及び処置等	0点	1点	2点
1	輸液ポンプの管理	なし	あり	
2	動脈圧測定（動脈ライン）	なし		あり
3	シリンジポンプの管理	なし	あり	
4	中心静脈圧測定（中心静脈ライン）	なし		あり
5	人工呼吸器の管理	なし		あり
6	輸血や血液製剤の管理	なし		あり
7	肺動脈圧測定（スワンガンツカテーテル）	なし		あり
8	特殊な治療法等 （CHDF, IABP, PCPS, 補助人工心臓, ICP測定, ECMO, IMPELLA）	なし		あり

A得点

B	患者の状況等	患者の状態			介助の実施		評価
		0点	1点	2点	0	1	
9	寝返り	できる	何かにつかまれば できる	できない			点
10	移乗	自立	一部介助	全介助	実施なし	実施あり	点
11	口腔清潔	自立	要介助		実施なし	実施あり	点
12	食事摂取	自立	一部介助	全介助	実施なし	実施あり	点
13	衣服の着脱	自立	一部介助	全介助	実施なし	実施あり	点
14	診療・療養上の指示が通じる	はい	いいえ				点
15	危険行動	ない		ある			点

B得点

注）　特定集中治療室用の重症度、医療・看護必要度に係る評価にあたっては、
　　「特定集中治療室用の重症度、医療・看護必要度に係る評価票　評価の手引き」に基づき行うこと。
　　・Aについては、評価日において実施されたモニタリング及び処置等の合計点数を記載する。
　　・Bについては、評価日の「患者の状態」及び「介助の実施」に基づき判断した患者の状況等の点数を記載する。

＜特定集中治療室用の重症度、医療・看護必要度に係る基準＞
　　モニタリング及び処置等に係る得点（A得点）が4点以上。
　　なお、患者の状況等に係る得点（B得点）については、基準の対象ではないが、毎日評価を行うこと。

※令和4年度診療報酬改定時点

②評価

「特定集中治療室用の重症度、医療・看護必要度の評価票」には、「A：モニタリング及び処置等」「B：患者の状況等」の2つの測定項目があり、「評価の手引き」に沿って測定します。

「重症度、医療・看護必要度Ⅰ」は、院内研修を受けた看護師が直接評価し、「同Ⅱ」は、A項目は「レセプト電算処理システム用コード一覧」を用い、B項目は院内研修を受けた看護師が直接評価します。

なお、医師、薬剤師、理学療法士等が一部の項目を評価する場合も、院内研修を受けることが必要です。

　令和4年度の改定において、B項目は「重症度、医療・看護必要度」の基準の対象外となりましたが、評価票を用いた評価は必要とされています。

③評価の対象除外の患者

・「短期滞在手術等基本料」を算定する患者
・基本診療料の施設基準等の「別表第二の二十三」に該当する患者（基本診療料の施設基準等第十の三に係る要件以外の「短期滞在手術等基本料3」に係る要件を満たす場合に限る）
　→DPC対象病院以外の「短期滞在手術等基本料3」の該当患者
・基本診療料の施設基準等の「別表第二の二十四」に該当する患者
　→「短期滞在手術等基本料1」の該当患者

④基準を満たす患者の割合

　基準を満たす患者の割合は、「重症度、医療・看護必要度Ⅰ」と「同Ⅱ」にそれぞれ設定されています。その割合は、直近3カ月の当該治療室に入院している全患者を「一般病棟用の重症度、医療・看護必要度の評価票」を用いて評価し、基準を満たす患者の割合を算出して確認します。

●「重症度、医療・看護必要度」の基準を満たす患者の割合

$$\frac{\text{直近3カ月の「重症度、医療・看護必要度」の基準を満たす患者}}{\text{直近3カ月の当該病棟に入院している全患者}}$$

　「重症度、医療・看護必要度」の基準を満たす患者の基準や割合は、診療報酬改定で、その都度見直されます。

⑤評価の方法の選択

　「特定集中治療室用の重症度、医療・看護必要度」の「Ⅰ」と「Ⅱ」のどちらを用いるかは、特定入院料の届出時に併せて届出を行います。評価方法のみを切り替える届出は、4月または10月のみと規定されています。

（6）「ハイケアユニット用の重症度、医療・看護必要度の評価票」を用いた評価の基準

①対象

　「ハイケアユニット用の重症度、医療・看護必要度の評価票」（図表8−6）を用いる対象は、「救命救急入院料1」および「同3」、「ハイケアユニット入院医療管理料」を届出している治療室です。

■図表8−6　「ハイケアユニット用の重症度、医療・看護必要度に係る評価票」

別紙18

ハイケアユニット用の重症度、医療・看護必要度に係る評価票

（配点）

A	モニタリング及び処置等	0点	1点
1	創傷処置（①創傷の処置（褥瘡の処置を除く）、②褥瘡の処置）	なし	あり
2	蘇生術の施行	なし	あり
3	呼吸ケア（喀痰吸引のみの場合及び人工呼吸器の装着の場合を除く）	なし	あり
4	点滴ライン同時3本以上の管理	なし	あり
5	心電図モニターの管理	なし	あり
6	輸液ポンプの管理	なし	あり
7	動脈圧測定（動脈ライン）	なし	あり
8	シリンジポンプの管理	なし	あり
9	中心静脈圧測定（中心静脈ライン）	なし	あり
10	人工呼吸器の管理	なし	あり
11	輸血や血液製剤の管理	なし	あり
12	肺動脈圧測定（スワンガンツカテーテル）	なし	あり
13	特殊な治療法等（CHDF, IABP, PCPS, 補助人工心臓, ICP測定, ECMO, IMPELLA）	なし	あり

A得点

B	患者の状況等	患者の状態 0点	患者の状態 1点	患者の状態 2点	介助の実施 0	介助の実施 1	評価
14	寝返り	できる	何かにつかまればできる	できない			点
15	移乗	自立	一部介助	全介助	実施なし	実施あり	点
16	口腔清潔	自立	要介助		実施なし	実施あり	点
17	食事摂取	自立	一部介助	全介助	実施なし	実施あり	点
18	衣服の着脱	自立	一部介助	全介助	実施なし	実施あり	点
19	診療・療養上の指示が通じる	はい	いいえ				点
20	危険行動	ない		ある			点

B得点

注）　ハイケアユニット用の重症度、医療・看護必要度に係る評価票の記入にあたっては、「ハイケアユニット用の重症度、医療・看護必要度に係る評価票　評価の手引き」に基づき行うこと。
　　・Aについては、評価日において実施されたモニタリング及び処置等の合計点数を記載する。
　　・Bについては、評価日の「患者の状態」及び「介助の実施」に基づき判断した患者の状況等の点数を記載する。

＜ハイケアユニット用の重症度、医療・看護必要度に係る基準＞
　モニタリング及び処置等に係る得点（A得点）が3点以上かつ患者の状況等に係る得点（B得点）が4点以上。

※令和4年度診療報酬改定時点

②評価

　「ハイケアユニット用の重症度、医療・看護必要度の評価票」も「A：モニタリング及び処置等」「B：患者の状況等」の2つの測定項目があり、「評価の手引き」に沿って、院内研修を受けた看護師等が測定します。「基準を満たす患者」と割合

「重症度、医療・看護必要度」「在宅復帰率」等

8

の基準は、規定されています。

③評価の対象除外の患者と基準を満たす患者の割合

　評価の対象除外の患者は、「特定集中治療室管理料」に係る評価と同じです。

　「重症度、医療・看護必要度」の基準を満たす患者の割合は、直近3カ月の当該治療室に入院している全患者を「ハイケアユニット用の重症度、医療・看護必要度の評価票」を用いて評価し、基準を満たす患者の割合を算出して確認します。

●「重症度、医療・看護必要度」の基準を満たす患者の割合

$$\frac{直近3カ月「重症度、医療・看護必要度」の基準を満たす患者}{直近3カ月の当該病棟に入院している患者全員}$$

2.「在宅復帰率」

　「在宅復帰率」とは、入院患者の退院先のうち「自宅等に退院したものの割合」です。患者に必要な医療を病院の機能に応じて適切に提供する医療体制に向けた医療機関の機能分化を図る観点から、入院患者の在宅復帰や医療機関間の連携の推進を目的として、急性期から慢性期までの機能を担う病棟の入院料の施設基準要件となっています。

　急性期医療を担う「急性期一般入院料1」「特定機能病院入院基本料（一般）7対1入院基本料」および「専門病院入院基本料7対1入院基本料」の保険医療機関では、「自宅等に退院するものの割合」の基準が設定され、慢性期医療を担う「療養病棟入院基本料1」や「有床診療所入院基本料」「有床診療所療養病床入院基本料」の「在宅復帰機能強化加算」では「在宅復帰率」の基準が設定されています。

　また、「地域包括ケア病棟入院料・入院医療管理料」や「回復期リハビリテーション病棟入院料」では、「在宅等へ退出した患者の割合」の基準として設定されています。

（1）「自宅等に退院するもの」の割合の計算

　「自宅等に退院するもの」の割合は、直近6カ月の退院患者のデータを用いて計算します。※

※入院期間が通算される患者、転棟患者並びに死亡退院した患者は除く。

　また、その割合は、入院料ごとに8割、7割、5割等の基準が設けられています。

$$\text{自宅等に退院する} \atop \text{ものの割合} = \frac{\text{直近6カ月間に自宅等に退院した患者数}}{\text{直近6カ月間における退院患者数}}$$

（2）「自宅等に退院するもの」の範囲

　「自宅等」の範囲は、入院料ごとに異なります。また、退院患者数の取り扱いは、「通知」のほかに届出様式の記載内容も併せて確認し、正しいデータで適正に計算することが必要です。

【例】届出様式に記載のある例
　　「様式10の8　在宅復帰機能強化加算」の施設基準にかかわる添付書類

> 2. 退院患者の状況
> ①直近6月間における退院患者数（他病棟から当該病棟に転棟した患者のうち当該病棟での入院期間が1月未満の患者、再入院患者及び死亡退院患者を除く）

●入院料ごとの自宅等の範囲

入院基本料等	自宅等の範囲
急性期一般入院料1 7対1入院基本料 （特定機能病院入院基本料（一般病棟）、専門病院入院基本料）	・自宅 ・居住系介護施設 ・介護老人保健施設 ・有床診療所 ・他院の療養病棟 ・他院の回復期リハビリテーション病棟 ・他院の特定機能病院リハビリテーション病棟入院料 ・他院の地域包括ケア病棟又は病室
在宅復帰機能強化加算 療養病棟入院基本料1 有床診療所入院基本料 有床診療所療養病床入院基本料	・自宅 ・居住系介護施設 ※退院した患者の在宅での生活が1月以上、（医療区分3の患者については14日以上）継続する見込みであることを確認できた患者
回復期リハビリテーション病棟入院料1～4 地域包括ケア病棟入院料・入院医療管理料	・自宅 ・居住系介護施設等 ・有床診療所（介護サービスを提供している医療機関に限る）

解説　在宅復帰に向けた地域における連携の促進

　居住系介護施設等とは、介護医療院、特別養護老人ホーム、軽費老人ホーム、認知症対応型グループホーム、有料老人ホーム等を指します。

　入院種別によって自宅等の範囲を変えることで、機能分化を図り、在宅復帰に向けた連携等の取り組みを促進しています（図表8－7）。

■図表8-7　入院医療の評価体系と期待される機能（イメージ）

各病棟ごとの在宅復帰率の算出にあたって、**在宅復帰に含まれる退院・転院**を、太い矢印（➡）で示す

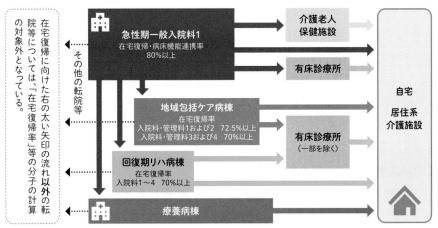

※転棟患者（自施設内の転棟）は除く。在宅復帰機能強化加算に係る記載は省略。令和4年度診療報酬改定説明資料（厚生労働省）より作成

3. アウトカム評価

　「アウトカム」とは診療後の患者の状態など「医療の結果・成果」を表す指標のことで、医療の質向上を目的に入院料や入院基本料等加算、特掲診療料への導入が議論されています。

　平成28（2016）年度診療報酬改定では、回復期リハビリテーション病棟入院料の施設基準としてアウトカム評価が導入されました。令和4（2022）年度診療報酬改定では、経口摂取回復に係る効果的な取り組みを推進する観点から、摂食機能療法にかかわる摂食嚥下機能回復体制加算として、経口摂取回復率や中心静脈栄養摂取を終了した患者数の基準が新たに設けられています。

　アウトカム評価の結果は、保険医療機関の医療の質と機能の評価に影響します。アウトカム評価にかかわるデータの対象や計算式を正しく理解し、評価の数値を正確に計算することが重要となります。

【例】アウトカム評価が求められている項目の例

回復期リハビリテーション入院料のアウトカム評価の基準

①重症者が退院時に入院時より日常生活機能評価（ADL評価）の点数または機能的自立度評価法（FIM）の総得点が基準の点数より改善

②リハビリテーション実績指数が基準以上（院内掲示が必要）

（退棟時のFIM運動項目の得点－入棟時のFIM運動項目の得点）／（各患者の入棟から退棟までの日数÷患者の入棟時の状態に応じた算定上限日数）

③自宅等に退院した患者の割合が基準以上

＊いずれも直近6カ月の実績

区分	重症者の退院時のADL評価点数またはFIM総数の改善基準	リハビリテーション実績指数	自宅等に退院した患者の割合
回復期リハビリテーション入院料1	ADL評価4点以上またはFIM総得点16点以上改善が重症者の3割以上	40以上	7割以上
回復期リハビリテーション入院料2		—	
回復期リハビリテーション入院料3	ADL評価3点以上またはFIM総得点12点以上改善が重症者の3割以上	35以上	
回復期リハビリテーション入院料4		—	
回復期リハビリテーション入院料5	—	—	—

※令和4年度診療報酬改定時点

日常生活機能評価（ADL評価）
　入院患者の日常生活自立度を測定するもので、起き上がりや移乗・食事摂取などの13項目「できる」・「できない」・「一部介助があればできる」などの状況で評価し点数をつけ、合計点数の最大値は19点で、点数が低いほうが"自立度が高い"と評価される

機能的自立度評価法（FIM）
　主に介護量を測定するもので食事や整容などの「運動ADL」13項目と、社会的交流や記憶などの「認知ADL」5項目を、介護量に応じて7段階、126点満点で評価

練習問題

1．一般病棟における重症度、医療・看護必要度の評価について、次の中から正しいものを選びなさい。

（ア）専門学校卒業後に新卒として採用した看護師は、入職時点から重症度、医療・看護必要度の評価をすることができる。

（イ）すべての入院患者が重症度、医療・看護必要度の評価対象となる。

（ウ）重症度、医療・看護必要度の評価票はⅠとⅡがあり、どちらを用いるのかは入院基本料の届出時に併せて届出を行う。

2．一般病棟における重症度、医療・看護必要度の評価について、次の中から正しいものを選びなさい。

（ア）一般病棟における重症度、医療・看護必要度の評価を用いて評価を行う入院基本料などでは、「基準を満たす割合」は同じ基準が設定されている。

（イ）すべての病棟で、重症度、医療・看護必要度の評価票のⅠとⅡのどちらを用いるかを選択できる。

（ウ）用いる評価票の変更のみの届出は、毎年4月と10月の10日までに届け出ることとされている。

3．特定集中治療室用の重症度、医療・看護必要度の評価について、次の中から正しいものを選びなさい。

（ア）特定集中治療室に勤務する看護師が特定集中治療室管理料に係る重症度、医療・看護必要度の評価票を用いて評価を行う場合、その評価方法について院内研修を受講しなければならない。

（イ）医師は特定集中治療室管理料に係る重症度、医療・看護必要度の評価についての院内研修を受講しなくても評価をすることができる。

（ウ）特定集中治療室管理料に係る重症度、医療・看護必要度の基準を満たす患者の割合は直近1カ月の入院患者を対象に算出する。

4．在宅復帰率について、次の中から正しいものを選びなさい。

（ア）在宅復帰率の算定基礎となる「自宅等に退院するもの」の定義は、すべての入院料で共通となっている。

（イ）在宅復帰率は直近6カ月間に入院した患者を対象とする。

（ウ）対象患者については通知だけでなく、届出様式に記載されている場合がある。

練習問題の答えと解説

1

（ア）　× 重症度、医療・看護必要度の評価は院内研修を受けた者が行うこととされています。
　　　　　そのため、学卒新人看護師などは院内研修を受講するまで評価を行うことはできません。

（イ）　× 一般病棟では産科や15歳未満の小児患者など、一部の患者が対象外となります。

（ウ）　○

P167、169、170参照

2

（ア）　× 項目ごとに異なる基準が設定されています。

（イ）　× 200床以上の急性期一般入院料1など、「評価票Ⅱ」で評価するとされている項目があります。

（ウ）　○

P169、170参照

3

（ア）　○

（イ）　× 医師であっても院内研修を受講しなければ評価を行うことができません。

（ウ）　× 基準を満たす患者の割合は、直近3カ月の入院患者を対象に算出します。

P171、172参照

4

（ア）　×「自宅等に退院するもの」の定義は、届出を行う入院料ごとに定められています。

（イ）　× 在宅復帰率は直近6カ月間における退院患者数を用いて算出します。

（ウ）　○

P175参照

第9講

特掲診療料

「特掲診療料」は、個別の診療行為などを診療報酬で評価したものです。病院だけでなく、診療所や在宅医療、訪問看護ステーション、調剤薬局などがかかわる施設基準もあります。
ここでは、届出の多い主な施設基準を取り上げて解説します。

実績を数値にして「見える化」する？

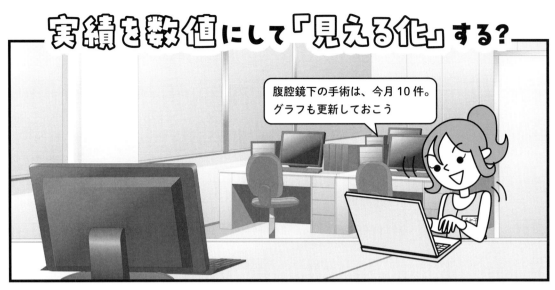

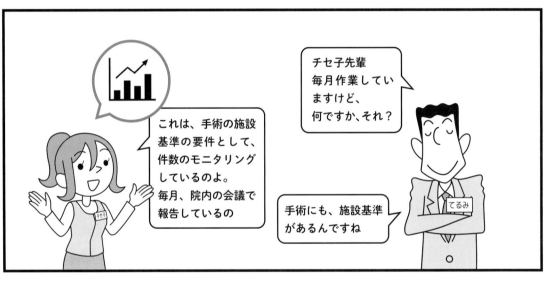

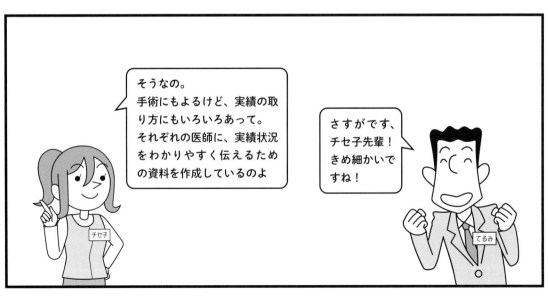

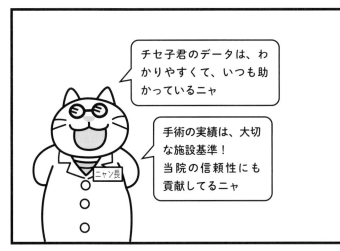

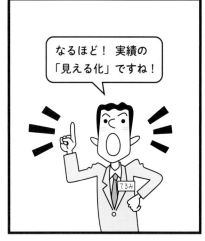

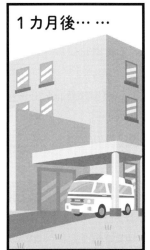

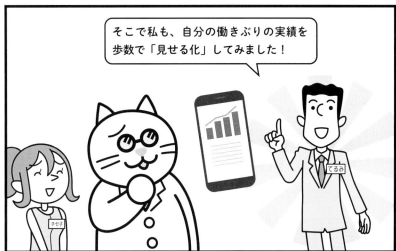

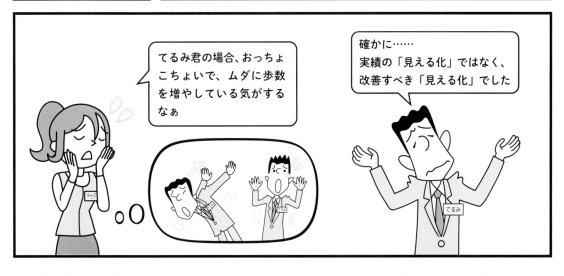

専門用語が難しくてもひも解き方は同じ

手術や処置、投薬や検査などの医療行為の価格を定めたものが「特掲診療料」。専門用語が難しく感じるかもしれませんが、考え方は同じです。しっかりひも解いていきましょう。

1. 特掲診療料の基本

（1）特掲診療料の施設基準（告示）

　「特掲診療料」とは、「基本診療料」として一括で支払うことが妥当ではない「特別な診療行為」に個々の点数を設定し、それを評価したものです。

　「特掲診療料」も「基本診療料」と同様に、施設基準の「告示」と「通知」があります。

　特掲診療料の施設基準の「告示」は、「第一　届出の通則」～「第十七　経過措置」、それに係る「別表第一～第十三」という構成です。そして、「第一　届出の通則」「第二　施設基準の通則」が、特掲診療料の全体に係る基本的なルールです（図表9－1）。

　医科の施設基準は、「第三　医学管理等」～「第十四の二　病理診断」の13項目あります。

■図表9-1　「特掲診療料」の施設基準等構成

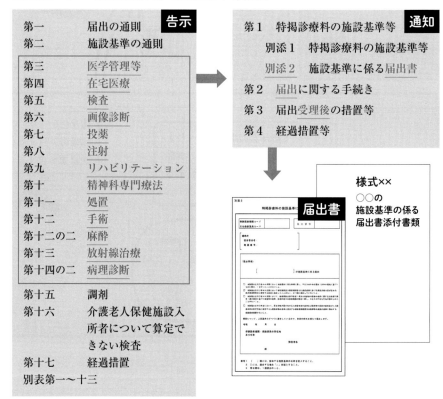

（2）特掲診療料の施設基準（通知）

　施設基準の「通知」の「第1　特掲診療料の施設基準等」の「等」には、届出の通則や経過措置などが含まれています。「告示」の各項目（「第三　医学管理」〜「第十五　調剤」）の施設基準の詳細な要件は、「通知」の「別添1　特掲診療基準等」に記載されています。

2. 代表的な診療報酬項目

　「特掲診療料」の施設基準も、基本的に基本診療料と読み解き方は同じです。本講では、代表的な施設基準として、医学管理等「B008 薬剤管理指導料」、在宅医療、検査「D026 検体検査判断料 注4　二　検体検査管理加算Ⅳ」、手術「K529-2 胸腔鏡下食道悪性腫瘍手術（内視鏡手術用支援機器を用いる場合）」、麻酔「L009 麻酔管理料（Ⅰ）」を解説します。

（1）医学管理等「B008 薬剤管理指導料」

　「薬剤管理指導料」は、診療報酬の算定方法の「告示」の「注1」に「別に厚生労働大臣が定める施設基準に適合しているものとして地方厚生局長等に届け出た保険医療機関に入院している患者のうち…」と記載があり、施設基準の届出が必要な項目です。

　算定の要件は、施設基準の届出を行った保険医療機関の薬剤師が、医師の同意を得て薬剤管理指導記録に基づき、直接に服薬指導、服薬支援、その他の薬学的管理指導※を行った場合です。なお、診療報酬の算定方法の「通知」において、施設基準を満たしていても、算定要件に該当しない場合は、「F500 調剤技術基本料1」を算定するとされています。施設基準を満たすと同時に、関係者には運用の周知と整備が必要となります。

　施設基準の「告示」には、「施設基準の要件」と「対象患者」が示されています（図表9-2）。「告示」の（1）では、「イ」「ロ」「ハ」の施設基準要件を定めています。この中の「薬剤師」「専用施設」「薬学的管理」「服薬指導」のキーワードに注目しましょう。

＊ **薬学的管理指導**
処方薬剤の投与の量・方法・速度・相互作用・重複投薬・配合変化・配合禁忌等に関する確認、並びに患者の状態を適宜確認することによる効果、副作用等に関する状況把握を含む

9

特
掲
診
療
料

■図表9-2 「薬剤管理指導料」の施設基準

告示

特掲診療料の施設基準等

十　薬剤管理指導料の施設基準等

（１）薬剤管理指導料の施設基準

【人員配置】

　　イ　当該保険医療機関内に薬剤管理指導を行うにつき必要な薬剤師が配置されていること。

【体制】

　　ロ　薬剤管理指導を行うにつき必要な医薬品情報の収集及び伝達を行うための専用施設を有していること。

　　ハ　入院中の患者に対し、患者ごとに適切な薬学的管理（副作用に関する状況の把握を含む）を行い、薬剤師による服薬指導を行っていること。

（２）薬剤管理指導料の対象患者

　　　別表第三の三に掲げる医薬品が投薬又は注射されている患者

　施設基準の次に「通知」は、「１　施設基準」「２　対象患者」「３　届出に関する事項」で構成されています（図表９－３）。「２　対象患者」では、「告示」で規定されている「別表第三の三」に掲げる医薬品の内容が記載されています。

■図表9-3 「薬剤管理指導料」の施設基準

通知

特掲診療料の施設基準等及びその届出に関する手続きの取扱いについて

別添１　特掲診療料の施設基準等

第12薬剤管理指導料

１　薬剤管理指導料に関する施設基準

【人員と体制】

　　（１）当該保険医療機関に常勤の薬剤師が、２名以上配置されているとともに、薬剤管理指導に必要な体制がとられていること。なお、週３日以上常態として勤務しており、かつ、所定労働時間が週22時間以上の勤務を行っている非常勤薬剤師を２人組み合わせることにより、当該常勤薬剤師の勤務時間帯と同じ時間帯にこれらの非常勤薬剤師が配置されている場合には、これらの非常勤薬剤師の実労働時間を常勤換算し常勤薬剤師数に算入することができる。ただし、常勤換算し常勤薬剤師に算入することができるのは、常勤薬剤師のうち１名までに限る。

（2）医薬品情報の収集及び伝達を行うための専用施設（以下「医薬品情報管理室」という。）を有し、院内からの相談に対応できる体制が整備されていること。なお、院内からの相談に対応できる体制とは、当該保険医療機関の医師等からの相談に応じる体制があることを当該医師等に周知していればよく、医薬品情報管理室に薬剤師が常時配置されている必要はない。

（3）医薬品情報管理室の薬剤師が、有効性、安全性等薬学的情報の管理及び医師等に対する情報提供を行っていること。

（4）当該保険医療機関の薬剤師は、入院中の患者ごとに薬剤管理指導記録を作成し、投薬又は注射に際して必要な薬学的管理指導（副作用に関する状況把握を含む。）を行い、必要事項を記入するとともに、当該記録に基づく適切な患者指導を行っていること。

（5）投薬・注射の管理は、原則として、注射薬についてもその都度処方箋により行うものとするが、緊急やむを得ない場合においてはこの限りではない。

（6）当該基準については、やむを得ない場合に限り、特定の診療科につき区分して届出を受理して差し支えない。

2　薬剤管理指導料の対象患者

薬剤管理指導料の「1」に掲げる「特に安全管理が必要な医薬品が投薬又は注射されている患者」とは、抗悪性腫瘍剤、免疫抑制剤、不整脈用剤、抗てんかん剤、血液凝固阻止剤、ジギタリス製剤、テオフィリン製剤、カリウム製剤（注射薬に限る。）、精神神経用剤、糖尿病用剤、膵臓ホルモン剤又は抗HIV薬が投薬又は注射されている患者をいう。

3　届出に関する事項

（1）薬剤管理指導料の施設基準に係る届出は、別添2の様式14を用いること。

（2）当該保険医療機関に勤務する薬剤師の氏名、勤務の態様（常勤・非常勤、専従・非専従、専任・非専任の別）及び勤務時間を別添2の様式4を用いて提出すること。

（3）調剤、医薬品情報管理、病棟薬剤業務、薬剤管理指導、又は在宅患者訪問薬剤管理指導のいずれに従事しているかを（兼務の場合はその旨を）備考欄に記載する。

（4）調剤所及び医薬品情報管理室の平面図を提出すること。

（右側欄外ラベル）情報｜体制

記録と指導

特例

a．人員

　施設基準通知の「1　薬剤管理指導料に関する施設基準」（図表9－3）の（1）には、人員配置の要件が定められています。前提が「常勤の薬剤師が2名以上」「常勤」がキーワードです。この基準によれば、「常勤」の薬剤師が2名必要です。しかし、医療機関によっては、常勤の薬剤師2名の配置が厳しい場合があります。

　そこで、施設基準でよく用いられる緩和措置が「常勤換算＊」です。「常勤換算」

（右側縦書きラベル）9　特掲診療料

＊　常勤換算
要件を満たす非常勤職員を組み合わせて、常勤職員何人分かを計算すること

に係る「なお、週3日以上…までに限る。」の文言は、他の施設基準でも登場します。

　これは多様な働き方を認めたもので、要件を満たす非常勤薬剤師2名の勤務時間の合計が、常勤薬剤師の所定労働時間を超えている場合、常勤薬剤師2名以上の要件のうちの1名に充当できます。

　なお、「様式14」の「記載上の注意」には、「別添2 様式4」を用いて、従事する薬剤師の名簿提出の必要性が記載されています。その名簿の備考欄には、病棟薬剤業務・調剤・医薬品情報管理・薬剤管理指導・在宅患者訪問薬剤管理指導のいずれに従事しているか、兼務している場合は、その理由なども記します（図表9-4）。

　届け出た従事者の変更届は不要ですが、「適時調査」では、提出した書類と現状の確認が行われますので、従事者の変更については、必ず記録し、管理する必要があります。

■図表9-4　「様式14」の「記載上の注意」と「様式4」

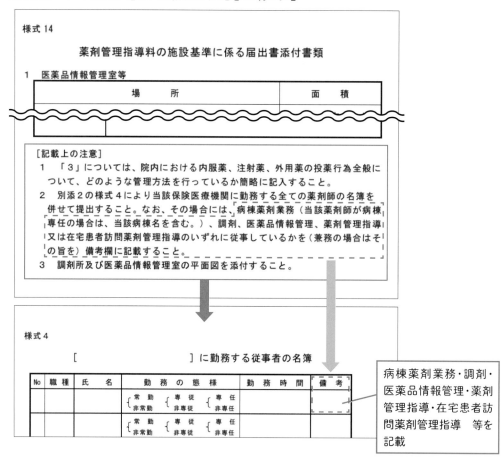

ｂ．施設と体制

　施設基準（２）には、薬剤の管理・指導に必要な専用の施設（医薬品情報管理室）と相談体制の整備が定められています。「専用施設」は他の用途には使えませんので注意しましょう。また、届出「様式14」では、「医薬品情報管理業務内容（マニュアル）の記載と、「調剤所及び医薬品情報管理室」の平面図の添付が求められています。

　このように、「通知」のほかに「届出書添付書類」を確認することで、必要な要件が正しく理解できます。

ｃ．情報

　施設基準（３）では、医薬品情報管理室の薬剤師が、有効性、安全性等薬学的情報の管理および医師等に対する情報提供を行っていることが要件となっています。届出後の管理には、医薬品情報が医師等に伝達されている事実が必要です。

ｄ．記録と指導

　施設基準（４）には、薬剤師が入院中の患者ごとに薬剤管理指導記録を作成し、投薬または注射に際して必要な薬学的管理指導を行い、必要事項を記入するとともに、当該記録に基づく適切な患者指導を行っていることが定められています。

　「様式14」には、薬剤管理指導記録の作成時期と保管場所を記載し、「服薬指導マニュアルの作成」も求められています。

　このように、診療録等への記載事項が要件とされている施設基準も多く、関係する医療従事者と連携して適切に運用することが重要です。

ｅ．管理

　施設基準（５）では、投薬・注射の管理ルールが定められており、「様式14」には、投薬・注射の管理状況を記載します。注射薬の原則は、その都度「処方箋」を使用しますが、緊急でやむを得ない場合は、「この限りではない」と記載されています。このような「緊急でやむを得ない場合」の対応も含め、現場での運用の整備も必要となります。

（２）在宅医療

　「在宅医療」は、「地域包括ケアシステム」（図表９−５）に欠かせません。高齢になっても、病気や障害の有無にかかわらず、住み慣れた地域で自分らしい生活を続けられるよう、入院医療や外来医療、介護、福祉サービスと相互に補完しながら日常生活を支えるからです。

健康保険制度による在宅医療と、介護保険制度によるサービスの違いには留意しましょう。

平成12（2000）年4月からの介護保険制度の実施に併せて、診療報酬と介護報酬の給付調整にかかわるルールが設けられ、健康保険法等において、同一の疾病または傷害について、介護保険法の規定により給付を行うことができる場合については、医療保険からの給付は行わない（介護保険優先）と規定されています。

■図表9-5 「地域包括ケアシステム」における在宅医療のイメージ

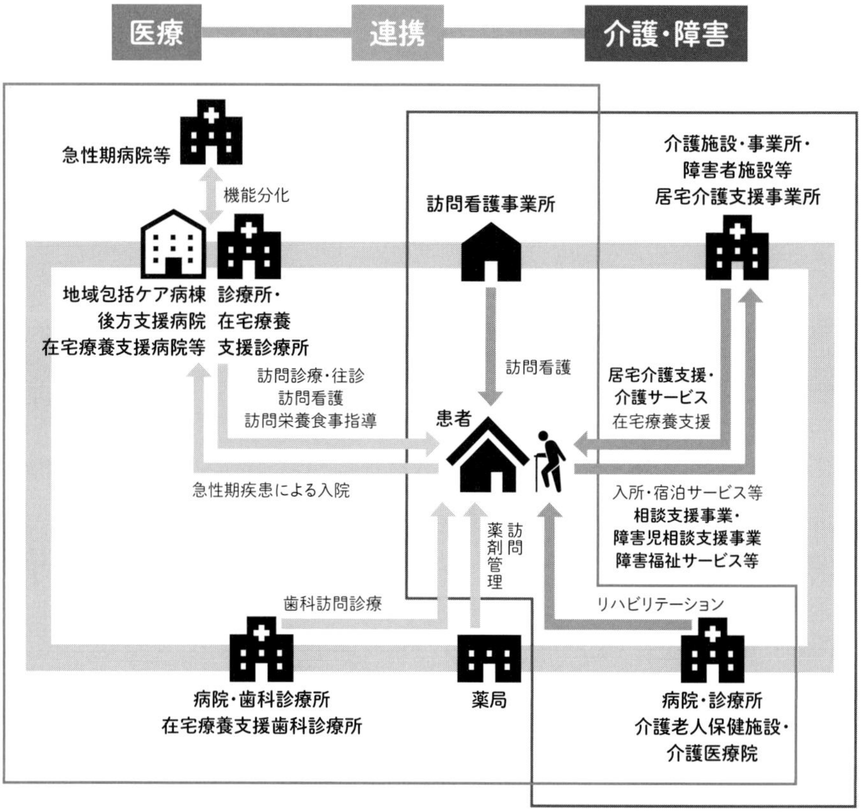

※「2023年5月7月12日中央社会保険医療協議会 総会（第549回）資料」より作成

在宅医療に対する診療報酬上の評価は、①定期的な訪問診療、②総合的な医学的管理、③人工呼吸器その他の特別な指導管理など、3種類の組み合わせで行われます。

なお、診療報酬の項目は、「在宅患者診療・指導料」「在宅療養指導管理料」「在宅療養指導管理材料加算」の3つに区分されます（図表9-6）。

■図表9-6　在宅医療における診療報酬上の評価構造（イメージ）

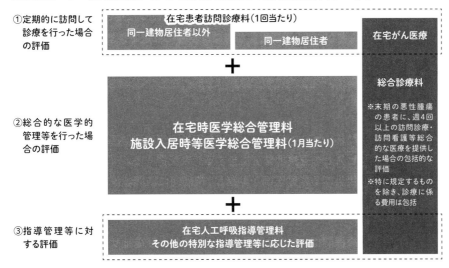

①定期的に訪問して診療を行った場合の評価

在宅患者訪問診療料（1回当たり）
同一建物居住者以外　同一建物居住者

在宅がん医療

②総合的な医学的管理等を行った場合の評価

在宅時医学総合管理料
施設入居時等医学総合管理料（1月当たり）

総合診療料

※末期の悪性腫瘍の患者に、週4回以上の訪問診療・訪問看護等総合的な医療を提供した場合の包括的な評価
※特に規定するものを除き、診療に係る費用は包括

③指導管理等に対する評価

在宅人工呼吸指導管理料
その他の特別な指導管理等に応じた評価

※上記に加え、検査、処置その他診療に当たって実施した医療行為等については、特段の規定がない場合、出来高にて算定することができる。

※「2023年5月7月12日中央社会保険医療協議会 総会（第549回）資料」より作成

　在宅医療の施設基準の項目は多くありませんが、少し複雑です。

　例えば、「在宅患者診療・指導料」には、「在宅療養支援診療所・病院」であるかないかによって、保険医療機関が算定できる診療報酬が異なる「在宅時医学総合管理料」などがあり、また、「在宅療養支援診療所・病院」でなければ届出ができない「在宅がん医療総合診療料」や、「在宅患者訪問看護・指導料」（訪問看護）「在宅患者訪問リハビリテーション指導管理料」（訪問リハビリ）のように、介護保険適用者では診療報酬ではなく介護報酬にて算定しなければならないものがあります。

　また、「在宅療養指導管理料」「在宅療養指導管理材料加算」では算定対象の疾患や薬剤、専用施設や装置、医師や看護師の経験や研修修了の要件が定められている項目があります。

a. 在宅医療「C002在宅時医学総合管理料」「C002-2施設入居時等医学総合管理料」

　では、「在宅患者診療・指導料」の中から具体的に、「C002在宅時医学総合管理料」「C002-2施設入居時等医学総合管理料」の施設基準を解説します。

　この2つの施設基準項目は、自宅や特別養護老人ホーム等の施設で療養している患者に対する「かかりつけ医機能」の確立と、在宅療養の推進を図るために定められ、共通の施設基準が設定されています。診療所や在宅療養支援病院、または許可病床数が200床未満の病院で届出が可能です。

9

特掲診療料

在宅で療養している患者で、通院困難な者に対して、総合的な在宅療養計画を作成し、定期的に訪問診療を行い、総合的な医学管理を行った場合に算定できます。継続的な診療の必要がなく、通院可能な者には安易に算定できません。

➡ 施設基準は3つの項目

配置・体制
- 介護支援専門員（ケアマネジャー）、社会福祉士等の保健医療サービスおよび福祉サービスとの連携調整を担当する者を配置する。
- 在宅医療を担当する常勤医師が勤務し、継続的に訪問診療等を行うことができる体制を確保する。

地域の保健・福祉サービスとの連携
- 当該保険医療機関は、他の保健医療サービスおよび福祉サービスとの連携調整、市町村、在宅介護支援センター等に対する情報提供に努める。

地域医師会等との協力体制
- 地域医師会等の協力・調整等の下、緊急時等の協力体制を整えることが望ましい。

届出の確認

「在宅時医学総合管理料」「施設入居時等医学総合管理料」の届出は、「別添2の様式19」を使用します。様式19の「記載上の注意」には、「緊急時の連絡・対応方法についての患者等への説明文書を添付すること。」とあります（図表9-7）。届出様式の「記載上の注意」は、必ず確認しましょう。

■図表9-7 「在宅時医学総合管理料」「施設入居時等医学総合管理料」の施設基準

特掲診療料の施設基準等　第四　在宅医療　　　　　　　　　　　**告示**
一の六　在宅時医学総合管理料及び施設入居時等医学総合管理料の施設基準等
（1）在宅時医学総合管理料及び施設入居時等医学総合管理料の施設基準
イ　当該保険医療機関内に在宅医療の調整担当者が一名以上配置されていること。
ロ　患者に対して医療を提供できる体制が継続的に確保されていること。

特掲診療料の施設基準等及びその届出に関する手続きの取扱いについて　**通知**

第15　在宅時医学総合管理料及び施設入居時等医学総合管理料

1　在宅時医学総合管理料及び施設入居時等医学総合管理料に関する施設基準

（1）次の要件のいずれをも満たすものであること。

　　ア　介護支援専門員（ケアマネジャー）、社会福祉士等の保健医療サービス及び福祉サービスとの連携調整を担当する者を配置していること。

　　イ　在宅医療を担当する常勤医師が勤務し、継続的に訪問診療等を行うことができる体制を確保していること。
　　【配置体制】

（2）他の保健医療サービス及び福祉サービスとの連携調整に努めるとともに、当該保険医療機関は、市町村、在宅介護支援センター等に対する情報提供にも併せて努めること。

（3）地域医師会等の協力・調整等の下、緊急時等の協力体制を整えることが望ましいこと。
　　【地域サービス等との連携と協力体制】

2　在宅時医学総合管理料の注8（施設入居時等医学総合管理料の注5の規定により準用する場合を含む。）に規定する基準

　　直近1か月に初診、再診、往診又は訪問診療を実施した患者のうち、往診又は訪問診療を実施した患者の割合が9割5分未満の保険医療機関（診療所に限る。）であること。
　　【満たさない場合は減算（80/100）】

3　届出に関する事項

　　在宅時医学総合管理料及び施設入居時等医学総合管理料の施設基準に係る届出は別添2の様式19を用いること。ただし、「2」については、当該基準を満たしていればよく、当該基準を満たしている場合には、改めて地方厚生（支）局長に届出を行う必要はないこと。

b. 在宅医療「C000往診料」

　入院中以外の患者に対して、患者やその家族等からの要請で往診を行った場合に算定するものです。このような医療機能は、在宅診療の中心的な役割を医療機関が担うべきとされています。

　「C000往診料」は、「イ」「ロ」「ハ」に区分され、「イ」は「在宅療養支援診療所又は在宅療養支援病院であって別に厚生労働大臣が定めるものの保険医が行う場合」に算定ができます。

　ここでの「別に厚生労働大臣が定めるもの」とは、「告示」で「機能型（単独型又は連携型）の在宅療養支援診療所又は在宅療養支援病院」と示されています。

9

特掲診療料

➡ 「往診料」と「訪問診療料」の違い

往診料

患者、またはその家族などが電話などで直接、**保険医療機関に往診を求め、そ**の医療機関の医師が往診の必要性を認めた場合に、**できるだけ早く患家**に赴き、診療した場合の評価。

※定期的ないし計画的に、患家または他の保険医療機関に赴いて診療した場合は算定できない。

在宅患者訪問診療料

在宅療養している患者で、疾病、傷病のため通院が困難な者に対し、入居施設などに併設していない保険医療機関が**定期的に訪問診療**した場合の評価。

 解説 在宅療養支援診療所、在宅療養支援病院とは？

高齢者などが病気を抱えても、最期まで住み慣れた地域で自分らしく生活を続けるには、在宅医療が必要です。その中心的な役割を担うのが「在宅療養支援診療所」「在宅療養支援病院」で、緊急時の連絡体制や24時間往診できる体制等が必要とされています。

診療所や許可病床数200床未満または当該病院を中心とした半径4km以内に診療所が存在しない病院が届出できます。

「在宅療養支援診療所」「在宅療養支援病院」は、「機能強化型（単独型）」「機能強化型（連携型）」「その他」に分けられています。個別の点数は定められていませんが、これらの診療所・病院でなければ算定できない項目や加算があります。加えて、「地域包括ケア病棟入院料」の施設基準の選択項目の1つにもなっており、今後も在宅医療の中心として重視されていきます。

➡ 在宅療養支援診療所・支援病院の種類

機能強化・単独型

● 診療所または200床未満の病院（医療資源の少ない地域では、280床未満の病院）または当該病院を中心に半径4km以内に診療所が存在しない病院。

● 医師の人員要件や緊急の往診件数、看取り件数、各種体制要件について、保険医療機関単独でクリアしているもの。

機能強化・連携型

● 他の保険医療機関（200床未満の病院。医療資源の少ない地域では280床未満の病院）と、在宅支援連携体制を行っている診療所または病院。

● 医師の人員要件や緊急の往診件数、看取り件数、各種体制要件について、連

携医療機関との合算でクリアしているもの。

機能強化型以外

● 診療所または200床未満の病院、または当該病院を中心に半径4km以内に診療所が存在しない病院。

※医療資源の少ない地域（「基本診療料」の施設基準「別表6の2」）では280床未満の病院

➡ 在宅療養支援診療所・支援病院の主な施設基準

● 24時間の連絡体制、往診や訪問看護の体制（医師、看護職員との連携体制、緊急時の連絡・対応方法についての患者等への文書での説明・交付等）
● 緊急時の入院体制
● 連携する医療機関等への情報提供
● 適切な意思決定支援に係る指針の作成
● 看取り数等の診療実績

在宅看取り数等の報告

　この施設基準には、「年に1回、在宅看取り数と地域ケア会議等への出席状況等を『様式11の3（連携型は様式11の4）』を用いて、地方厚生局長等に報告している」という**報告要件**があります。

　当該報告要件は、新規届出の際に所定の様式で添付書類として提出しなければならないほか、「定例報告」（毎年1回）をしなければなりません。

届出の確認

　在宅療養支援診療所・支援病院の届出に用いる「様式11」「様式11の2」の「記載上の注意」（図表9－8）を確認します。

　「記載上の注意」の「4」には、「当該届出を行う場合には、「在宅時医学総合管理料及び施設入居時等医学総合管理料（様式19）」（図表9－9）及び「在宅がん医療総合診療料（様式20）」の届出が行われているかについて留意すること」とありますので、この基準の届出があるか、確認が必要となります。

■図表9-8 「別添2の様式11の2在宅療養支援病院の施設基準に係る添付書類」「記載上の注意」

[記載上の注意]
1 「3」は、「第14の2」の1の(2)に規定する在宅支援連携体制を構築する在宅療養支援病院が記載すること。
2 「第14の2」の1の(2)に規定する在宅療養支援病院は、当該在宅支援連携体制を構築する保険医療機関間で一元化した連絡先を、「6の連絡先」に記載すること。
3 24時間の直接連絡を受ける体制、24時間往診が可能な体制及び24時間訪問看護が可能な体制について、患家に対して交付する文書を添付すること。
4 当該届出を行う場合には、「在宅時医学総合管理料及び施設入居時等医学総合管理料(様式19)」及び「在宅がん医療総合診療料(様式20)」の届出が行われているかについて留意すること。
5 「10」については、届出に当たって必要な事項を記載すること。また、在宅療養実績加算に係る届出を行う場合については、「在宅療養実績加算に係る報告書」(様式11の5)を添付すること。
6 「10」の(2)に係る医師については、緩和ケアに係る研修を修了していることが確認できる文書(当該研修の名称、実施主体、修了日及び修了者の氏名等を記載した一覧でも可)を添付すること。

■図表9-9 「様式19」

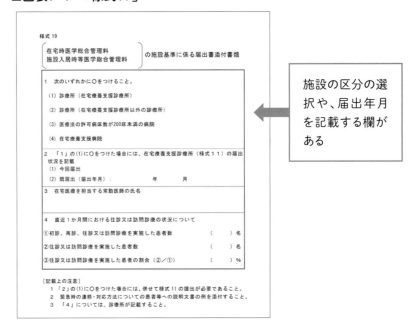

施設の区分の選択や、届出年月を記載する欄がある

(3)検査「D026検体検査判断料 注4 ニ 検体検査管理加算(Ⅳ)」

＊ 検体
人体から排出された尿や血液などを採取したもの

　診療報酬における「**検査**」は、「**検体** ＊ **検査料**」「**生体検査料**」「**診断穿刺・検体採取料**」「**薬剤料**」「**特定保険医療材料**」の5つに区分されます。

　この中から「検体検査料」の「検体検査判断料」にある「検体検査管理加算」を例に挙げて解説します。

「検体検査管理加算」は、院内の検体検査を行う体制を評価したものです。（Ⅰ）～（Ⅳ）の項目があり、検体検査を実施し検体検査判断料を算定した場合に、（Ⅰ）は外来および入院中の患者、（Ⅱ）～（Ⅳ）は入院中の患者に対して算定できます。

施設基準の届出の必要性は、診療報酬の算定方法（告示）に記載されています（図表9－10）。

■図表9-10　診療報酬の算定方法

診療報酬の算定方法　別表第一　医科診療報酬点数表　**告示**

D026　検体検査判断料

注4　検体検査管理に関する別に厚生労働大臣が定める施設基準に適合しているものとして地方厚生局長等に届け出た保険医療機関において検体検査を行った場合には、当該基準に係る区分に従い、患者（検体検査管理加算（Ⅱ）、検体検査管理加算（Ⅲ）及び検体検査管理加算（Ⅳ）については入院中の患者に限る。）1人につき月1回に限り、次に掲げる点数を所定点数に加算する。ただし、いずれかの検体検査管理加算を算定した場合には、同一月において他の検体検査管理加算は、算定しない。

イ　検体検査管理加算（Ⅰ）　　40点
ロ　検体検査管理加算（Ⅱ）　　100点
ハ　検体検査管理加算（Ⅲ）　　300点
ニ　検体検査管理加算（Ⅳ）　　500点

「検体検査管理加算（Ⅳ）」は、（Ⅰ）～（Ⅳ）の中で最も点数が高く、施設基準の要件も厳しくなっています。施設基準等の「告示」（図表9－11）の「ロ」「ハ」の要件を満たせるかが重要です。その詳細は、施設基準等の「通知」に記載されています（図表9－12）。

■図表9-11　「検体検査管理加算」の施設基準

特掲診療料の施設基準等　**告示**

四　検体検査管理加算の施設基準

（4）検体検査管理加算（Ⅳ）の施設基準

イ　院内検査を行っている病院又は診療所であること。
ロ　当該保険医療機関内に臨床検査を専ら担当する常勤の医師が配置されていること。
ハ　当該保険医療機関内に常勤の臨床検査技師が十名以上配置されていること。
ニ　当該検体検査管理を行うにつき十分な体制が整備されていること。

9

特掲診療料

197

施設基準等の「通知」は、大きく「1　施設基準」「2　届出に関する事項」で構成されます。「1　施設基準」と「2　届出に関する事項」は連動していますので、実際の届出時に使用する「別添2の様式22（以下、様式22）」（図表9－13）を並行して確認します。

■図表9-12　「検体検査管理加算」の施設基準

特掲診療料の施設基準等及びその届出に関する手続きの取扱いについて　**通知**

別添1　特掲診療料の施設基準等

1　検体検査管理加算（Ⅳ）に関する施設基準

（1）臨床検査を専ら担当する常勤の医師が1名以上、常勤の臨床検査技師が10名以上配置されていること。なお、臨床検査を専ら担当する医師とは、勤務時間の大部分において検体検査結果の判断の補助を行うとともに、検体検査全般の管理及び運営並びに院内検査に用いる検査機器及び試薬の管理についても携わる者をいう。〔人員〕

（2）院内検査に用いる検査機器及び試薬の全てが受託業者から提供されていないこと。

（3）次に掲げる緊急検査が当該保険医療機関内で常時実施できる体制にあること。

　ア　血液学的検査のうち末梢血液一般検査

　イ　生化学的検査のうち次に掲げるもの
　　総ビリルビン、総蛋白、尿素窒素、クレアチニン、グルコース、アミラーゼ、クレアチンキナーゼ（CK）、ナトリウム及びクロール、カリウム、カルシウム、アスパラギン酸アミノトランスフェラーゼ（AST）、アラニンアミノトランスフェラーゼ（ALT）、血液ガス分析

　ウ　免疫学的検査のうち以下に掲げるもの
　　ABO血液型、Rh（D）血液型、Coombs試験（直接、間接）

　エ　微生物学的検査のうち以下に掲げるもの
　　排泄物、滲出物又は分泌物の細菌顕微鏡検査（その他のものに限る。）

（4）定期的に臨床検査の精度管理を行っていること。

（5）外部の精度管理事業に参加していること。

（6）臨床検査の適正化に関する委員会が設置されていること。〔体制〕

2　届出に関する事項

（1）検体検査管理加算（Ⅳ）の施設基準に係る届出は、別添2の様式22を用いること。

（2）「3　検体検査を常時実施できる検査に係る器具・装置等の名称・台数等」については、受託業者から提供されているものを除く。

198

■図表9-13 「様式22　検体検査管理加算の施設基準に係る届出添付書類」

様式22

検体検査管理加算（Ⅰ）、（Ⅱ）、（Ⅲ）、（Ⅳ）
国際標準検査管理加算
の施設基準に係る届出書添付書類

※該当する届出事項を〇で囲むこと。

1　臨床検査を（専ら）担当する常勤医師の氏名※

常勤医師の氏名	勤務時間
	時間

2　常勤の臨床検査技師の人数　　　　　　　　名

3　当該保険医療機関内で常時実施できる緊急検査に係る器具・装置等の名称・台数等

血液学的検査	
生化学的検査	
免疫学的検査	
微生物学的検査	

4　臨床検査の精度管理の実施の状況
　　　　　　　　　　実施している　・　実施していない

5　参加している外部の精度管理事業の名称

6　臨床検査の適正化に関する委員会の有無
　　　　　　　　　　　　　　有　・　無

7　国際標準化機構が定めた臨床検査に関する国際規格に基づく技術能力の認定の有無
　　　　　　　　　　　　　　有　・　無

[記載上の注意]
　1　「1」の臨床検査を（専ら）担当する常勤医師の勤務時間について、就業規則等に定める
　　週あたりの所定労働時間（休憩時間を除く労働時間）を記入すること。また、当該医師の所
　　定労働時間のうち、検体検査の判断の補助や検体検査全般の管理・運営に携わる時間がわか
　　るものを添付すること。
　2　「2」について、緊急検査を常時実施できる体制についての資料（従事者の勤務状況など
　　具体的にわかるもの）を添付すること。
　3　「3」について、検査項目により器具・装置等が変わる場合は検査項目ごとに器具名を記載
　　すること。
　4　「4」について、臨床検査の精度管理の実施状況の資料（実施責任者名、実施時期、実施
　　頻度など実施状況が具体的にわかるもの）を添付すること。
　5　「6」について、委員会の運営規定を添付すること。
　6　「7」について、認定を受けていることを証する文書の写しを添付すること。

「記載上の注意」
を確認

a．人員

　施設基準の通知（図表9-12）の（1）には、人員配置の2つの要件が示されています。

　1つ目は、「臨床検査を専ら担当する常勤の医師が1名以上配置」。これは、勤務時間の大部分を図表9-14の臨床検査に係る業務を行っている常勤の医師を指します。そして、同業務に従事している時間の記録などの客観的な根拠を残す必要があります。2つ目は、「常勤の臨床検査技師が10名以上配置」です。

■図表9-14　臨床検査を専ら担当する常勤の医師（疑義解釈）

（H 28.3.31付事務連絡「疑義解釈その1」問115より）

臨床検査を専ら担当する常勤の医師とは、勤務時間の大部分において、以下の臨床検査に係る業務を行う常勤の医師

○検体検査結果の判断の援助

・検査をオーダーした医師に迅速に報告すべき緊急異常値（いわゆるパニック値）の設定及び運用に係る判断

・検査結果の解釈や追加すべき検査等に関する助言など

○検体検査全般の管理及び運営に携わる業務

○院内検査に用いる検査機器及び試薬の管理に携わる業務

・院内において臨床検査の適正化に関する委員会を運営し、検査室での検査の精度管理に関与すること

・適切な機器・試薬の選定に係る判断など

b．体制

　施設基準の通知（図表9-12）の（2）と（3）は、検査機器や試薬の提供や緊急検査が院内で常時実施できる体制、（4）は定期的な臨床検査の精度管理、（5）は外部の精度管理事業への参加、（6）は臨床検査の適正化に関する委員会の設置です。検体検査管理加算（I）～（IV）の施設基準をわかりやすく整理したものが図表9-15となっています。

　検体検査管理加算（I）と（II）は検体検査管理加算（IV）の施設基準のうち（3）～（6）の要件を、検体検査管理加算（III）は検体検査管理加算（IV）の施設基準の（2）～（6）の要件を満たしていることが施設基準となっています。なお、検体検査管理加算（II）～（IV）を届け出ている保険医療機関は、検体検査管理加算（I）の届出は不要です。

　また、国際標準化機構が定めた臨床検査に関する国際規格に基づく技術能力の認定を受けている保険医療機関は、検体検査管理加算（II）（III）（IV）の加算として「国際標準検査管理加算」の届出ができます。

■図表9−15　「検体検査管理加算(I)〜(IV)」の施設基準

区分	医師の配置	臨床検査技師の配置	機器・装置	体制
(I)	—	—	届出様式の「当該保険医療機関内で常時実施できる緊急検査に係る器具・装置等の名称・台数等」については、受託業者から提供されているものを除く。	・末梢血液一般検査等緊急検査が常時実施できる体制にある。 ・定期的に臨床検査の精度管理を行っている。 ・外部の精度管理事業に参加している。 ・臨床検査の適正化に関する委員会が設置されている。
(II)	臨床検査を担当する常勤医師1名			
(III)	臨床検査を専ら担当する常勤医師1名	常勤臨床検査技師4名	・検査機器及び試薬のすべてが受託業者から提供されていない。	
(IV)		常勤臨床検査技師10名	・届出様式には、当該保険医療機関内で常時実施できる緊急検査に係る器具・装置等の名称・台数等については、受託業者から提供されているものを除く。	

届出の確認

　「検体検査管理加算」の届出には、「特掲診療料の施設基準に係る届出書（別添2）」および「様式22　検体検査管理加算の施設基準に係る届出添付書類」（図表9−13）を用います。また、「様式22」の「記載上の注意」には、添付が必要な書類について記載されています。

➡️「様式22」の「記載上の注意」にある添付書類

- 臨床検査を専ら担当する医師の所定労働時間のうち、検体検査の判断の補助や検体検査全般の管理・運営に**携わる時間がわかるもの**
- 緊急検査を常時実施できる**体制についての資料**（従事者の勤務状況など具体的にわかるもの）
- 臨床検査の精度管理の**実施状況の資料**（実施責任者名、実施時期、実施頻度など実施状況が具体的にわかるもの）
- 臨床検査の適正化に関する**委員会の運営規定**
- 国際標準化機構が定めた臨床検査に関する国際規格に基づく**技術能力の認定を受けていることを証する文書**の写し（国際標準検査管理加算の届出の場合）

（4）手術「K529-2胸腔鏡下食道悪性腫瘍手術（内視鏡手術用支援機器を用いる場合）」

　手術料の中には、施設基準の届出が必要なものがあります。施設基準を満たす必要がある、または届出が必要な手術は、大きく6つに区分できます（図表9−16）。

■図表9-16 算定方法の「告示」「第10部手術」の通則より

①	施設基準を満たした届出医療機関のみで算定できる手術(一部届出が必要)	通則4、通則19
②	**届出は不要**だが、手術の**実施件数の院内掲示**等の施設基準を満たすことが必要となる手術	通則5および6
③	②のうち個別に施設基準を満たす必要のある手術(一部届出が必要)	
④	施設基準に適合しているものとして届け出た医療機関において、手術の所定点数に加算が算定できる手術(休日加算1等)	通則12、通則20
⑤	所定点数を100分の80に減算して算定する施設基準が設けられている手術	通則16
⑥	施設基準を満たした届出医療機関で内視鏡手術用支援機器を用いた場合にも算定できる手術	通則18

※参考:全国保険医団体連合会『届出医療等の活用と留意点—施設基準・人員基準等の手引き—』

　どのような手術が①～⑥に分類されるのかは、診療報酬の告示の「第2章　特掲診療料　第10部手術」の「通則」に規定されています。
　例えば、「K529-2胸腔鏡下食道悪性腫瘍手術(内視鏡手術用支援機器を用いる場合)」は、⑥「通則18」に該当します(図表9-17)。施設基準の要件は「通知」(図表9-18)で確認します。

■図表9-17　「第2章　特掲診療料　第10部手術」の通則

告示

診療報酬の算定方法　別表第一　医科診療報酬点数表
第10部　手術
通則18　区分番号K374-2、K394-2、K502-5、K504-2、K513-2、K514-2の2及び3、K529-2、K529-3、K554-2、K655-2の1、K655-5の1、K657-2の1、K674-2、K695-2、K702-2、K703-2、K719-3、K740-2の1、2及び5、K754-2、K755-2、K778-2、K803-2、K865-2、K877-2並びにK879-2(子宮体がんに限る。)に掲げる手術については、別に厚生労働大臣が定める施設基準に適合しているものとして地方厚生局長等に届け出た保険医療機関において内視鏡手術用支援機器を用いて行った場合においても算定できる。

■図表9-18　「K529-2胸腔鏡下食道悪性腫瘍手術(内視鏡手術用支援機器を用いる場合)」の施設基準

通知

特掲診療料の施設基準等及びその届出に関する手続きの取扱いについて
別添1　特掲診療料の施設基準等
第62の2の2　胸腔鏡下食道悪性腫瘍手術(内視鏡手術用支援機器を用いる場合)
1　胸腔鏡下食道悪性腫瘍手術(内視鏡手術用支援機器を用いる場合)に関する施

設基準

（1）外科又は消化器外科、消化器内科、放射線科及び麻酔科を標榜している病院であること。

（2）当該保険医療機関において、以下のアからエまでの手術を合わせて年間10例以上実施しており、このうちウ又はエの手術を合わせて年間10例以上実施していること。

　ア　食道悪性腫瘍手術（単に切除のみのもの）

　イ　食道悪性腫瘍手術（消化管再建手術を併施するもの）

　ウ　胸腔鏡下食道悪性腫瘍手術

　エ　縦隔鏡下食道悪性腫瘍手術

（3）外科又は消化器外科について専門の知識及び5年以上の経験を有する常勤の医師が2名以上配置されており、そのうち1名以上が外科又は消化器外科について10年以上の経験を有すること。

（4）緊急手術が実施可能な体制が整備されていること。

（5）常勤の臨床工学技士が1名以上配置されていること。

（6）当該療養に用いる機器について、適切に保守管理がなされていること。

（7）当該手術を実施する患者について、関連学会と連携の上、手術適応等の治療方針の決定及び術後の管理等を行っていること。

（8）関係学会から示されている指針に基づき、当該手術が適切に実施されていること。

2　届出に関する事項

（1）胸腔鏡下食道悪性腫瘍手術（内視鏡手術用支援機器を用いる場合）の施設基準に係る届出は、別添2の様式52及び様式87の10を用いること。

（2）当該手術に用いる機器の保守管理の計画を添付すること。

　施設基準の（1）「標榜している病院」は、要件とされている診療科の標榜を届け出ている病院です。（7）の「関連学会と連携の上、手術適応等の治療方針の決定及び術後の管理等を行っている」とは具体的には、「National Clinical Database」（日本外科学会等のデータベース）に症例を登録し、手術適応等の治療方針の決定および術後の管理等を行っていることを指します。

　施設基準の（2）に規定されている保険医療機関における「手術の年間実施件数」については、特掲診療料の施設基準の通則で、実績件数の計算と診療報酬の算定にかかわるルールが規定されています。

手術の「年間実施件数」の考え方（第10講5．（2）特掲診療料「特例2」のルール参照）

特掲診療料の施設基準等及びその届出に関する手続きの取扱いについて
※「第二　施設基準の通則」の「第2　届出に関する手続き　4（3）」（通知）
　の「ア」〜「ウ」より

**ア　1月から12月までの1年間の実績をもって施設基準の適合性を判断す
　　る。翌年の4月1日から翌々年3月末日まで所定点数を算定できる。**

イ　アにかかわらず、**新規届出の場合は、届出前6月以内の実施件数が、要件
　　とされる年間実施件数の半数以上であれば足り、翌月の1日から翌年の
　　3月末日まで所定点数を算定することができる。** また、月の最初の開庁日
　　に届出を受理した場合には当該月の1日から翌年の3月末日まで所定点
　　数を算定することができる。

ウ　イに該当する場合は、**所定点数を算定し始めた月の初日から同年12月
　　末日までの実施件数** をもって施設基準の適合性を判断し、当該要件及び
　　他の要件を満たしている場合は、翌年の4月1日から翌々年3月末日ま
　　で所定点数を算定できるものとする。

エ　医科点数表第2章第10部第1節手術料に掲げる手術のうち、通則18に
　　掲げる内視鏡手術用支援機器を用いて行った場合にも算定できることとされ
　　ているものにおける実施件数は、別に規定する場合を除き、**内視鏡又は内視
　　鏡手術用支援機器による実施件数を合算して施設基準の適合性を判断する** も
　　のとする。

 解説　要件とされる年間実施件数

　1年間（1月〜12月）の実績が、施設基準で定める実施件数を満たしていれば、
翌年4月〜翌々年3月まで算定できます。新規届出の場合は、届出前6カ月の実
績が施設基準要件の半数以上であれば届出が可能で、その場合は届出の翌月（ま
たは当該月）1日〜翌年3月まで算定できます（第10講　図表10－11参照）。

 解説　新規届出の場合

（例）　新規届出を受理され8月1日から算定する場合
・7月届出の場合、1月〜6月までの実績を用いる（直近6カ月）。
・8月1日から翌年3月31日まで算定可能。

・4月1日以降も引き続き算定できるかは、前年8月1日（算定開始）～12月31日の実績で判断（第10講　図表10－12参照）。

届出の確認

「K529-2胸腔鏡下食道悪性腫瘍手術（内視鏡手術用支援機器を用いる場合）」の届出は、「別添2」「別添2　様式87の10」「様式52」（図表9－19）を用い、当該手術に用いる機器の保守点検計画を添付します。

■図表9-19　「別添2　様式87の10」「様式52」

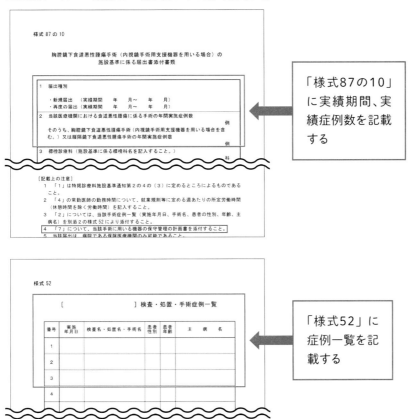

（5）麻酔「L009麻酔管理料（Ⅰ）」

麻酔管理料は、麻酔科標榜医による質の高い麻酔が提供される体制を評価したものです。施設基準を届出した保険医療機関において、届け出た麻酔科標榜医が提供した場合に算定できます（図表9－20）。

施設基準は、告示・通知で麻酔科の標榜および常勤の麻酔科標榜医1名以上の配置が必要とされ、さらに通知では、常勤の麻酔科標榜医による麻酔の安全管理

体制の確保が求められています。

　「麻酔の安全管理体制が確保」は、届け出た常勤の麻酔科標榜医による麻酔の実施と、算定要件に示されている「届け出た麻酔科標榜医による麻酔前後の診察（緊急の場合を除き、麻酔前後の診察は、当該麻酔を実施した日以外）及び麻酔の内容を診療録へ記載」が必要となります。届け出た麻酔科標榜医と要件を共有して、適正な運用が求められます。

■図表9-20　「麻酔管理料（Ⅰ）」の施設基準

告示

第十二の二麻酔

二　麻酔管理料（Ⅰ）の施設基準

（1）麻酔科を標榜している保険医療機関であること。

（2）常勤の麻酔に従事する医師（麻酔科につき医療法（昭和二十三年法律第二百五号）第六条の六第一項に規定する厚生労働大臣の許可を受けた者に限る。以下「麻酔科標榜医」という。）が配置されていること。

（3）麻酔管理を行うにつき十分な体制が整備されていること。

通知

第81　麻酔管理料（Ⅰ）

1　麻酔管理料（Ⅰ）の施設基準

（1）麻酔科を標榜している保険医療機関であること。

（2）麻酔科標榜医が1名以上配置されていること。

（3）常勤の麻酔科標榜医により、麻酔の安全管理体制が確保されていること。

a．麻酔科標榜医

　「麻酔科標榜医」は、麻酔の実施にかかわる診療に従事する医師として厚生労働大臣の許可を受けた医師です。「麻酔科標榜医」が当該診療に従事する保険医療機関が「麻酔科」を標榜ができます。

b．届出の確認

　届出に用いる「様式75」には、「麻酔科標榜許可書の許可年月日と登録番号」「常勤となった日」を記載します（図表9－21）。

■図表9-21 「様式75　麻酔管理料に係る届出書添付書類」

```
様式 75
                  麻酔管理料に係る届出書添付書類


 1  届出項目（該当するものにそれぞれ〇をつけること。）

        （    ）  麻酔管理料（Ⅰ）

        （    ）  麻酔管理料（Ⅱ）   （    ）   研修を修了した看護師

 2  標榜診療科（施設基準に係る標榜科名を記入すること。）


 3  常勤の麻酔科標榜医

              麻 酔 科 標 榜 許 可 書
   氏  名                          常勤となった日  勤務時間
           許 可 年 月 日  登 録 番 号
                                            時間
                                            時間
                                            時間
```

「麻酔科標榜許可書」の
写しを保管・管理する

c. 届出受理後

　「麻酔管理料（Ⅰ）」は、施設基準の通知「第3　届出受理後の措置等」において、「届け出ている医師に変更があった場合にはその都度届出を行うこと」とされている項目です。施設基準で届け出た麻酔科標榜医が退職などで配置できなかった場合や変更となった場合は、その都度、辞退または変更届が必要となります（第10講　図表10-25参照）。

練習問題

1．**薬剤管理指導料の施設基準について、次の中から正しいものを選びなさい。**

（ア）薬剤管理指導料では、外来の患者に対しても患者ごとに適切な薬学的管理を
　　　行うことが求められている。

（イ）医薬品情報管理室に常時、薬剤師が待機している必要はない。

（ウ）薬剤管理指導料では、常勤の薬剤師が2名以上配置されていなければならな
　　　いが、非常勤薬剤師4名を組み合わせることにより常勤薬剤師を配置しなく
　　　てもよい。

2．**検体検査管理加算（Ⅳ）の施設基準について、次の中から正しいものを選びな
　　さい。**

（ア）専従の常勤医師配置が要件となっている。

（イ）施設基準通知の「1（3）」に記載されている検査項目は常時実施できる体制
　　　にあることが要件であるが、夜間など体制が整わない場合には実施できなく
　　　てもよい。

（ウ）届出には、臨床検査の適正化に関する委員会の運営規定を添付する必要がある。

3．**在宅医療の施設基準について、次の中から正しいものを選びなさい。**

（ア）在宅時医学総合管理料では、緊急時の連絡・対応方法について口頭による丁
　　　寧な説明が求められている。

（イ）機能強化・連携型の在宅療養支援診療所・支援病院の届出要件とされている
　　　往診体制や緊急の往診件数等は、自施設単独でクリアすることができなくて
　　　も、連携医療機関とともにクリアしていればよい。

（ウ）地域ケア会議等への出席状況は定例報告で報告すればよく、その根拠資料を
　　　残す必要はない。

4．**特掲診療料の施設基準について、次の中から正しいものを選びなさい。**

（ア）「K529-2胸腔鏡下食道悪性腫瘍手術（内視鏡手術用支援機器を用いる場
　　　合）」の施設基準の届出を新規で10月に行う場合、届出前1年間の手術実績
　　　が要件を満たしていることが必要である。

（イ）麻酔管理料（Ⅰ）の施設基準では、麻酔科を標榜していることが求められる。

（ウ）麻酔管理料の施設基準において届け出た麻酔科標榜医が変更となった場合
　　　は、変更の記録を保存することでよく、変更届は不要である。

練習問題の答えと解説

1

（ア） ×　薬剤管理指導料では、<u>入院中の患者に対して</u>患者ごとに適切な薬学的管理を行うことが求められています。

（イ） ○

（ウ） ×　非常勤薬剤師2人を常勤換算が1.0を超えている場合、常勤薬剤師2名以上のうち1名に充当できます。少なくとも1名は常勤でなければなりません。

P185、186、187参照

2

（ア） ×　検体検査管理加算（Ⅳ）では臨床検査を専ら担当する常勤の医師の配置が求められていますが、「専従」の規定はありません。

（イ） ×　常時実施できる体制が求められていますので、夜間についてもその体制を維持しなければなりません。

（ウ） ○

P197、198、199参照

3

（ア） ×　届出様式19では、「緊急時の連絡・対応方法についての患者等への説明文書の添付」が求められており、文書による説明が求められています。

（イ） ○

（ウ） ×　地域ケア会議等への出席状況および在宅看取り数については、年1回地方厚生（支）局長等への報告が定められています。根拠資料として、地域ケア会議等の議事録を保管する必要があります。

P193、194、195参照

4

（ア） ×　新規届出の場合は、届出前6カ月の実績が施設基準要件の半数以上であれば届出が可能で、その場合は届出の翌月（または当該月）1日〜翌年3月まで算定できます。

（イ） ○

（ウ） ×　麻酔管理料（Ⅰ）は、施設基準の通知「第3　届出受理後の措置等」において、「届け出ている医師に変更があった場合にはその都度届出を行うこと」とされている項目です。

P204、205、207参照

第**10**講
施設基準の届出

施設基準には届出のルールがあります。ルールの正しい理解が、届出後の適切な管理につながります。届出のルールと事例を参考にした届出書類の作成について学びましょう。

1. 施設基準の届出

　診療報酬の算定では、「施設基準を満たす必要がある項目」と「施設基準の要件がない項目」があり、さらに前者は、届出が必要・不要に分かれます。届出が必要な項目は、必要書類を各都道府県にある地方厚生（支）局に提出します。その後、受理されれば届出した項目が算定できます（図表10－1）。

　算定は、月の最初の開庁日＊**に届出をすれば当月1日から可能**です。しかし、届出がその翌日になると、算定も翌月からになります。届出日によって、算定できる診療報酬に1カ月分の違いが生じ、病院経営に大きな影響を及ぼすので気をつけましょう。

　なお、診療報酬改定が行われた年は、当該年度の最初の届出日が指定されます。指定の月日までに届出が受理されれば、同月1日に遡って診療報酬を算定できます。

＊**開庁日（かいちょうび）**
官庁が業務を行っている日。一般企業でいう営業日

■図表10-1　診療報酬項目の施設基準要件の有無と届出要否

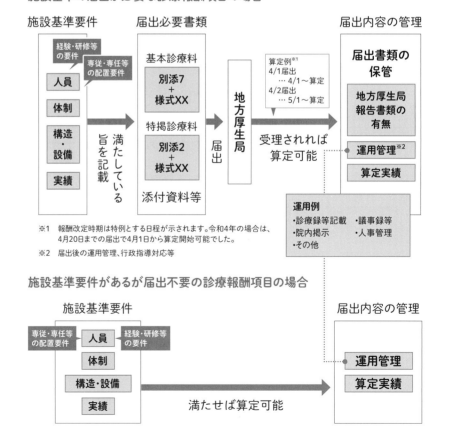

施設基準の届出が必要な診療報酬項目の場合

※1　報酬改定時期は特例とする日程が示されます。令和4年の場合は、
　　　4月20日までの届出で4月1日から算定開始可能でした。
※2　届出後の運用管理、行政指導対応等

施設基準要件があるが届出不要の診療報酬項目の場合

「地方厚生（支）局」とは？

　厚生労働省の地方支分部局です。保険医療機関は、所在地にある管轄の「地方厚生（支）局」（以下、「厚生局」）に施設基準を届出します。施設基準に関する問い合わせは、その管轄の厚生局に行います。

　全国の厚生局は、図表10 − 2のとおりです。北海道は本局（札幌市）が道内全域を管轄しますが、それ以外の都府県には、事務所があります。また、「中国四国厚生局」は、「本局」（広島市）と「四国厚生支局」（高松市）があります。そのため、名称の「地方厚生（支）局」には“（支）”が入っているのです。

■図表10-2　全国の厚生局

地方厚生局	管轄地域
北海道厚生局	北海道
東北厚生局	青森県、岩手県、宮城県、秋田県、山形県、福島県
関東信越厚生局	茨城県、栃木県、群馬県、埼玉県、千葉県、東京都、神奈川県、新潟県、山梨県、長野県
東海北陸厚生局	富山県、石川県、岐阜県、静岡県、愛知県、三重県
近畿厚生局	福井県、滋賀県、京都府、大阪府、兵庫県、奈良県、和歌山県
中国四国厚生局	鳥取県、島根県、岡山県、広島県、山口県、徳島県、香川県、愛媛県、高知県
四国厚生支局	徳島県、香川県、愛媛県、高知県
九州厚生局	福岡県、佐賀県、長崎県、熊本県、大分県、宮崎県、鹿児島県、沖縄県

2. 届出の流れ

　届出の流れは、「基本診療料」と「特掲診療料」のどちらも共通です（図表10 − 3）。

①算定可能な施設基準を確認

　自施設で算定可能な施設基準を確認します。その際、届出をしたい施設基準の実績期間を満たしているかどうかを調べます。「基本診療料」は1カ月間の実績が基本ですが、実績が不要だったり、1カ月以上の実績が求められる施設基準があります。

②厚生局に届出書を提出

　自施設の管轄内にある厚生局に届出書を提出します。厚生局は届出書や添付書類などを確認して基準要件を審査し、適合を判断します。この要件審査には、原則として2週間以内の期間を要します。遅くとも1カ月以内には、届出の受理・不受理が医療機関に連絡されます。院内掲示などが求められている施設基準を届けている場合、算定の開始段階で対応しておくことが重要です。

③届出書類の保管

　届出の際は、「基本診療料」は「別添7」、「特掲診療料」は「別添2」の届出書の項目ごとに定められた「様式」をそれぞれ1通提出します。なお、当該保険医療機関は、提出した届出書の控えと受理通知を適切に保管しておく必要があります。

④届出後の管理

　施設基準は、届出以降も引き続き要件を満たしていることを、定期的に確認する必要があります。例えば、要件となっている年間の症例数や、施設基準で届け出た従事者等の「退職」「休職」「異動」等による届出時との相違等について、定期的に確認・管理が必要となります。

⑤届出の変更や取り下げ

　届出している施設基準の要件に適合しなくなった場合等には、届出の変更や辞退の手続きを行います。

⑥適時調査

　厚生局は、届出の受理後、医療機関に出向き「適時調査」を行います。適時調査で届出の内容に不備があると、届出の変更や取り下げが指示されます。指導後に改善されていない場合には、届出の受理が取り消されたり、6カ月間届出ができなくなったりしますので、注意が必要です（第11講を参照）。

■図表10-3　届出の流れ

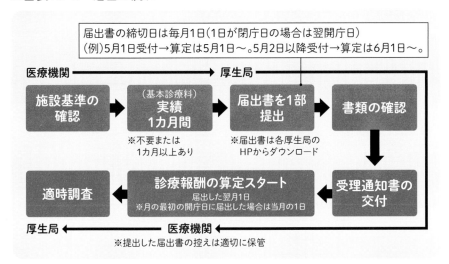

届出書の締切日は毎月1日（1日が閉庁日の場合は翌開庁日）
（例）5月1日受付→算定は5月1日〜。5月2日以降受付→算定は6月1日〜。

医療機関 ─────────────→ 厚生局

施設基準の確認 → （基本診療料）実績1カ月間 → 届出書を1部提出 → 書類の確認

※不要または1カ月以上あり　　※届出書は各厚生局のHPからダウンロード

適時調査 ← 診療報酬の算定スタート　届出した翌月1日　※月の最初の開庁日に届出した場合は当月の1日 ← 受理通知書の交付

厚生局 ← 医療機関 ←
※提出した届出書の控えは適切に保管

3.届出が不要な場合

施設基準を満たす必要がある項目で、届出が不要なものには、次の3パターンがあります。いずれも、「施設基準を満たしている根拠となる書類や体制など、常に管理していること」が必要です。

（1）施設基準の要件を満たしていればよい

ここでは、「夜間・早朝等加算」を例に説明します。施設基準の「通知」（図表10－4）には、「当該基準を満たしていればよく」と示されています。「当該基準」とは施設基準の要件を指し、それを満たしていれば届出が必要ないというものです。

■図表10-4 「夜間・早朝等加算」の施設基準

基本診療料の施設基準等及びその届出に関する手続きの取扱いについて　**通知**
別添1
第1の2　夜間・早朝等加算
2　届出に関する事項
夜間・早朝等加算の施設基準に係る取扱いについては、当該基準を満たしていれば
よく、特に地方厚生（支）局長に対して、届出を行う必要はないこと。

（2）他の項目の届出をしていればよい

　「認知症地域包括診療加算」を例に説明します。「3　届出に関する事項」に「地域包括診療加算1又は2の届出を行っていればよく」と記載されています（図表10−5）。つまり、「地域包括診療加算1」または「同2」を届出していれば要件を満たすことになり、届出が不要です。

■図表10-5 「認知症地域包括診療加算」の施設基準

基本診療料の施設基準等及びその届出に関する手続きの取扱いについて　**通知**
別添1
第2の4　認知症地域包括診療加算
1　認知症地域包括診療加算1に関する基準
第2の3に掲げる地域包括診療加算1の届出を行っていること。
2　認知症地域包括診療加算2に関する基準
第2の3に掲げる地域包括診療加算2の届出を行っていること。
3　届出に関する事項
地域包括診療加算1又は2の届出を行っていればよく、認知症地域包括診療加算1
又は2として特に地方厚生（支）局長に対して、届出を行う必要はないこと。

（3）指定グループ内の1つを届出したら個別の届出が不要

　「特掲診療料」には、区分された同じグループ内にある項目の1つを届出すれば、個別の届出が不要なものがあります。令和4（2022）年度の診療報酬改定では、「（1）〜（16）」のグループが規定されました（図表10−6）。

■図表10-6　個別の届出が不要なグループの規定

特掲診療料の施設基準等及びその届出に関する手続きの取扱いについて　**通知**

第2　届出に関する手続き

7　次の（1）から（16）までに掲げるものについては、それらの点数のうちいずれか1つについて届出を行っていれば、当該届出を行った点数と同一の区分に属する点数も算定できるものであり、点数ごとに別々の届出を行う必要はないものであること。

【例】

（1）持続血糖測定器加算（間歇注入シリンジポンプと連動する持続血糖測定器を用いる場合）、皮下連続式グルコース測定

4. 他の項目の届出が施設基準の要件

　他の項目の届出が、施設基準の要件となっている項目があります。ここでは、「データ提出加算」を例に説明します。

　「データ提出加算」の施設基準には、「診療録管理体制加算の届出を行っている保険医療機関であること」が明記されており、事前に「診療録管理体制加算」の届出を行っていなければなりません（図表10−7）。

　このような場合、要件となっている他の項目の施設基準が満たせない場合は、双方の施設基準の辞退届が必要となりますので、気をつけましょう。

　例えば「診療録管理体制加算」の施設基準を満たせない場合には、「データ提出加算」の基準を満たさないことになり、「診療録管理体制加算」と「データ提出加算」の双方の辞退届をしなければなりません。

■図表10-7　「データ提出加算」の施設基準

基本診療料の施設基準等及びその届出に関する手続きの取扱いについて　**通知**

別添3

第26の4　データ提出加算

1　データ提出加算の施設基準

区分番号「A 207」診療録管理体制加算に係る届出を行っている保険医療機関であること。

5. 届出前の実績

（1）「基本診療料」

　「基本診療料」では、届出をする前に１カ月の実績が必要になります。ただし、例外規定があります。なお、医療機関の名称変更や移転など、開設者や従事者に実体として変更がないと考えられるものは、変更届出時の実績は不要です（図表10－8）。

■図表10-8　届出に関する手続きの取り扱い

第2　届出に関する手続き	通知

4　届出に当たっては、当該届出に係る基準について、特に規定する場合を除き、届出前１か月の実績を有していること。ただし、次に掲げる入院料に係る実績については、それぞれ以下に定めるところによること。（以下略）

➡ 例外規定

※基本診療料の通知（令和４年３月４日）第2「4」より
　ａ．届出前４カ月の実績
「精神科急性期治療病棟入院料」「精神科救急急性期医療入院料」および「精神科救急・合併症入院料」
　ｂ．届出前６カ月の実績
「回復期リハビリテーション病棟入院料１」〜「同４」
　ｃ．届出前１年間の実績
「地域移行機能強化病棟入院料」

（2）「特掲診療料」

　「特掲診療料」は、基本的に実績期間が求められませんが、実績期間にかかわる特例規定が多く設けられています。令和４年度診療報酬改定では、12の特例規定が定められました（図表10－9）。

■図表10-9　実績に関する特例規定

特掲診療料の施設基準等及びその届出に関する手続きの取扱いについて　**通知**
第2　届出に関する手続き
4　届出に当たっては、当該届出に係る基準について、特に定めがある場合を除き、実績期間を要しない。ただし、以下に定める施設基準については、それぞれ以下に定めるところによる。

➡ 12の特例（実績期間の定めがあるもの）

1　開放型病院の施設基準
2　検査、画像診断の施設共同利用率、輸血、病理診断の割合等
3　在宅、検査、手術等の年間実施件数
4　コンタクトレンズ検査料1から3までに係る検査割合及び院内交付割合
5　後発医薬品調剤体制加算及び外来後発医薬品使用体制加算の施設基準
6　高度腎機能障害患者指導加算に係る施設基準
7　処置の休日加算1、時間外加算1及び深夜加算1に係る年間実施日数
8　手術の休日加算1、時間外加算1及び深夜加算1に係る年間実施日数
9　人工腎臓（慢性維持透析を行った場合1及び2に限る。）に係る透析用監視装置一台あたりのJ038人工腎臓を算定した患者数の割合
10　胃瘻造設術（経皮的内視鏡下胃瘻造設術、腹腔鏡下胃瘻造設術）及び胃瘻造設時嚥下機能評価加算に係る年間実施件数
11　摂食嚥下機能回復体制加算に係る経口摂取回復率、患者数
12　一般不妊治療管理料に係る不妊治療の患者の診療件数

ここでは「特例1」と「特例2」について解説します。

「特例1」の「開放型病院*」は、届出前30日間の実績が必要となります。

「特例2」の検査と画像診断の施設共同利用率、輸血と病理診断の割合などの実績要件は、その取り扱いのルールが詳細に規定されています（図表10－10）。特例の「特例2」の取り扱いは、「特例3」以降の取り扱いと共通しています。

＊　**開放型病院**

地域医療機関（かかりつけ医）の紹介による患者の入院治療を、病院がかかりつけ医と連携して共同で治療を行うために設けた病床

■図表10-10　「特例2」の対象

・中枢神経磁気刺激による誘発筋電図、光トポグラフィー、ポジトロン断層撮影、ポジトロン断層・コンピューター断層複合撮影、ポジトロン断層・磁気共鳴コンピューター断層複合撮影、乳房用ポジトロン断層撮影、コンピューター断層撮影、磁気共鳴コンピューター断層撮影に係る施設共同利用率 ・輸血管理料に係る新鮮凍結血漿・赤血球濃厚液割合等 ・保険医療機関間の連携による病理診断に係る病理標本割合

「特例2」のルール
①1年間の実績期間

1月～12月までの1年間の実績で、施設基準の適合を判断します。当該および他の要件を満たしている場合は、翌年4月1日から翌々年3月末日まで所定点数が算定できます（図表10−11）。

■図表10-11 1年間の実績期間

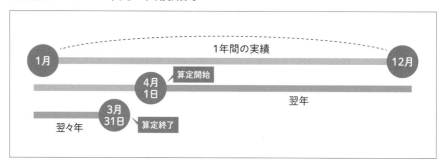

②新規届出の場合

新規届出は、届出前6カ月の実績があれば可能です。届出した月末までに受理された場合、翌月1日～翌年3月末日まで算定できます。なお、施設基準に適合しなくなり、所定点数が算定できなくなって再度届出を行う場合は、新規届出に該当しません。

③実績期間を要しないものの場合

施設基準の届出後、当該基準に係る機器を増設する場合、変更届出に実績期間は不要です。この場合は、届出した月末*までに受理されれば、翌月1日～翌年3月末日まで、当該機器も所定点数が算定できます。

＊ 月の最初の開庁日に届出が受理された場合は、当該月の1日から翌年3月末日まで当該機器の算定が可能

④②または③に該当する届出の翌年以降の取り扱い

所定点数を算定し始めた月の初日から同年12月末日までの実績で、施設基準の適合を判断します。当該および他の要件を満たしていれば、翌年4月1日～翌々年3月末日まで所定点数を算定できます（図表10−12）。

■図表10-12 「特例2」のルール②③④
7月中に届出して「8月1日」から算定を開始した場合

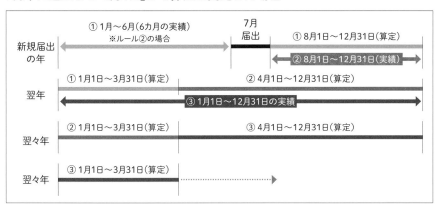

6.届出書類

「基本診療料」と「特掲診療料」の届出書は、どちらも施設基準の「通知」の最後
に掲載されています。「基本診療料」は「別添7」または「別添7の2」、「特掲診療
料」は「別添2」または「別添2の2」が必要です。さらに施設基準の項目ごとに届
出の様式が定められています。この様式の中には、別途添付しなければならない
書類などが記載されていることがありますので注意が必要です（図表10－13）。

■図表10-13　届出関連の書類

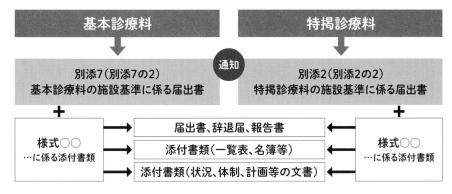

届出様式のダウンロード

届出に用いる様式は地方厚生（支）局のホームページからダウンロードできます。

【例】様式のダウンロード画面（イメージ）

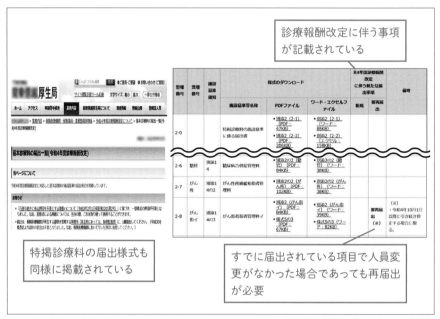

※厚生労働省（厚生局）のホームページを引用

7.届出書類の作成

　届出書類の作成について、「診療録管理体制加算1」の届出を例に説明します。同加算の届出では、「別添7」の「基本診療料の施設基準等に係る届出書」と「様式17」の「診療録管理体制加算の施設基準に係る届出書添付書類」を用います（図表10－14）。さらに平面図や組織図、規定などのさまざまな添付書類が求められています（図表10－15）。

※同加算の施設基準は第2講を確認

■図表10-14　「診療録管理体制加算」の届出に関する事項

第4　診療録管理体制加算　　　　　　　　　　　　　　　　　　　**通知**

3　届出に関する事項

（1）診療録管理体制加算の施設基準に係る届出は、別添7の様式17を用いること。

（2）毎年7月において、標準規格の導入に係る取組状況や医療情報システムのバックアップ体制の確保状況等について、別添7の様式17の2により届け出ること。

■図表10-15　届出書の構成例　「診療録管理体制加算」

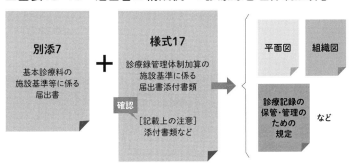

（1）「別添7」の作成

　「別添7」を記載していきましょう（図表10－16、10－17）。

■図表10-16 「別添7」の記載

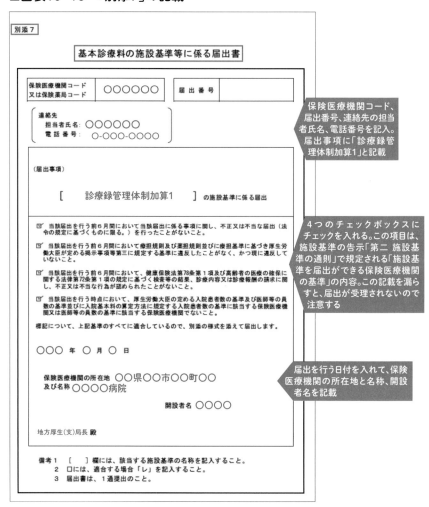

別添7

基本診療料の施設基準等に係る届出書

| 保険医療機関コード
又は保険薬局コード | ○○○○○○ | | 届 出 番 号 | |

連絡先
　担当者氏名：○○○○○○
　電話番号：0-000-0000

（届出事項）

　　　[　　　診療録管理体制加算1　　　]　の施設基準に係る届出

☑　当該届出を行う前6月間において当該届出に係る事項に関し、不正又は不当な届出（法令の規定に基づくものに限る。）を行ったことがないこと。

☑　当該届出を行う前6月間において療担規則及び薬担規則並びに療担基準に基づき厚生労働大臣が定める掲示事項等第三に規定する基準に違反したことがなく、かつ現に違反していないこと。

☑　当該届出を行う前6月間において、健康保険法第78条第1項及び高齢者の医療の確保に関する法律第72条第1項の規定に基づく検査等の結果、診療内容又は診療報酬の請求に関し、不正又は不当な行為が認められたことがないこと。

☑　当該届出を行う時点において、厚生労働大臣の定める入院患者数の基準及び医師等の員数の基準並びに入院基本料の算定方法に規定する入院患者数の基準に該当する保険医療機関又は医師等の員数の基準に該当する保険医療機関でないこと。

標記について、上記基準のすべてに適合しているので、別添の様式を添えて届出します。

○○○○　年　○　月　○　日

保険医療機関の所在地　○○県○○市○○町○○
及び名称　○○○○病院

　　　　　　　　　　　　　　　　　開設者名　○○○○

地方厚生（支）局長　殿

備考1　[　　　]欄には、該当する施設基準の名称を記入すること。
　　2　□には、適合する場合「レ」を記入すること。
　　3　届出書は、1通提出のこと。

（吹き出し）保険医療機関コード、届出番号、連絡先の担当者氏名、電話番号を記入。届出事項に「診療録管理体制加算1」と記載

（吹き出し）4つのチェックボックスにチェックを入れる。この項目は、施設基準の告示「第二 施設基準の通則」で規定される「施設基準を届出ができる保険医療機関の基準」の内容。この記載を漏らすと、届出が受理されないので注意する

（吹き出し）届出を行う日付を入れて、保険医療機関の所在地と名称、開設者名を記載

■図表10-17 「別添7」（参考）の記載

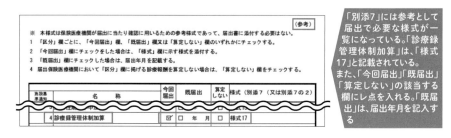

（参考）

※　本様式は保険医療機関が届出に当たり確認に用いるための参考様式であって、届出書に添付する必要はない。
1　「区分」欄ごとに、「今回届出」欄、「既届出」欄又は「算定しない」欄のいずれかにチェックする。
2　「今回届出」欄にチェックをした場合は、「様式」欄に示す様式を添付する。
3　「既届出」欄にチェックした場合は、届出年月を記載する。
4　届出保険医療機関において「区分」欄に掲げる診療報酬を算定しない場合は、「算定しない」欄をチェックする。

施設基 準区分	名　称	今回 届出	既届出	算定 しない	様式（別添7（又は別添7の2）
	～～～				～～～
4	診療録管理体制加算	☑	□　年　月	□	様式17

（吹き出し）「別添7」には参考として届出で必要な様式が一覧になっている。「診療録管理体制加算」は、「様式17」と記載されている。また、「今回届出」「既届出」「算定しない」の該当する欄にレ点を入れる。「既届出」は、届出年月を記入する

（2）「様式17」の作成

　記載例をもとに「様式17」の作成を説明します。まず、「様式17」の最後にある「記載上の注意」（図表10－18）にある各項目の記載上の注意や、添付書類を確認

します。その後、図表10 - 19の記載例のように仕上げていきます。

■図表10-18　「様式17」の「記載上の注意」

「様式17 診療録管理体制加算の施設基準に係る届出書添付書類」

［記載上の注意］

1　中央病歴管理室の平面図を添付すること。

2　「3」で有とした場合は、当該診療録管理部門がわかる組織図を添付すること。

3　「4」は、「3」で無とした場合に記載すること。

4　診療記録の保管・管理のための規定を添付すること。

5　「7」の勤務時間は、就業規則等に定める週あたりの所定労働時間（休憩時間を除く労働時間）を記載すること。

6　「10」は、どのような情報提供方法をとっているか簡潔に記載すること。

7　「11」及び「12」は、許可病床数が400床以上の保険医療機関が記載すること。

8　「12」は、届出保険医療機関について予定されているものを記載することでよく、少なくとも年1回程度、実施されていること。

■図表10-19　「様式17」の記載

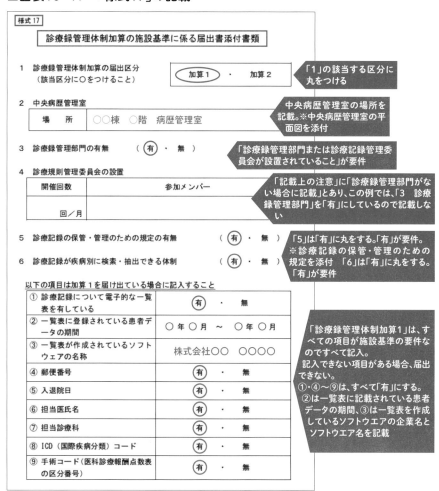

7 専任の診療録管理者

職　種	氏　名	勤　務　の　態　様	勤務時間
○○	○○○○	常　勤 { 専　従 / 非常勤 { 専　任	○○時間
○○	○○○○	常　勤 { 専　従 / 非常勤 { 専　任	○○時間

基準を満たす職種、氏名、勤務の態様、勤務時間および直近1年間の退院患者数を記載。勤務時間は、就業規則等に定める週当たりの所定労働時間（休憩時間を除く）を記載。
加算Iの要件は、「年間の退院患者数2,000名ごとに1名以上の専任の常勤診療記録管理者が配置されており、うち1名以上が専従」と定められている

直近1年間の 退院患者数	○ 年 ○ 月 ～ ○ 年 ○ 月
	○○名

8　疾病統計に用いる疾病分類

ICD（国際疾病分類）上の規定に基づく細分類項目（4桁又は5桁） ・ ICD大分類程度

疾病統計に用いる疾病分類の体制について。加算Iの要件の「ICD上の規定に基づく～」に丸をつける

9　全患者に対する退院時要約の作成（加算1を届け出ている場合に記入すること）

対象期間	○ 年 ○ 月
①1月間の退院患者数	○○○名
② ①のうち、退院日の翌日から起算して14日以内に退院時要約が作成され中央病歴管理室に提出された患者数	○○○名
② ／ ① の値	○○%

加算Iは「全診療科において退院時要約が全患者に作成されていること」が要件。届出には必ず記載。
同加算の要件では、毎月9割以上でなければならない

10　患者に対する診療情報の提供

当院規定に従い文書にて提供
（診療情報の提供に関する指針の策定について（平成15年9月12日医政発第0912001号）を参考）

記載例

11　専任の医療情報システム安全管理責任者の配置の有無 （ 有 ・ 無 ）

12　職員を対象とした情報セキュリティに関する研修の実施 （ 有 ・ 無 ）

許可病床数が400床以上の保険医療機関が記載

8.変更の届出

（1）基本的な取り扱い

　保険医療機関が厚生局に施設基準を届出して、受理後に施設基準を満たさなくなったり、区分の変更などが発生した場合、開設者は遅滞なく変更の届出などを行わなければなりません。

　この変更の届出は、届出の内容と**異なった事情が生じた日の属する月の翌月**に速やかに行わなければなりません。例えば、4月中に変更が生じた場合は、5月に変更の届出を行います。この取り扱いは、「基本診療料」と「特掲診療料」ともに共通です（図表10 − 20）。

■図表10−20　届出受理後の措置等（基本・特掲共通）

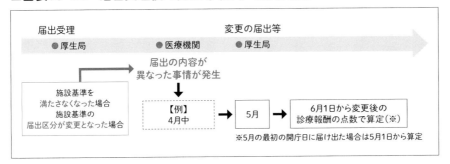

（2）基本診療料

①病棟の増減時の取り扱い

　病床数に著しい増減があった場合は、**その都度届出**を行います。病床数の著しい増減とは、病棟数の変更や、病棟の種別の病床数に対して 1 割以上の病床数の増減があった場合などです（図表10 − 21）。これに該当しない病床数でも、届出の基準を満たさなくなった場合には、変更の届出が必要です。ただし、例外規定が設けられている場合については、この限りではありません（図表10 − 22、10 − 23）。

■図表10−21　届出に関する手続きの取扱い

基本診療料の施設基準等及びその届出に関する手続きの取扱いについて	通知
第3　届出受理後の措置等	

1　届出を受理した後において、届出の内容と異なった事情が生じ、当該施設基準を満たさなくなった場合又は当該施設基準の届出区分が変更となった場合には、保険医療機関の開設者は遅滞なく変更の届出等を行うものであること。また、病床数に著しい増減があった場合にはその都度届出を行うものであること（病床数の著しい増減とは、病棟数の変更や、病棟の種別ごとの病床数に対して1割以上の病床数の増減があった場合等のことであるが、これに該当しない病床数の変更の場合であっても、病床数の増減により届出の基準を満たさなくなった場合には、当然、変更の届出は必要である。）。ただし、次に掲げる事項についての一時的な変動についてはこの限りではない。

②例外規定

a．一時的な変動が認められている場合

　施設基準の要件を満たさなくなった場合でも、一定の条件の範囲で一時的な変動が認められている施設基準の要件があります。例えば、「月平均夜勤時間数72時間以下」の基準では、3カ月を超えない期間の1割以内（79.2時間以内）の一時的変動が認められています。ただし、4カ月目も72時間を超えた場合には、変更の届出が必要となります。また、1カ月でも79.2時間を超えた場合は変更の届出が必要です。一時的な変動が認められている条件について正しく理解し、適切に対応する必要があります。

■図表10-22　届出受理後の措置（一時的な変動）

項目	認められている変動の範囲
平均在院日数、月平均夜勤時間数	暦月で3カ月を超えない期間の1割以内の一時的な変動
医師と患者の比率	暦月で3カ月を超えない期間の次に掲げる範囲の一時的な変動
1日当たり勤務する看護師及び准看護師又は看護補助者（以下「看護要員」という。）の数、看護要員の数と入院患者の比率並びに看護師及び准看護師（以下「看護職員」という。）の数に対する看護師の比率	医療法の許可病床100床以上→暦月で1カ月を超えない期間の1割以内の変動
	医療法の許可病床100床未満→暦月で3カ月を超えない期間の1割以内の変動
算定要件（一般病棟用の重症度、医療・看護必要度I又はII（以下「重症度、医療・看護必要度I又はII」という。）の評価方法を用いる要件を除く。）中の該当患者の割合	暦月で3カ月を超えない期間の1割以内の一時的な変動
算定要件中の紹介割合及び逆紹介割合	暦月で3カ月間の一時的な変動

■図表10-23 「暦月で3カ月以内の1割以内の一時的な変動」が認められている場合の届出の考え方

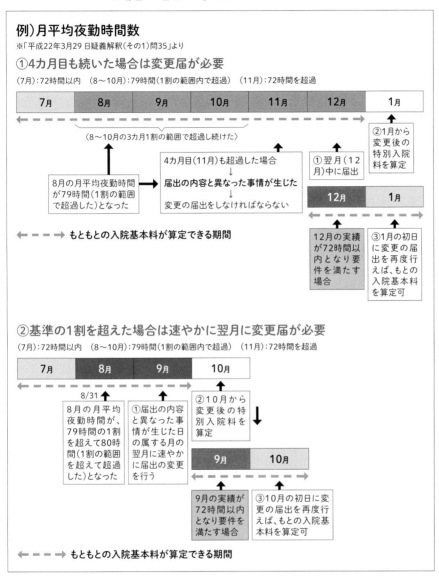

b．月単位で算出する数値を用いた要件を含まない施設基準の場合

　面積や常勤職員の配置要件の変更のみなど、月単位で算出する数値を用いた要件を含まない施設基準の場合には、当該施設基準を満たさなくなった日の属する月に速やかに変更の届出を行い、その翌月から変更後の「入院基本料等」を算定することになります。この取り扱いは、「基本診療料」「特掲診療料」で共通です（図表10-24）。

施設基準の届出

10

■図表10-24　月単位で算出する数値を用いた要件を含まない施設基準の場合（基本・特掲共通）

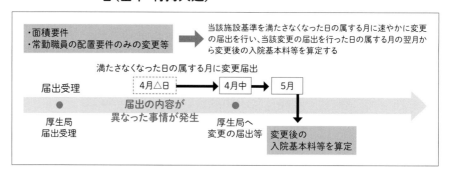

（3）特掲診療料

　「特掲診療料」は、届け出ている従事者の変更に伴う変更届は原則不要ですが、その都度届出が必要な項目が「通知」で規定されています（図表10 - 25）。なお、その都度の届出が規定された項目以外も、施設基準で届け出た従事者の変更に係る書類や記録等を保管・管理していることが必要となります。

■図表10-25　「特掲診療料」でその都度届出が必要な項目

①神経学的検査 ②精密触覚機能検査 ③画像診断管理加算1、2及び3 ④歯科画像診断管理加算1及び2 ⑤麻酔管理料（Ⅰ） ⑥歯科麻酔管理料 ⑦歯科矯正診断料並びに顎口腔機能診断料	届け出ている医師に 変更があった場合
⑧届出にあたり使用する機器を届け出ている項目	当該機器に変更があった場合
⑨CT撮影及びMRI撮影	届け出ている撮影に使用する機器が 変更になった場合

特掲診療料の施設基準等及びその届出に関する手続きの取扱いについて　　　　　【通知】

第3　届出受理後の措置等

1　届出を受理した後において、届出の内容と異なった事情が生じ、当該施設基準を満たさなくなった場合又は当該施設基準の届出区分が変更となった場合には、保険医療機関又は保険薬局の開設者は届出の内容と異なった事情が生じた日の属する月の翌月に変更の届出を行うものであること。ただし、神経学的検査、精密触覚機能検査、画像診断管理加算1、2及び3、歯科画像診断管理加算1及び2、麻酔管理料（Ⅰ）、歯科麻酔管理料、歯科矯正診断料並びに顎口腔機能診断料について届け出

ている医師に変更があった場合にはその都度届出を行い、届出にあたり使用する機器を届け出ている施設基準については、当該機器に変更があった場合には、その都度届出を行うこと。また、CT撮影及びMRI撮影について届け出ている撮影に使用する機器に変更があった場合にはその都度届出を行うこと。その場合においては、変更の届出を行った日の属する月の翌月（変更の届出について、月の最初の開庁日に要件審査を終え、届出を受理された場合には当該月の1日）から変更後の特掲診療料を算定すること。ただし、面積要件や常勤職員の配置要件のみの変更の場合など月単位で算出する数値を用いた要件を含まない施設基準の場合には、当該施設基準を満たさなくなった日の属する月に速やかに変更の届出を行い、当該変更の届出を行った日の属する月の翌月から変更後の特掲診療料を算定すること。

9. 届出後の定例報告・届出内容の公開

定例報告

　施設基準の届出を行った保険医療機関は、毎年、施設基準の適合性を確認し、その結果を報告します（図表10 – 26）。

■図表10-26　定期報告の様式の一部

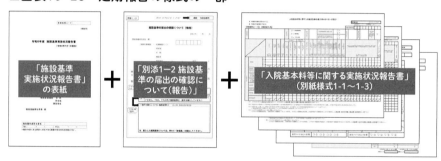

届出内容の公開

　地方厚生（支）局は、届出を受理した後、届出事項に関する情報を都道府県に提供し、相互に協力するよう努める、とされています。届出事項は、被保険者等の役立つ情報として、地方厚生（支）局のホームページなどで閲覧できます。なお、届出の書類は、地方厚生（支）局に「行政文書」として保管され、情報開示の対象となります。

　一方、保険医療機関は患者に対して、院内掲示などで届出内容の情報を伝える義務があります。「院内の見やすい場所に届出内容の掲示を行う」ことは、保険医療養担当規則などにも規定されています。

練習問題

1. 施設基準の届出について、次の中から正しいものを選びなさい。

（ア）月の最初の開庁日に施設基準の届出を行えば当月1日から算定が可能であるほか、診療報酬改定の施行月については特例とする日程が示され、その日程までに届出を行えば遡って当月1日から算定可能となる。

（イ）院内掲示が届出要件となっているものを新規届出する場合には、地方厚生（支）局担当者がその確認のため来院し、受理前の点検が行われる。

（ウ）基本診療料の届出には、特別に記載がない限り直近3カ月の実績が必要である。

2. 施設基準の届出について、次の中から誤っているものを選びなさい。

（ア）すべての施設基準は地方厚生（支）局長への届出が必要となる。

（イ）診療録管理体制加算の施設基準要件を満たさなくなった場合、診療録管理体制加算の辞退とともに、データ提出加算の施設基準の辞退届も必要になる。

（ウ）「皮下連続式グルコース測定」の届出を行っている場合は、「持続血糖測定器加算（間歇注入シリンジポンプと連動する持続血糖測定器を用いる場合）」については、届出を行わなくても算定することができる。

3. 次の中から正しいものを選びなさい。

（ア）特掲診療料の新規届出は基本診療料と同様に、基本的に直近1カ月間の実績が必要となる。

（イ）コンピューター断層撮影に係る施設共同利用率の実績要件は、1月〜12月の1年間の実績で適合性を判断する。

（ウ）コンピューター断層撮影に係る施設共同利用率の実績要件は、新規届出の場合、当年1月から届出を行う前月までの実績で適合性を判断する。

4. 次の中から正しいものを選びなさい。

（ア）月平均夜勤時間数については、直近3カ月の平均値が79.2時間以内であれば届出の変更を行う必要はない。

（イ）CTの機器変更があった場合には、その都度、CT撮影に係る施設基準の変更届出が必要である。

（ウ）特掲診療料では従事者に変更がある場合には、その都度、届出が必要である。

練習問題の答えと解説

1

（ア）　○

（イ）　× 院内掲示が届出要件となっているものを新規届出の場合も他の届出と同じく、地方厚生（支）局届出書や添付書類などを確認し審査します。なお、要件となっている院内掲示については、新規の届出前に対応しておく必要があり、また、適時調査において確認が行われます。

（ウ）　× 実績は直近1カ月間のものを用いることが基本となっています。

P 212、214、218 参照

2

（ア）　× 施設基準の中には「当該基準を満たしていればよく」と「通知」等に記載されているものがあり、これらの施設基準については届出を行う必要はありません。

（イ）　○ データ提出加算は「診療録管理体制加算に係る届出を行っている医療機関」の施設基準が設けられています。

（ウ）　○ 届出の特例の項目に含まれてます。

P 215、217 参照

3

（ア）　× 特掲診療料では「特に定めがある場合を除き、実績期間を要しない」とされています。

（イ）　○

（ウ）　× 新規届出の場合は、届出前6カ月間の実績を用います。

P 218、219、220 参照

4

（ア）　× 直近3カ月の平均値を用いるのではなく、各月ごとに79.2時間（72時間の1割以上の変更）を上回った場合には届出の変更が必要となります。

（イ）　○

（ウ）　× 特掲診療料では、原則として従事者変更による変更の届出は不要とされています。一部、麻酔管理料（Ⅰ）等、その都度、届出が必要なものもありますので必ず確認しましょう。

P 228、230 参照

第11講

適時調査

保険医療機関は、行政によるさまざまな調査や指導を受ける
義務があります。ここでは、保険医療機関に対する行政指導の
種類と地方厚生（支）局が施設基準を届出した保険医療機関
に行う「適時調査」について解説します。

1.「適時調査」は行政指導の一環

　保険医療機関に対する行政指導は「保険診療の取り扱い、診療報酬の請求などに関する事項について周知徹底させること」を目的として行われ、保険医療機関は、健康保険法第73条（図表11－1）により厚生労働大臣の指導（行政指導）を受ける義務があります。その行政指導には、地方自治体が行う「医療法第25条第1項に基づく立入検査」（図表11－2、11－3）および厚生労働省が行う「健康保険法」に基づく「個別指導」「共同指導」「適時調査」「監査」があります（図表11－4）。

（1）保険医療機関に行政指導が行われる根拠

　保険医療機関は、公法（健康保険法や医療法、その他の医療保険法）で定められた医療行為や診療報酬の負担割合などの規定に基づき保険診療を行います。これを**「公法による契約によるもの」**といいます。

　公法による契約をした保険医療機関は、法律で定められたルールや手続きを遵守する必要があり、行政（厚生労働省、地方厚生（支）局、自治体等）は、設備や人員、診療等について厚生労働省が定めた規定や保険診療のルール（契約内容）に沿っているか否かの視点で、行政指導（調査や指導等）を行います。保険医療機関は、「健康保険法第73条」により厚生労働大臣の指導を受ける義務があります（図表11－1、11－4）。

解説　公法

　国や地方公共団体が、社会を公正かつ効率的に運営するための法律です。保険診療における診療報酬は、「社会保険診療報酬支払基金法」で規定され、保険医療機関が保険診療のルールに従い、被保険者に療養の給付を行います。保険者は、その対価に診療報酬を支払う、双無契約と解されています。

■図表11-1　健康保険法（厚生労働大臣の指導）

> 第七十三条　保険医療機関及び保険薬局は療養の給付に関し、保険医及び保険薬剤師は健康保険の診療又は調剤に関し、厚生労働大臣の指導を受けなければならない。

（2）地方自治体が行う「医療法第25条第1項に基づく立入検査」

医療法第25条第1項の規定に基づく立入検査は、適正な医療を確保することを目的に、医療機関が医療法および関係法令により規定された人員および構造設備を有し、かつ、適正な管理を行っているか否かについての検査が行われます。医療法に基づくすべての病院を対象として、原則年1回実施されます。

■図表11-2　医療法第25条に基づく立入検査

第二十五条　都道府県知事、保健所を設置する市の市長又は特別区の区長は、必要があると認めるときは、病院、診療所若しくは助産所の開設者若しくは管理者に対し、必要な報告を命じ、又は当該職員に、病院、診療所若しくは助産所に立ち入り、その有する人員若しくは清潔保持の状況、構造設備若しくは診療録、助産録、帳簿書類その他の物件を検査させることができる。

3　厚生労働大臣は、必要があると認めるときは、特定機能病院等の開設者若しくは管理者に対し、必要な報告を命じ、又は当該職員に、特定機能病院等に立ち入り、その有する人員若しくは清潔保持の状況、構造設備若しくは診療録、助産録、帳簿書類その他の物件を検査させることができる。

■図表11-3　医療法に基づく立入検査の概要

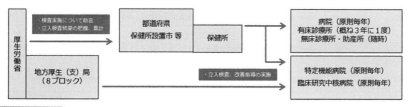

厚生労働省のホームページより

11
適時調査

（3）厚生労働省が行う行政指導

厚生労働省が行う行政指導には、「適時調査」「指導」「監査」があり、「指導」は、個別指導、集団指導、共同指導などとして行われます（図表11－4）。

■図表11-4　厚生労働省が行う行政指導の種類と内容

目的	適時調査		届出内容を調査・確認するとともに、施設基準等について周知徹底および適正化を図る
	指導		保険診療や診療費の請求が適切に行えるよう指導し、保険診療の質の向上と適正化を図る
適時調査	実施主体		地方厚生（支）局
	対象		施設基準の届出を行った保険医療機関
	頻度		原則年1回実施（都道府県内の保険医療機関数により変動あり）
	指導内容		施設基準届出項目の実施状況（人事管理、業務規定、運用管理等）
指導	個別指導	実施主体	厚生労働省または地方厚生（支）局、都道府県
		対象	・保険医療機関に関する情報提供があった場合 ・過去の個別指導で再指導となった場合　等複数の事由がある
		指導内容	すでに請求されたレセプト30例を指定 ・診療録ほか（請求項目の根拠、医療提供の実態の検証）
	集団指導	実施主体	地方厚生（支）局と都道府県の共同または厚生労働省・地方厚生（支）局と都道府県の共同
		対象	・新規指定の場合（開院1年以内） ・臨床研修指定病院等
		形式	指導対象となる保険医療機関等または保険医等を一定の場所に集めて講習等の方式で実施
	集団的個別指導	実施主体	地方厚生（支）局と都道府県の共同
		対象	診療報酬明細書の1件当たりの平均点数が高い保険医療機関から選定
		形式	複数の対象保険医療機関を一定の場所に集めて、個別に簡便な面接懇談方式
	共同指導（特定共同指導）	実施主体	厚生労働省、地方厚生（支）局、都道府県の共同
		対象	特定の範囲の保険医療機関（臨床研修指定病院、特定機能病院等または、緊急性を要する場合等共同で行なう必要性が生じた保険医療機関など
		指導内容	適時調査+個別指導（すでに請求されたレセプト50例指定）
監査	実施主体		厚生労働省、地方厚生（支）局、都道府県
	対象		適時調査や個別指導において保険医療機関等の診療内容または診療報酬の請求について、不正または著しい不当が疑われる保険医療機関や保険薬局
	指導内容		・書面調査および必要と認められる場合には、患者等に対する実地調査 ・指導後の措置は、「注意」「戒告」「取消」

基本的に、日常の保険診療が適切に行われていれば、医療法に基づく立入調査と施設基準の適時調査で済みます。しかし、それらで指摘事項があったり、地方厚

生（支）局等に患者の通報や院内の内部告発等があった場合は「個別指導」「監査」の対象になります。

　指導後も不備がある場合は、適時調査や個別指導では該当項目の過去1〜5年分の請求分について自主返還が求められ、監査では該当項目の過去5年分の請求分に40%を上乗せした額（140%）の返還が求められます（図表11−5）。

　図表11−6は、適時調査で不正が発覚し、後日適時調査と個別指導が行われたが、さらに不正請求の疑いが濃厚となり、監査へ移行した例です。

■図表11−5　施設基準に関する監査の流れ

適時調査、個別指導から監査に至る流れ

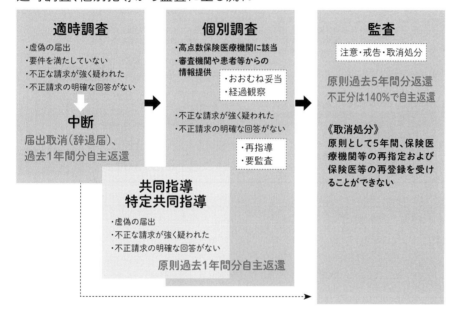

■図表11-6　事例 「適時調査」→「個別指導」→「監査」に移行

10. 保険医療機関等の取消等に係る主な事例

【医科】

令和3年8月より　○○病院に承継

保険医療機関等名	●●県　●●病院 【令和3年7月31日廃止】
不正の区分	虚偽の届出　　　　　　　　　　　　　　　（返還金額　1,017,576千円）

1. 監査に至った経緯

情報提供 → 　　　　　厚生局　　事務所に対し、適時調査を受けた　　病院について、病棟の看護師が不足しており、勤務表、タイムカード、病棟管理日誌等を作り替えていた旨の情報提供があった。

　後日、適時調査を実施したところ、適時調査の事前提出資料として提出された勤務表等と看護記録等を突合したところ、複数の看護要員の氏名が相違していることや検査部等に所属している職員が、勤務表等において病棟勤務として記載されていることが判明したため、当時の事務長に確認したところ、勤務表等の改ざんを認め、改ざん前の勤務表の提出があり、虚偽の届出の疑いが生じたことから

適時調査中断 → 適時調査を中断した。

個別指導・適時調査するも中断 → 　後日、個別指導の実施及び適時調査の再開を行い、先に提出された資料の確認をしたところ、多数の計算誤りがあったことから、再提出を指示し、個別指導及び適時調査を中断した。

　さらに、適時調査の中断後に提出された資料等を確認したところ、過日に実施した適時調査について、病棟に勤務していない職員を病棟に勤務している看護要員として書類を作成し、適時調査を受けていたこと、過年度の定例報告や施設基準の届出について、事実と異なる内容で報告されていることや改ざんした勤務表等を作成して届け出ていることが確認されたことから、施設基準の虚偽の届出による不正請求の疑義が濃厚となったため、個別指導及び適時調査を中止し、監査を実施した。 ← 監査へ移行

2. 監査結果
・夜勤の看護要員の配置が施設基準の要件を満たしていないにもかかわらず、実際の勤務実態とは異なる勤務時間等を記載した届出を行い、診療報酬を不正に請求していた。
・不正請求分に係る一部負担金を受領していた。
・月平均1日看護職員配置数、月平均1日看護補助者配置数及び1日平均入院患者数について事実と異なる報告を行っていた。

3. 処分等
令和3年8月6日　元保険医療機関の指定取消相当 ← 保険医療機関の指定取消相当
※　当該保険医療機関は、令和3年7月31日付で廃止していることから、指定の取消相当の取扱いとしている。

※厚生労働省保険局医療課医療指導室（令和5年1月17日）

240

2. 適時調査

「適時調査」は、地方厚生（支）局が、届出を受理した保険医療機関等に出向き、届出内容の調査・確認とともに施設基準などの周知徹底と適正化を図ることが目的です。関係書類と院内視察による調査が行われます。

「適時調査」において、届出内容に不備があると届出の変更や取り下げの指示があります。返還金が発生した場合には、請求額を保険者や患者に返還します。改善指導後も改善されていない場合、届出の受理が取り消されたり、6カ月間届出ができなくなったりしますので、注意が必要です（図表11－7）。

■図表11-7 「基本診療料」「特掲診療料」の届出受理後の措置等

基本診療料 **通知**

第3 届出受理後の措置等

3 届出を受理した保険医療機関については、適時調査を行い（原則として年1回、受理後6か月以内を目途）、届出の内容と異なる事情等がある場合には、届出の受理の変更を行うなど運用の適正を期するものであること。

特掲診療料

第3 届出受理後の措置等

2 届出を受理した保険医療機関又は保険薬局については、適時調査を行い（原則として年1回、受理後6か月以内を目途）、届出の内容と異なる事情等がある場合には、届出の受理の変更を行うなど運用の適正を期するものである

（1）「適時調査」の実施

「適時調査」は、厚生労働省保険局医療課の医療指導監査室が作成した「適時調査実施要領」に沿って実施されます。「適時調査実施要領」「事前提出書類」「当日準備書類」などは、厚生労働省のホームページに公表されています。

また、適時調査の当日に地方厚生（支）局職員がチェックする調査書も公表され、重点的に調査を行う施設基準とそれ以外に分かれています（図表11－8）。

■図表11-8 「適時調査実施要領」

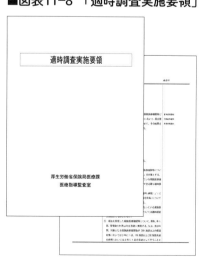

適時調査実施要領

厚生労働省保険局医療課
医療指導監査室

①対象医療機関

　臨場による「適時調査」における保険医療機関等は、当分、原則「医科」の「病院」が対象です（共同指導、特定共同指導は「歯科」を含む）。当該年度に個別指導の対象となっている「医科」の「病院」は、できる限り適時調査と併せて実施されます。

・原則、施設基準の届出を行った保険医療機関等
・新規指定の病院（指定後1年以内）
・新規届出を行った病院（受理後6カ月以内）

②実施頻度

・原則年1回
・対象保険医療機関数300以上：3年に1回
・対象保険医療機関数150以上300未満：2年に1回

※情報提供があった場合や、届出・報告時に疑義が生じた保険医療機関が優先的に実施されます。
　なお、情報提供とは、保険者や行政、患者等の報告です。

③調査項目

・重点施設基準に該当する項目（図表11−9）
・必ず実施される項目：診療報酬改定で新設された施設基準／情報提供、届出・報告時に疑義が生じている施設基準／新規個別指導（新規指定後1年以内）の場合、すべての施設基準／その他必要と認められた施設基準

■図表11-9　重点的に調査を行う施設基準（一部）

「一般的事項」	「入院基本料等加算」	
1 一般事項	4 急性期充実体制加算	21 感染対策向上加算
	5 超急性期脳卒中加算	22 患者サポート体制充実加算
「初・再診料」	6 診療録管理体制加算	23 重症患者初期支援充実加算
2 情報通信機器を用いた	7 医師事務作業補助体制加算	24 報告書管理体制加算
診療に係る基準	8 急性期看護補助体制加算	25 褥瘡ハイリスク患者ケア加算
	9 看護職員夜間配置加算	26 ハイリスク分娩管理加算
「入院基本料」	10 看護補助加算	27 呼吸ケアチーム加算
3 入院基本料	11 療養環境加算	28 術後疼痛管理チーム加算
「共通（一般病棟入院基本料等）」	12 重症者等療養環境特別加算	29 後発医薬品使用体制加算
「療養病棟入院基本料」	13 療養病棟療養環境加算	30 病棟薬剤業務実施加算
「結核病棟入院基本料」	14 療養病棟療養環境改善加算	31 入退院支援加算
「精神病棟入院基本料」	15 ※ 放射線治療病室管理加算	32 認知症ケア加算
「専門病院等入院基本料」	16 緩和ケア診療加算	33 せん妄ハイリスク患者ケア加算
「障害者施設等入院基本料」	17 精神科身体合併症管理加算	34 精神科急性期医師配置加算
	18 精神科リエゾンチーム加算	35 排尿自立支援加算
	19 栄養サポートチーム加算	36 地域医療体制支援加算
	20 医療安全対策加算	37 医師の負担の軽減及び処遇の 改善に資する体制（共通）

※令和5年度「適時調査実施要項等」より抜粋

④実施通知

　地方厚生（支）局より、調査日1カ月前に所定の様式で通知が送付されます。通知には、適時調査の根拠・目的、調査の日時と場所、事前提出書類、当日準備書類が記載されています。

⑤提出書類

　提出は、事前提出書類と調査当日提出書類に分かれます。事前提出書類は、調査当日の10日前までに地方厚生（支）局に提出します。

　地方厚生（支）局は、事前作業で確認し、不整合の内容について調査当日に確認します（図表11-10）。

■図表11-10　「適時調査」の流れ

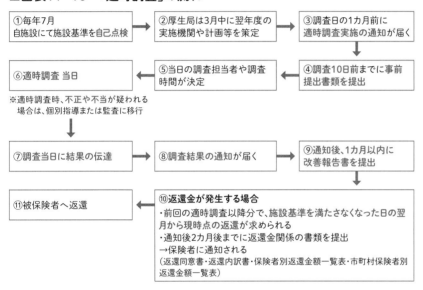

（2）適時調査当日の流れ等

①調査担当者の人数等

　重点的に調査を行う施設基準が24基準までの場合は、保健指導看護師1名、事務官等2名の調査担当者3名以内の体制を標準とし、調査時間はおおむね半日程度（約3時間）以内を標準として実施されます。

　重点施設基準が25基準以上の場合や情報提供があった場合は、必要に応じて保健指導看護師、事務官等の調査担当者の増員、調査時間の延長が可能とされていますが、その場合には、必要最小限の範囲内の調査人数および調査時間とされています。

②調査当日の流れ

　まず、担当の地方厚生（支）局の調査官が、病院長ならびに関係職員に、調査の目的・手順を説明し、書類による確認調査と院内視察を行います。

　院内視察では、届出されている施設基準に基づき、玄関、受付、病棟、機能訓練室等の運用の実態や掲示物を確認します。

　調査終了後、調査官が調査確認事項等を整理して、調査結果を口頭で病院長や職員に対して説明する「講評」を行います（図表11 - 11）。後日、地方厚生（支）局から病院に適時調査の結果が文書で通知されます。

■図表11-11　「適時調査」の当日スケジュール

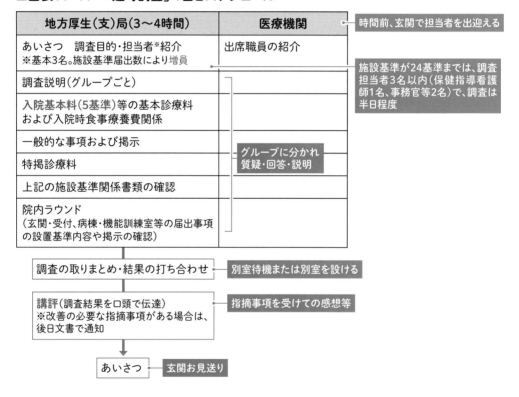

③施設基準の日々の管理

　「調査票」※には、事前準備書類や当日準備書類、質疑の具体的内容についても明記されています。日々の管理に取り入れることで、調査時に慌てずに進めることができます（図表11 - 12）。

※厚生労働省ホームページの「適時調査要領等」からダウンロード可能

■図表11−12 「調査票」の例

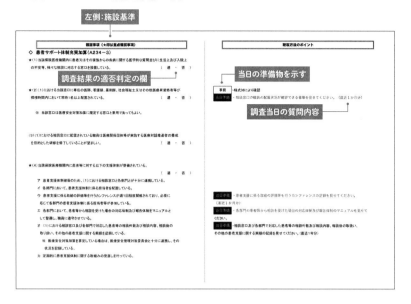

左側：施設基準

（3）適時調査の件数と返還金額

　施設基準の増加や複雑化によって、届出の不備や届け出た内容と実際の運用が異なるケースが多発しています。図表11 − 13 は、平成28（2016）年度〜令和3（2021）年度に行われた適時調査の実施件数と発生した返還金額、保険医療機関および保険医の資格停止・取り消しの件数です。新型コロナウイルス感染症拡大の影響で、令和2（2020）年度、令和3（2021）年度は緊急を要する場合にのみ実施されましたが、令和4（2022）年度からは対面調査が再開されています。

　適時調査と個別指導の結果は、適時調査の実施件数が個別指導より少ないにもかかわらず、返還金は個別調査より多い金額になっており、施設基準管理の不備が、医療機関の経営に大きく影響することを示しています。医療機関は、一度入金された収益を返すことになると経営的に大きな痛手を負います。施設基準の管理は、病院経営で非常に重要な業務となります。

■図表11-13　適時調査・個別指導の結果
　　　　　　（平成28（2016）年度～令和3（2021）年度）

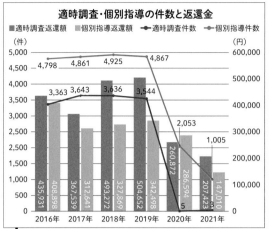

適時調査・個別指導の件数と返還金

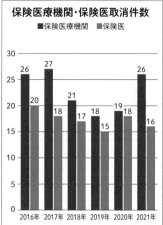

保険医療機関・保険医取消件数

▶ 適時調査は、実施件数が個別指導より少ないにもかかわらず、返還金は個別調査より多い

練習問題

1．行政指導について、次の中から正しいものを選びなさい。

（ア）地方厚生（支）局は医療法第25条第1項に基づく立入検査を医療機関に対し行う。

（イ）保険医療機関ではないクリニックには適時調査は実施されない。

（ウ）施設基準担当者は適時調査にのみ備えればよく、医療法について詳しく知る必要はない。

2．行政指導について、次の中から正しいものを選びなさい。

（ア）厚生労働省が行う調査や行政指導には、適時調査のほか個別指導や監査がある。

（イ）適時調査は都道府県ごとにその医療機関数に応じて1年〜5年ごとに実施される。

（ウ）適時調査の結果、施設基準を満たしていないことが確認されたとしても、監査に至らなければ診療報酬の自主返還が求められることはない。

3．適時調査について、次の中から正しいものを選びなさい。

（ア）適時調査では、「適時調査実施要領」に記載されている「重点的に調査を行う施設基準」についてのみ点検される。

（イ）適時調査が行われる場合、調査日の8週間前に実施通知が到着する。

（ウ）実施通知が届いた後、指定された事前提出書類を調査当日の10日前までに地方厚生（支）局に提出する。

4．適時調査について、次の中から誤っているものを選びなさい。

（ア）適時調査当日の調査官は、重点的に調査する施設基準が24基準までの場合は、保健指導看護師1名を含む3名以内を標準とする体制で実施される。

（イ）適時調査では、書類による確認調査と院内ラウンドによる確認調査が実施される。

（ウ）適時調査は施設基準要件を満たさないものを洗い出す役割があり、指摘されたものについてこの機会に届出の取り下げを行えばよい。

練習問題の答えと解説

1

（ア）　× 医療法第25条第1項に基づく立入検査は保健所が実施します。

（イ）　○

（ウ）　× 施設基準は医療法や健康保険法等が根拠となっており、それらも理解したうえで施設基準管理を行わなければなりません。

P236、237、238参照

2

（ア）　○

（イ）　× 適時調査は原則年1回、都道府県によって2年または3年をめどに実施されます。

（ウ）　× 適時調査の結果、不備が指摘されたものについて、自主返還の命令がくだされる場合があります。

P238、242、245参照

3

（ア）　×「重点的に調査を行う施設基準」については網羅的に確認されるほか、その他の項目についても調査される場合があります。

（イ）　× 適時調査の実施通知は、調査日の1カ月前に郵送されます。

（ウ）　○

P242、243参照

4

（ア）　○

（イ）　○

（ウ）　× 適時調査では施設基準要件の適合度が調査されますが、不備と判断されたものについては診療報酬の自主返還を求められるほか、行政指導の対象となる可能性があります。日常的な管理こそ重要と認識しておきましょう。

P243、244、245参照

第12講

「DPC包括制度」
（DPC/PDPS）

「DPC包括制度」における診療報酬の評価には、施設基準の届出と管理、診療実績が反映されます。保険医療機関の経営に大きな影響があるDPC包括制度と施設基準の届出等の関係を学びます。

（1）「DPC包括制度」と対象病院の要件

「DPC/PDPS」※は、急性期入院医療を対象とする診断群分類に基づく1日当たりの包括払い制度です。医療の標準化・透明化、診療の質の向上を目的に導入され、一般的には「DPC包括制度」と称します。

この制度の最大の特徴は、さまざまな診療行為が診断群分類ごとに1日当たりの医療費が包括評価となっていることです。

DPC/PDPS対象病院数は、「急性期一般入院基本料等」に該当する病床の約85％（令和4年4月1日時点）を占めており、そのDPCデータは診療報酬制度の見直しに活用されています（図表12－1）。

※「DPC」は「Diagnosis Procedure Combination」の略称。診断、処置（手術・検査等）の組み合わせ。「PDPS」は、「Per-Diem Payment System」の略称。1日当たり包括支払い方式。

■図表12-1　DPC/PDPSで算定する病棟

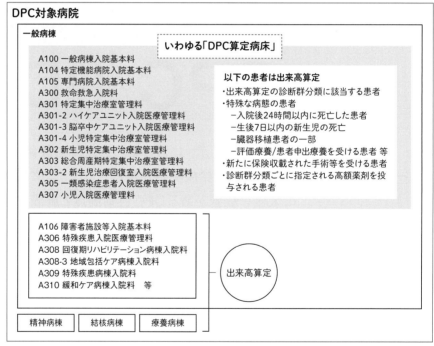

※令和4年診療報酬改定説明資料より作成

DPC対象病院の要件

　次の要件をすべて満たす必要があります。

a．急性期一般入院基本料、特定機能病院または専門病院入院基本料の7対1、
　10対1入院基本料の届出。

b．「A 207診療録管理体制加算」の届出（「診療録管理体制加算1」が望ましい）。

c．次の**DPC調査**に**適切**に**参加**する。

　・当該病院の退院患者の病態や実施した医療行為の内容等について毎年実施さ
　　れる調査「退院患者調査」

　・中央社会保険医療協議会の要請に基づき、退院患者調査の補完を目的として
　　随時実施される調査「特別調査」

d．「c」の調査で適切なデータを提出。調査期間1月当たりの「データ／病床比」
　が0.875以上。

e．適切なコーディング（適切な疾病分類等の決定）に関する委員会を年4回以
　上開催。

 解説　適切なDPCコーディング

　DPC/PDPS対象病院は、「適切なコーディングに関する委員会」を毎月開催し、
個別に発生する実務的なコーディングの事例について、主治医、診療情報管理部
門や診療報酬担当部門の職員等による検討が求められます。

　診療報酬請求時などでコーディングに疑問が生じた場合は、必ず情報の発生源
でDPCコーディングの最終的な決定者である医師に確認が求められます。その
ため、医師が「ICD」を含めたDPC/PDPSの理解を深めることは重要です。医療
機関には、適切なコーディングが行われるための取り組みが望まれています。

　また、「適切なコーディング委員会」の設置と委員会の開催は「A245データ提
出加算」の施設基準要件となっています。

（2）包括評価の対象

　包括評価の対象になるのは、入院基本料・検査（検体検査等）・画像診断・投薬・
注射などで、手術やリハビリなどは出来高払いになります。

　包括評価の対象患者は、DPC対象病棟の入院患者のうち、包括評価の対象と
なった「診断群分類」に該当したものです。なお、評価療養および患者申出療養を
受ける患者や臓器移植患者の一部など、包括対象から除外される患者が規定され
ています。

（3）「DPC包括制度」の診療報酬の計算

　包括評価制度における診療報酬の額は、包括評価部分と出来高評価部分に「入院時食事療養費」を加えて計算します（図表12-2）。

■図表12-2　「DPC包括制度」の診療報酬の計算

診療報酬 = 包括評価部分 + 出来高評価部分 + 入院時食事療養費

診断群分類ごとの1日当たり点数 × 医療機関別係数 × 入院日数

※厚生労働省　令和4年度診療報酬改定説明資料より作成

 出来高評価部分

診療報酬点数表に基づいて診療行為の点数を積み上げます。

 診断群分類ごとの1日当たり点数

　診断群（傷病名・手術名・副傷病名等）で分類され、入院期間別に区分（入院期間Ⅰ・入院期間Ⅱ・入院期間Ⅲ）された「診断群分類点数表」で定められています。

　入院が長くなるほど1日当たりの点数は下がります。また、入院が長期にわたり個々の診断群分類で定められた入院日数を超えると、出来高算定になります。

（4）「医療機関別係数」

　包括評価の部分は、1日当たりの包括点数に入院日数と「医療機関別係数」を掛け合わせて決定します。

　例えば、年間の包括評価部分の収入が100億円の場合、「医療機関別係数」が0.01変わるだけで1億円の差が出ます。「医療機関別係数」の役割は、きわめて大きいのです。

「医療機関別係数」の構成

　次の4つの係数の合計で構成されています（図表12-3）。

■図表12-3　医療機関別係数

基礎係数
　医療機関群（大学病院本院群、DPC特定病院群、DPC標準病院群）ごとに設

定する包括点数に対する出来高実績相当数の係数（医療機関の基本的な診療機能を評価）

機能評価係数Ⅰ

入院基本料や入院基本料等加算相当の係数（当該保険医療機関で施設基準の届出を行った項目の機能評価係数を合わせたもの）

機能評価係数Ⅱ

医療機関が担う役割や機能を評価する係数（医療提供体制全体としての効率改善等への取り組みを評価）

激変緩和係数

診療報酬改定時の激変を緩和するための係数（診療報酬改定年度に該当する医療機関のみ）

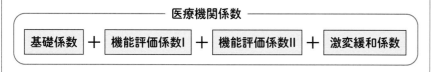

施設基準の適合や加算実績の積み上げ、平均在院日数短縮などの取り組みが「機能評価係数Ⅰ」と「同Ⅱ」に影響を与え、医療機関を総合的に評価する「医療機関係数」に反映します。

「機能評価係数Ⅰ」

医療機関における、すべての入院患者が算定する項目（急性期一般入院料や入院基本料等加算等）を係数化したものです。当該保険医療機関で施設基準の届出をした項目の機能評価係数を合算します。したがって、施設基準の届出内容によって、「機能評価係数Ⅰ」が変動します（図表12－4）。

■「機能評価係数Ⅰ」の対象（令和4年度）

・一般病棟入院基本料、特定機能病院入院基本料、専門病院入院基本料
・総合入院体制加算、地域医療支援病院入院診療加算、紹介受診重点医療機関入院診療加算、診療録管理体制加算、医師事務作業補助体制加算、急性期看護補助体制加算、看護職員夜間配置加算、看護補助加算、地域加算、離島加算、医療安全対策加算、感染対策向上加算、後発医薬品使用体制加算、病棟業務実施加算1、データ提出加算、地域医療体制確保加算、検体検査管理加算

■図表12-4　令和4年4月の「機能評価係数I」（一部抜粋）

医科点数表に規定する診療料	機能評価係数I
一般病棟入院基本料（急性期一般入院料1）	0.1007
一般病棟入院基本料（急性期一般入院料2）	0.0890
一般病棟入院基本料（急性期一般入院料3）	0.0612
診療録管理体制加算1	0.0031
診療録管理体制加算2	0.0009
医師事務作業補助体制加算1（15対1）	0.0365
医師事務作業補助体制加算1（20対1）	0.0291

※令和4年3月18日付令和4年厚生労働省告示第78号より

「機能評価係数 II」

　「DPC/PDPS」の参加によって、医療提供体制全体の効率改善などに貢献する取り組みを評価したものです。具体的には6つの係数（保険診療係数・効率性係数・複雑性係数・カバー率係数・救急医療係数・地域医療係数）で評価します（図表12－5）。各係数は、診療実績（前々年10月～前年9月）などを基に評価・算出した指数を変換処理して設定されます（図表12－6）。

　「機能評価係数 II」には診療実績が影響します。6つの係数の一部は施設基準に関係する加算や管理料と重なります。

　例えば、「地域医療係数」を構成する「体制評価指数」の項目である脳卒中は、「超急性期脳卒中加算の算定実績又は血管内治療の実施実績を評価」とされ、「超急性期脳卒中加算」が評価に関係します。また、心血管疾患は、「予定外の入院であって手術に係る時間外対応加算（特例を含む）・休日加算・深夜加算が算定され」など、施設基準の届出が必要な加算の実績が評価され、係数を左右します。

■図表12-5　6つの係数

保険診療係数	適切なDPCデータの作成、病院情報を公表する取り組み、保険診療の質的改善に向けた取り組みを評価
効率性係数	各医療機関における在院日数短縮の努力を評価
複雑性係数	各医療機関における患者構成の差を1入院当たり点数で評価
カバー率係数	さまざまな疾患に対応できる総合的な体制について評価
救急医療係数	救急医療（緊急入院）の対象となる患者治療に要する資源投入量の乖離を評価
地域医療係数	地域医療への貢献を評価（主に、山間地域や僻地で必要な医療提供の機能を果たしている施設）

■図表12-6　令和5年4月の「機能評価係数II」(一部抜粋)

別表第一
		基礎係数		1. 1249		

	都道府県	病　　　　　　　　　院	機能評価係数II	激変緩和係数
10001	北海道	札幌医科大学附属病院	0. 0939	0. 0000
10002	北海道	北海道大学病院	0. 0901	0. 0000
10003	北海道	旭川医科大学病院	0. 1259	0. 0000
10004	青森	弘前大学医学部附属病院	0. 1036	0. 0000
10005	岩手	岩手医科大学附属病院	0. 1157	0. 0000
10006	宮城	東北医科薬科大学病院	0. 0790	0. 0000
10007	宮城	東北大学病院	0. 0968	0. 0000
10008	秋田	秋田大学医学部附属病院	0. 0833	0. 0000

※令和5年3月28日付令和5年厚生労働省告示第105号より

（5）「診断群分類区分の判断・選定」

　診断群分類ごとの1日当たりの点数にかかわる「診断群分類区分の判断・選定」
は、「厚生労働大臣が定める傷病名、手術、処置等及び定義副傷病名及び厚生労働
大臣が指定する病院の病棟における療養に要する費用の額の算定補法（告示）」に
より、「診断群分類定義」の樹形図（ツリー図）および「診断群分類定義表」（定義
テーブル）に基づき、主治医が判断します（図表12-7）。

■図表12-7　DPCの基本構造

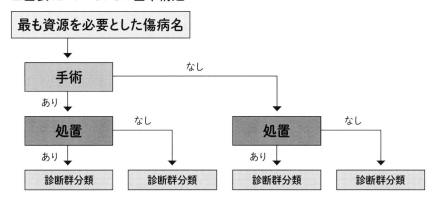

　ツリー図は、定義テーブルに定める診断群分類ごとに、手術、処置等または定
義副傷病の有無等に応じた分岐および当該分岐ごとに設定された14桁のコード
（**DPCコード**）で構成され、DPCコードのうち、診断群分類区分に該当する分岐
の14桁のコード（**診断群分類点数表に定める診断群分類番号**）を実線で、診断群
分類区分に該当しない分岐の14桁コード（**医科点数表算定コード**）を点線で表し
たものです。
　これに基づき、主治医が選択した傷病名に対して診療情報管理士や医事担当職

員等が、適切なDPCコードを選択（**コーディング**）し、主治医が決定します。

　DPCコードは、大きく3層の構造になっています（図表12-8）。

1層：「傷病名」に基づく。「ICD-10*」（国際疾病分類）で定義。

2層：「診療行為」に基づく。医科点数表上の手術や処置等で定義。

3層：その他。「処置」「副傷病名」「重症度」等が含まれる。

＊ ICD-10

疾病および関連保健問題の国際統計分類。WHOが公表した分類で、疾病の種類をアルファベットと数字で表す。死因や疾病の統計、診療録の管理などに活用される

＊ MDC

診断群（Major Diagnostic category）とも呼ばれる疾患分野。DPCに用いられる

■図表12-8　DPC/PDPSの基本事項（診断群分類イメージ）

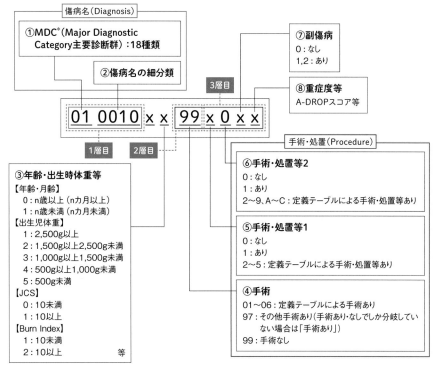

※令和4年度診療報酬改定説明会資料より（厚生労働省）

■診断群分類ごとの1日当たり点数

番号	診断群分類	傷病名	手術名	手術・処置等1	手術・処置等2	入院日（日）			点数（点）		
						I	II	III	入院期間I	入院期間II	入院期間III
1	010010xx9900xx	脳腫瘍	なし	なし	なし	2	8	30	3,632	2,219	1,886
2	010010xx9901xx	脳腫瘍	なし	なし	1あり	7	21	60	3,122	2,443	2,076
3	010010xx9902xx	脳腫瘍	なし	なし	2あり	5	10	30	4,785	2,589	2,201
4	010010xx9903xx	脳腫瘍	なし	なし	3あり	8	16	60	2,607	1,849	1,572

第13講

入院時食事療養・
入院時生活療養・
保険外併用療養費制度

入院期間中の食事や居住環境は、医療の一環として、それらに係る費用の取り扱いに基準が設けられています。入院時食事療養・入院時生活療養の基準や届出について学びましょう。

食事の"適時""適温"って難しい?

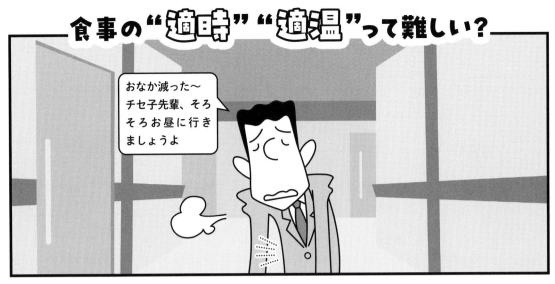

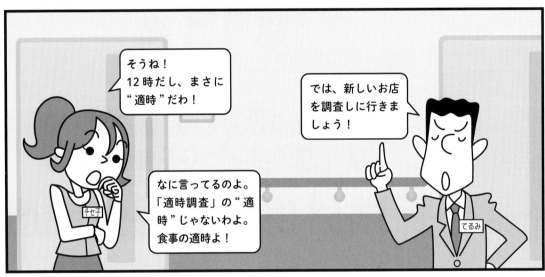

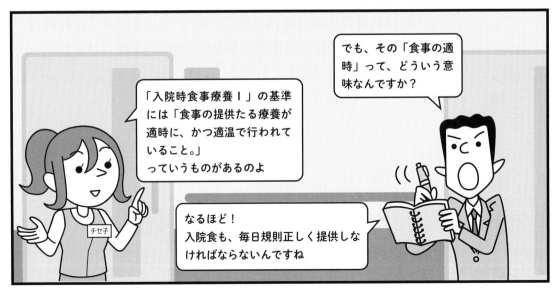

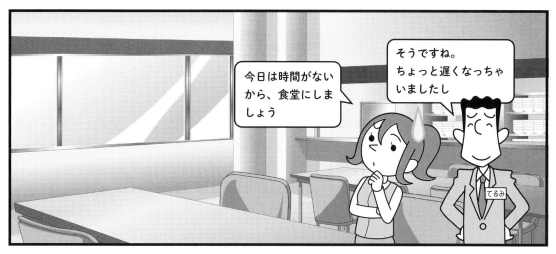

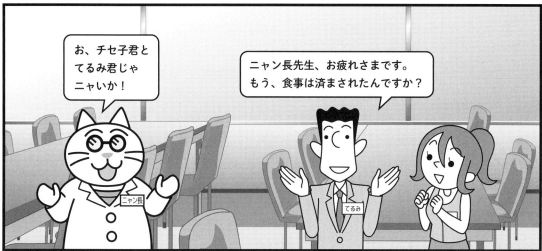

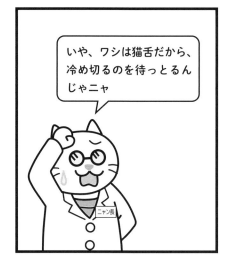

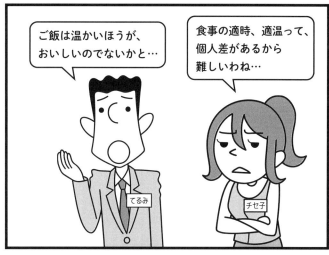

療養担当規則と併せて覚えよう

食の重要性は診療報酬でも評価されており、入院料算定の原則の一つとなっています。保険診療を行う際のルールである療養担当規則と併せて覚えていきましょう。

1. 入院時食事療養・入院時生活療養

　「入院時食事療養」とは、医療の一環として、患者の病状に応じて必要な栄養量の食事を提供することです。入院中の1回の食事（1食）の提供に係る費用のうち、標準負担額を患者が負担し、残りを保険者（国民健康保険など）が負担します。

　「入院時生活療養」は、療養病床の入院患者（65歳以上）に、医療の一環として食事と適切な療養環境（温度、照明および給水）を提供することです。1回の食事（1食）および1日の療養環境に係る費用算定額は、標準負担額を患者が負担し、残りを保険者が負担します。

　「入院時食事療養」「入院時生活療養」の費用算定額は、「入院時食事療養費に係る食事療養及び入院時生活療養に係る生活療養の費用の額の算定に関する基準（告示）」で定められています。なお、食事療養（食事の提供たる療養）の算定は、1日3食を限度とされています。

　標準負担額は、「健康保険及び国民健康保険の食事療養標準負担額及び生活療養標準負担額（告示）」で定められています。

（1）「入院時食事療養」「入院時生活療養」に係る「告示」「通知」

　「入院時食事療養」「入院時生活療養」の実施には、以下の「告示」「通知」に基づく届出と運用が求められます。

- ・「入院時食事療養費に係る食事療養及び入院時生活療養費に係る生活療養の費用の額の算定に関する基準」（平成30年3月5日厚生労働省告示第51号）
- ・「入院時食事療養及び入院時生活療養の食事の提供たる療養の基準等」（平成6年8月5日厚生省告示第238号）
- ・「入院時食事療養費に係る食事療養及び入院時生活療養費に係る生活療養の実施上の留意事項について」（令和2年3月5日厚生労働省保険局医療課長通知）
- ・「入院時食事療養及び入院時生活療養の食事の提供たる療養の基準等に係る届出に関する手続きの取扱いについて」（令和2年3月5日厚生労働省保険局医療課長通知）
- ・別添　「入院時食事療養及び入院時生活療養の食事の提供たる療養に係る施設基準等」

（2）「入院時食事療養（Ⅰ）」「入院時生活療養（Ⅰ）」の届出

　入院時食事療養・入院時生活療養は、それぞれ（Ⅰ）（Ⅱ）に分かれています。それぞれの（Ⅰ）を算定するためには、地方厚生（支）局への届出が必要です。届出を行わない場合には、それぞれ（Ⅱ）を算定します。

　届出は、「入院時食事療養及び入院時生活療養の食事の提供たる療養の基準等に係る届出に関する手続きの取り扱いについて」（厚生労働省保険局医療課長通知）に基づき、保険医療機関単位で所在地の地方厚生（支）局長に届出書を1通提出します。

　届出が受理された翌月1日から算定可能です。なお、月の最初の開庁日に要件審査を終えて届出が受理された場合は、当月1日から算定できます。

　また、「入院患者数の基準に該当する保険医療機関又は医師等の員数の基準に該当する保険医療機関」は、「入院時食事療養（Ⅰ）」「入院時生活療養（Ⅰ）」の届出はできません。

（3）届出基準

　届出基準は、「入院時食事療養及び入院時生活療養の食事の提供たる療養の基準等に係る届出に関する手続きの取扱いについて」（通知）の「別添　入院時食事療養及び入院時生活療養の食事の提供たる療養に係る基準等」で具体的に示されています。

「別添　入院時食事療養及び入院時生活療養の食事の提供たる療養に係る基準等」から（抜粋）

（1）病院では食事療養部門が組織化[※1]されており、常勤の管理栄養士または栄養士が部門の責任者であること。診療所にあっては管理栄養士または栄養士が入院時食事療養及び入院時生活療養の食事の提供たる療養の指導を行っていること。

（2）入院時食事療養及び入院時生活療養の食事の提供たる療養に関する業務は、保険医療機関が自ら行うほか、保険医療機関の管理者が業務上必要な注意を果たしうるような体制と契約内容により、質が確保される場合には、保険医療機関の最終的責任の下で第三者に委託することができる。

（3）栄養補給量は、患者個々に算定された医師の食事箋[*]又は栄養管理計画による栄養補給量を用いることを原則とする。

（4）病状で特別食[※2]が必要な患者には、適切な特別食を提供されている。

＊ **食事箋**

食事療法を行うため、医師の指示内容を示した書類

（5）適切な時間に適切な温度の食事が提供されている。

（6）提供食数、食事箋、献立表、患者入退院簿等の帳簿を整備すること。

（7）栄養管理体制を整備している有床診療所では、帳簿は備えなくてもよい場合がある。

（8）帳簿等は電子的に保存すれば、紙で保管する必要はない。

（9）適時の食事提供を行う。夕食は病棟で患者に配膳される時間が午後6時以降であること。当該保険医療機関の施設構造上、厨房から病棟への配膳に時間を要する場合おいても、最初に病棟において夕食が配膳される時間は午後5時30分以降の必要がある。

（10）保温食器等を用いた適温の食事の提供*が行われていること。

（11）職員に提供する食事と患者に提供する食事が明確に区分されていること。

（12）衛生管理は医療法、同施行規則、食品衛生法*の基準以上であること。

（13）障害者施設等入院基本料、特殊疾患入院施設管理加算、特殊疾患病棟入院料の病棟では、必ずしも「適時の食事の提供」は必要ない。

※1　食事療養部門の組織化

組織的に位置付けられている事例です。

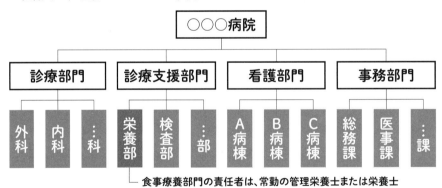

食事療養部門の責任者は、常勤の管理栄養士または栄養士

※2　「特別食」

疾病治療の直接手段として、医師の発行する食事箋に基づき提供された適切な栄養量および内容を有する治療食、特別な場合の検査食。なお、単なる流動食および軟食は含まれません。

特別食の対象に該当する治療食
「入院時食事療養及び入院時生活療養の食事の提供たる療養の基準等」（平成6年8月5日厚生省告示第238号）より

＊ 適温の食事提供

保温・保冷配膳車、保温配膳車、保温トレイ、保温食器を用いた、または食堂を利用した食事提供。検査等で配膳時間に患者に配膳できなかった場合を除き、電子レンジで温めての提供は認められない

＊ 食品衛生法

1回の提供食数が20食を超える医療機関は、一般衛生管理に加えて「HACCP*に沿った衛生管理の実施」と「食品衛生責任者の専任」が求められる

＊ HACCP（ハサップ）

衛生管理の手法。食品等事業者自らが食中毒菌汚染や異物混入等の危害要因を把握したうえで、全工程の中で危害要因を除去、低減させるために特に重要な工程を管理し、安全性を確保しようとする手法

腎臓食、肝臓食、糖尿食、胃潰瘍食、貧血食、膵臓食、脂質異常症食、痛風食、てんかん食、フェニールケトン尿症食、楓糖尿症食、ホモシスチン尿症食、ガラクトース血症食、治療乳、無菌食。

　特別食に該当する治療食の詳細は、「入院時食事療養費に係る食事療養及び入院時生活療養費に係る生活療養の実施上の留意事項について」（通知）で示され、食事箋には参考となる検査数値等の記載※が必要な場合があります。特別食を提供した場合は、１食単位で１日３食を限度に「特別食加算」を算定できます。

※例えば、「脂質異常症食」の場合は、空腹時のLDLコレステロール値、HDLコレステロール値、中性脂肪値を記載する。

特別の料金の支払いを受けることによる食事の提供（特別メニューの食事）

　高価な材料を使用し特別な調理を行う場合や、標準食の材料と同程度の価格であるが、異なる材料を用いるため別途費用がかかる場合には、妥当な範囲内で患者に負担を求めることができます。

　特別メニューの食事は、患者の自由な選択と同意に基づいて提供される必要があり、各病棟内等の見やすい場所に特別メニュー内容および料金を掲示するとともに、文書を交付し、わかりやすく説明するなど、患者が自己の選択に基づき特定の日にあらかじめ特別のメニューの食事を選択できることが求められています。患者の同意がない場合は、基本の標準食を提供しなければなりません。また、特別メニューの食事を提供する場合は、当該患者の療養上支障がないことについて、当該患者の診療を担う保険医の確認を得る必要があります。

（４）届出後の管理

　入院時食事療養（Ｉ）、入院時生活療養（Ｉ）は、患者が受けられるサービス等をわかりやすく掲示することが求められます。

➡ **掲示するもの**

- 管理栄養士または栄養士によって管理された食事を適時（夕食は午後６時以降）、適温で提供していること。
- 患者の自由な選択による特別メニューの食事の内容、特別料金について。

　また、**毎年１回の定例報告で**、「入院時食事療養」「入院時生活療養」に関する届出書の記載事項についての報告と特別メニュー内容、料金を**地方厚生（支）局長に報告**することが求められています。

　その他、栄養管理部門と協力し、「入院時食事療養費に係る食事療養及び入院時生活療養費に係る生活療養の実施上の留意事項について（令和２年３月５日厚生

労働省保険局医療課長通知)」を遵守した適切な運用が必要となります。

入院時食事療養(I)に係る掲示例

当院では、入院時食事療養（I）を届け出ており、栄養士によって管理された食事を適時（朝食：午前 8 時頃、昼食：午後 0 時頃、夕食：午後 6 時以降）、適温に配慮し提供しています。

入院時 1 食当たりの負担額

区分	負担額
（1）　一般の方	○○○円
（2）　住民税非課税の世帯に属する方（（3）を除く）	○○○円
（3）　（2）のうち、所得が一定基準に満たない方など	○○○円

（注）　（2）、（3）に該当する方は、加入されている医療保険の保険者が発行する減額認定証を提出してください。

○○○○年○月

2. 保険外併用療養費制度

（1）「保険外併用療養費制度」とは

　健康保険制度では、保険診療と一連の診療行為として「保険診療の給付の対象外とされている診療行為（自費診療）」を行うことは禁止（混合診療の禁止）されています。ただし、保険外診療の中でも、厚生労働大臣の定める「評価療養」「患者申出療養」「選定療養」は併用が認められており、保険診療に係る費用は一般の保険診療と同様に患者が一部負担し、残りの額は「保険外併用療養費」が給付されます。この「保険外併用療養費」は、「健康保険法」等を根拠としています（図表13－1）。

■図表13-1 「健康保険法（保険外併用療養費）」

健康保険法（保険外併用療養費）
第八十六条　被保険者が、厚生労働省令で定めるところにより、保険医療機関等のうち自己の選定するものから、電子資格確認等により、被保険者であることの確認を受け、評価療養、患者申出療養又は選定療養を受けたときは、その療養に要した費用について、保険外併用療養費を支給する。

（2）保険外併用療養費制度の種類

　「評価療養」「患者申出療養」「選定療養」の対象や基準等の取り扱いは、「療養担当規則」および「療養担当規則及び薬担規則並びに療養担当基準に基づき厚生労働大臣が定める掲示事項等（以下、「掲示事項」という。）」で示されています。
　「評価療養」「患者申出療養」は、医学的な価値が定まっていない新しい治療法や新薬など、将来に保険導入をするかを評価する科学的な診療データが求められます。「選定療養」は、特別の療養環境の提供（差額ベッド）の費用など、保険適用を前提としない医療です（図表13－2）。

■図表13-2　保険外併用療養費制度の対象となるもの

※令和4年度診療報酬改定時点

評価療養（保険導入の検討を行う）

　有効性および安全性を確保する観点から、医療技術ごとに一定の施設基準を設定し、施設基準に該当する**保険医療機関は届出**により保険診療との併用ができる。

・先進医療
・医薬品、医療機器、再生医療等製品の治験に係る診療
・医薬品医療機器法承認後で保険収載前の医薬品、医療機器、再生医療等製品の使用
・薬価基準収載医薬品の適応外使用（用法・用量・効能・効果の一部変更の承認申請がなされたもの）
・保険適用医療機器、再生医療等製品の適応外使用（使用目的・効能・効果等の一部変更の承認申請がなされたもの）

患者申出療養（保険導入の検討を行う）

　未承認薬等を迅速に「保険外併用療養」として使用したい患者の申出を起点とし、安全性・有効性等を確認しつつ、身近な医療機関で迅速に受けられるようにするための仕組み。将来的に保険適用につなげるためのデータ、科学的根拠を集積することを目的とする。**臨床研修中核病院等を通じて患者が申出**。厚生労働省の会議で認められた技術について、当該技術の実施が認められた保険医療機関で保険診療との併用ができる。

選定療養（保険導入を前提としない）

　患者が追加費用を負担することで、保険適用外の治療を保険適用の治療と併せて受けることができる、患者の自由選択によるもの。選定療養を実施する保険医療機関は、患者から徴収する費用について所定の様式を用いて、**地方厚生（支）局へ報告（届出）**が必要。

対象項目（令和5年11月現在）
・特別の療養環境（差額ベッド）
・予約に基づく診療
・保険医療機関が表示する診療時間以外の時間における診察
・200床（一般病床）以上の病院の初診及び再診
・特定機能病院、地域医療支援病院（一般病床の数が200床未満の病院を除く。）及び紹介受診重点医療機関（一般病床の数が200床未満の病院を除

く。）の初診及び再診
・180日以上の入院
・制限回数を超える医療行為
・歯科の金合金等
・金属床総義歯
・小児う蝕の指導管理（う歯多発傾向を有しない13歳未満）
・水晶体再建に使用する多焦点眼内レンズ（白内障に罹患している患者に対
　する水晶体再建に使用する眼鏡装用率の軽減効果を有するもの）

（3）療養を実施する場合の取り扱い

　「保険外併用療養」を行う保険医療機関は、療養担当規則に基づき、次の取り扱いが求められます。

①医療機関における掲示

　院内の患者の見やすい場所に、「保険外併用療養」の内容と費用等について掲示をし、患者が選択しやすいようにすること。

②患者の同意

　事前に治療内容や負担金額等について、患者に丁寧に説明をし、同意を得ること。

③領収書の発行

　「保険外併用療養」に係る各費用について、領収書を発行すること。

④実績報告

　実施した「保険外併用療養費」にかかわる実績報告を、所定の様式を用いて、定期的に行うこと。

（4）特別の料金（自己負担の費用）

　「保険外併用療養制度」における「特別の料金（患者自己負担の費用）」は、その療養に要するものとして社会的にみて妥当適切な範囲の額とされています。

　「評価療養」「患者申出療養」「選定療養」を実施する保険医療機関は、「特別の料金」等について、それぞれに定められた様式により、地方厚生（支）局へ報告（届出）する必要があります（図表13－3）。

■図表13-3　報告（届出）様式の例

（別紙様式1）

特別の療養環境の提供の実施（変更）報告書
（入院医療に係るもの）

上記について報告します。
令和　　年　　月　　日

保険医療機関の
所在地及び名称
開設者名

　　　　　殿

（実施日・変更日　　年　　月　　日）

区　分	費用徴収を行わない病床数	費用徴収を行うこととしている病床			
		計	内　訳		金　額
個　室	床	床	床		円
			床		円
			床		円
			床		円
2人室	床	床	床		円
			床		円
			床		円
			床		円
3人室	床	床	床		円
			床		円
			床		円
			床		円
4人室	床	床	床		円
			床		円
			床		円
			床		円
合　計	① 床	床	床		円

②全病床数	床
費用徴収病床割合（①÷②）	％

注1　病床数については、「費用徴収を行わない病床数」、「費用徴収を行うこととしている病床」、
　　「全病床数」の全てについて、健康保険法第63条第3項第1号の指定に係る病床（健康保険法
　　等の一部を改正する法律（平成18年法律第83号）附則第130条の2第1項の規定によりなお
　　その効力を有するものとされた同法第26条の規定による改正前の介護保険法第48条第1項第
　　3号に規定する指定介護療養施設サービスを行う同法第8条第26項に規定する療養病床等を
　　除く。）について記載すること。
注2　「費用徴収を行うこととしている病床」欄については、徴収金額ランクごとに記載すること
　　とし、枠が足りない場合は、適宜取り繕うこと。
注3　「費用徴収病床割合」欄については、小数点以下第2位を四捨五入した数を記載すること。
注4　5人室以上の「費用徴収を行わない病床数」がある場合は、その内訳を記載する必要はない
　　が、「②全病床数」にはその数も含めて、記載すること。

（5）医療費の仕組み

　「保険外併用療養」に係る医療費は、基礎的部分（入院基本料などの保険適用部分）と上乗せ部分（保険適用外部分）に分けられます。保険適用部分は、一般の保険診療と同様に扱われ、患者が一部負担金を支払い、残りの額は「保険外併用療養費」として健康保険から給付されます。保険適用外部分の費用は、全額自己負担となります（図表13-4）。

■図表13−4 「保険外併用療養費」の仕組み

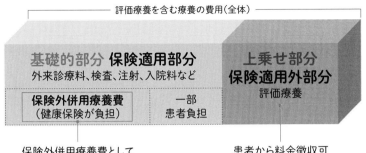

保険外併用療養費の仕組み [評価療養の場合]

── 評価療養を含む療養の費用(全体) ──

基礎的部分 保険適用部分
外来診療料、検査、注射、入院料など

保険外併用療養費
（健康保険が負担）　　一部
患者負担

上乗せ部分
保険適用外部分
評価療養

保険外併用療養費として
医療保険で給付

患者から料金徴収可
（特別の料金として自己負担）

（6）選定療養の要件

　「選定療養」の各項目の要件等は、「療養担当規則」および「掲示事項」で規定されています。

【例】入院医療に係る「特別の療養環境の提供」の主な要件

１．以下の要件を満たす療養環境であること

　①病室の病床数は４床以下。

　②病室の面積は１人当たり6.4平方メートル以上。

　③病床のプライバシーを確保するための設備がある。

　④特別の療養環境として適切な設備を有する。

２．特別の療養環境の病床は、原則として、保険医療機関の病床数の５割以下であること

　・国が開設する保険医療機関（特定機能病院を除く）は、病床数の２割以下

　・地方公共団体が開設する保険医療機関は、病床数の３割以下

３．特別の療養環境の提供は、患者への十分な情報提供と患者の自由な選択と同意に基づくこと

　・保険医療機関内の見やすい場所（受付窓口、待合室等）に特別療養環境室の場所、ベッド数および料金を患者にとってわかりやすく掲示する。

　・患者に対し、特別療養環境室の設備構造、料金等について、明確かつ懇切丁寧に説明し、患者側の同意を確認のうえ入院させる。

　・同意の確認は、料金等を明示した文書に患者側の署名を受けることにより行い、署名を受けた文書は、当該保険医療機関が保存し、必要に応じ提示できるようにしておく。

4．患者に特別療養環境室に係る特別の料金を求めてはならない場合

①同意書による同意の確認を行っていない場合

（当該同意書が、室料の記載がない、患者側の署名がない等内容が不十分である場合を含む。）

②患者本人の「治療上の必要」により特別療養環境室へ入院させる場合

（例）・術後患者等、病状が重篤なため安静を必要とする者、または常時監視を要し、適時適切な看護および介助を必要とする者

・免疫力が低下し、感染症に罹患するおそれのある患者　等

③病棟管理の必要性等から特別療養環境室に入院させた場合であって、実質的に患者の選択によらない場合

（例）・MRSA等に感染し、主治医等が他の入院患者の院内感染を防止するため、実質的に患者の選択によらず入院させたと認められる者の場合

・特別療養環境室以外の病室の病床が満床であるため、特別療養環境室に入院させた患者の場合　等

5．患者が事実上特別の負担なしでは入院できないような運営を行う保険医療機関については、患者の受診の機会が妨げられるおそれがあり、保険医療機関の性格から当を得ないものと認められるので、保険医療機関の指定または更新による再指定に当たっては、十分改善がなされたうえで、これを行う等の措置も考慮すること

 解説　「特別の療養環境の提供」

　入院医療における「特別の療養環境の提供」とは、「差額ベッド」のこと。「差額ベッド」の料金が請求できない場合について、院内への周知が大切です。

（7）保険外併用療養費に含まれないその他の保険外負担等

「療養の給付と直接関係ないサービス等」の費用の徴収

　保険診療における療養の給付と直接関係のないサービス等に係る費用については、一定の範囲内で保険外負担として徴収が認められています。費用の徴収が可能なサービスの範囲や運用上の留意事項等は、厚生労働省保険局の「通知」（図表13－3）で示され、費用に関する院内掲示が必要です。

　費用の徴収ができるものとできないものは、適切な取り扱いが求められ、保険外併用療養と同様に、適時調査における指導の対象となっています。

■図表13-3 療養の給付と直接関係のないサービス等の取扱い

療養の給付と直接関係のないサービス等の取扱いについて

（平成17年9月1日保医発0901002　最終改正　令和2年3月23日　保医0323第1号）より

【費用の徴収に必要な手続き】　　　　　　　　　　　　　　　**通知**

①保険医療機関等内の見やすい場所（例えば、受付窓口、待合室等）に費用徴収が必
要となるサービス等の内容や料金について掲示

患者に対し、サービスの内容や料金等についてきちんと説明し、文書により同意
を確認の上で費用を徴収

①徴収する費用については、社会的にみて妥当適切なものとする

②他の費用と区別した内容のわかる領収証を発行

※「お世話料」「施設管理料」「雑費」等の曖昧な名目での費用徴収は認められな
い

（2）療養の給付と直接関係ないサービス等の具体例（患者の選択に基づき費用の徴
収ができる）

①日常生活上のサービスに係る費用

おむつ代、尿とりパット代、腹帯代、T字帯代、病衣貸与代、テレビ代　等

②公的保険給付とは関係のない文書の発行に係る費用

証明書代、診療録の開示手数料、外国人患者が自国の保険請求等に必要な診断
書等の翻訳料　等

③診療報酬点数表上実費徴収が可能なものとして明記されている費用

在宅医療に係る交通費、薬剤の容器代等

④医療行為ではあるが治療中の疾病又は負傷に対するものではないものに係る費
用

インフルエンザ等の予防接種、感染症の予防に適応を持つ医薬品の投与、美容
形成　等

⑤医療行為ではあるが治療中の疾病又は負傷に対するものではないものに係る費
用

インフルエンザ等の予防接種、感染症の予防に適応を持つ医薬品の投与、美容
形成　等

⑥その他

保険薬局や保険医療機関における患家等への薬剤の持参料及び郵送代、公的鉄
手続き等の代行　等

（3）療養の給付と直接関係ないサービス等とはいえないもの（費用の徴収はできな
い）

①手技料等に包括されている材料やサービスに係る費用

ア　入院環境等に係るもの（シーツ代、冷暖房代、電気代、清拭用タオル代、おむ
つの処理費用　等）

イ　材料に係るもの（衛生材料代（ガーゼ代、絆創膏代等）、ウロバッグ代、　等

ウ　サービスに係るもの（手術前の剃毛代、食事時のとろみ剤やフレーバーの費
　　用 等）

②診療報酬の算定上、回数制限のある検査等を規定回数以上に行った場合の費用
　（費用を徴収できるものとして、別に厚生労働大臣の定めるものを除く）

③新薬、新医療機器、先進医療等に係る費用（評価療養として届出たものを除く）

練習問題

1．次の中から正しいものを選びなさい。

（ア）入院時食事療養・入院時生活療養（Ⅰ）ならびに（Ⅱ）の算定には地方厚生（支）局への届出が必要であり、届出をしない場合には入院時食事療養費・入院時生活療養費の算定ができない。

（イ）入院時食事療養・入院時生活療養（Ⅰ）の届出をしている医療機関は、適時調査で施設基準の状況が確認される。

（ウ）入院時食事療養・入院時生活療養（Ⅰ）の施設基準は、基本診療料告示・通知に掲載されている。

2．入院時食事療養および入院時生活療養の食事の提供たる療養の基準について、次の中から正しいものを選びなさい。

（ア）病院の場合、食事療養部門に常勤の管理栄養士または栄養士を責任者として配置しなければならない。

（イ）提供する食事の療養に関する業務は、医療安全・栄養管理の観点からすべて保険医療機関が自ら行うことが求められている。

（ウ）食事箋には調理師に対する食事療養部門の責任者からの指示であることがわかるよう、管理栄養士または栄養士の署名が必要である。

3．次の中から正しいものを選びなさい。

（ア）食事は適切な時間に提供されなければならず、朝食は午前7時、昼食は正午、夕食は午後6時と定められている。

（イ）厨房から病棟への配膳に時間を要する場合、最初に病棟において夕食が配膳される時間は午後5時30分以降であれば午後6時より前でも差し支えない。

（ウ）帳簿等は紙面により保管していなければならない。

4．次の中から正しいものを選びなさい。

（ア）特別食を提供する場合、すべての食事箋には参考となる検査数値を記載する必要がある。

（イ）入院時食事療養・入院時生活療養（Ⅰ）を届け出ている医療機関は、院内に適時・適温で食事を提供している旨などの掲示をしなければならない。

（ウ）お正月などに高価な食材を用いた治療食を提供する場合、個別患者の同意を取らずとも特別の料金を徴収することができる。

練習問題の答えと解説

1

(ア) × 入院時食事療養・入院時生活療養（Ⅰ）の届出を行わない場合には、入院時食事療養・入院時生活療養（Ⅱ）を算定します。

(イ) ○

(ウ) × 届出基準は、「入院時食事療養及び入院時生活療養の食事の提供たる療養の基準等に係る届出に関する手続きの取扱いについて」（通知）の「別添　入院時食事療養及び入院時生活療養の食事の提供たる療養に係る基準等」で具体的に示されています。

P260、261、263参照

2

(ア) ○

(イ) × 治療食の調理や配膳等の業務は保険医療機関の適切な管理と責任のもと、第三者へ委託することができます。

(ウ) × 食事箋は医師からの指示でなければならず、指示を行った医師の署名が必要です。

P261参照

3

(ア) × 食事の提供は適切な時刻に提供されなければなりませんが、基準としては夕食の食事提供に限り、具体的に「午後6時以降」と規定されています。

(イ) ○

(ウ) × 帳簿等は電子的に保存すれば紙で保管する必要はありません。なお、その保管期間は療養担当規則第9条で「完結の日から三年間」と定められています。

P262参照

4

(ア) × すべてに記載する必要はなく、特別食の算定要件に検査数値の基準があるものについて必要となります。

(イ) ○

(ウ) × 特別料金の徴収については院内掲示とわかりやすい説明のうえ、患者の同意と選択に基づいてなされなければなりません。

P263参照

終講

施設基準管理士を目指す意義

現在、「施設基準管理士」が活躍する保険医療機関が増えており、施設基準の届出や管理、その知識を生かした提案など、病院経営に欠かせない専門職、医療マネジメント職として評価されています。

1. 施設基準管理士の仕事と果たす役割

　「施設基準管理士」は、一般社団法人日本施設基準管理士協会（以下、協会）が認定する、施設基準の知識とスキルを身につけた医療マネジメントの専門職としての資格です。

　施設基準は診療報酬改定を重ねるごとに項目が増え、令和4年度診療報酬改定では860項目を超えました。施設基準は、項目ごとに高度な要件が設定され、事後の適時調査まで幅広い対応が求められるため、総合的な管理には専門の知識やスキルが必要です。

　また、施設基準要件や運用には、医師や看護師、薬剤師など多くの医療従事者がかかわるため、組織的な管理が求められています。

　「施設基準管理士」は、施設基準の届出や管理業務のほか、算定可能な施設基準を調べて計画し、実行するプランニングや医療現場での適切な運用の調整等、重要な仕事を担います。

「施設基準管理士の主な業務と役割」
- **施設基準の届出**（施設基準要件の確認や運用の整備、書類作成など）
- **施設基準要件の管理**（人員配置、掲示物、運用や要件にかかわるデータ等）
- **書類の管理**（届出書類、研修修了証などの届出添付書類）
- **適時調査等の行政指導対応**（資料の作成や院内調整、指導官対応など）
- **診療報酬改定対応**（院内への情報を共有、病院経営への影響を分析し新たな施設基準の取得や、変更の提案など）
- **医療機関内の他部署、他職種との調整と連携**（施設基準の知識を生かしたプロジェクトの提案など）

　施設基準管理は病院運営に大きくかかわってきます。しかし、施設基準の複雑なルールによって、適時調査などによる指摘が後を絶ちません。施設基準のルールを守り、健全な病院運営を行うことで経営も安定すれば、患者さんにより良い医療を提供することができるはずです。

　複雑な施設基準管理等の精度向上に向けて、「施設基準管理士」は重要な役割を担っています。

2. 資格取得の流れ

　「施設基準管理士」は、①**協会が実施する**「**施設基準管理士認定試験**」**に合格**し、②**協会に会員登録**して、正式に資格認定を得ることになります。

　資格の有効期間は3年で、3年目ごとに指定講習を受講することで資格が更新されます。

①「施設基準管理士認定試験」

　認定試験は年1回、全国の会場で同時に開催されます。

　受付期間は毎年8月から9月末で、試験日は11月最終土曜日です。受験資格には、年齢・学歴・業務経歴など制限はありません。個人でも受験は可能です。

　試験は、施設基準の基礎知識を問う「基礎科目」と、施設基準管理に関する専門的な知識・技能を問う「専門科目」の2科目が実施され、両科目の合計点で合否が判定されます。

②認定試験に向けた学習ツール

　協会では、次のオンラインでの学習の場を設けています。

「施設基準管理士養成eラーニング講習」

　施設基準を基礎から理解したい人のために、施設基準の届出や管理などの知識から、認定試験に向けた学習の要点が学べます。対象期間中はいつでも・どこでも・繰り返し学習することができます。各章の最後には、練習問題を用意しており、学習成果をすぐに確認できます。

「認定試験対策講座」

　認定試験対策として、eラーニング講習の受講者に向けたオプショナルコンテンツです。実際の認定試験を踏まえた練習問題を解説します。

③公認テキスト『施設基準パーフェクトブック』

　認定試験時の持ち込みが、唯一認められている公認テキストです。

　施設基準の「告示」「通知」や関連する算定要件を網羅して、見やすく収録されています。施設基準にかかわる比較表などの資料や練習問題、解説も掲載されています。資格認定試験に向けた学習や、施設基準関連の実務にも活用できます。診療報酬改定に合わせて、2年ごとに改訂されます。

3. スキルアップに向けた支援

　「施設基準管理士」は、施設基準の知識を深めるだけでなく、他部署・他職種との連携・調整や運用の整備、新たな施設基準の取得などを提案するスキルも必要です。

　協会では「施設基準管理士」に向けて、会員間の交流や意見交換のツール、研修などを提供し、スキルアップを支援しています。これらを活用することで、自身の業務にも反映できます。

スキルアップ支援のために
・メルマガの配信（施設基準等にかかわる最新情報）
・会報誌の発行（年4回）
・会員専用ページや会員同士のメーリングリストなどの活用
・協会主催の各種セミナー（診療報酬改定など）の優先案内、無料・割引価格での受講
・教育研修（施設基準の基礎知識および専門的知識、プロジェクト管理などの無料研修）
・地域部会（地方厚生（支）局の管轄地域ごとの会員交流の場）
・施設基準管理士AWARD（会員が自らの活動を発表する大会：年1回）

　「施設基準」にかかわる知識を深めたい方、「施設基準管理士認定試験」を希望される方は、**一般社団法人日本施設基準管理士協会ホームページ**（https://www.shisetsukijun.org/）で詳細をご覧ください。

本書の制作にご協力くださった、小林竜弥様（上尾中央医科グループ協議会）、本田親仁様（永寿総合病院）、イヌイ様（イラスト）、前田師秀様（デザイン・図表）、および関係者の皆様に厚く御礼申し上げます。

一般社団法人
日本施設基準管理士協会

日本施設基準管理士協会が創設した施設基準管理士は、施設基準の届出等を総合的に管理・運用する医療マネジメント職として日本で唯一の資格です。

● 法人概要

名　称　一般社団法人 日本施設基準管理士協会
設　立　平成30年（2018年）1月
所在地　東京都千代田区永田町1-11-1 三宅坂ビル

● Webサイト
https://www.shisetsukijun.org

ゼロからはじめる施設基準の教科書

2024年3月19日	第1版第1刷発行	定価はカバーに表示してあります。
2024年4月29日	第1版第2刷発行	

編　者　一般社団法人
　　　　日本施設基準管理士協会

発行者　平　　盛　之

発　行　所　　㈱産労総合研究所
出版部　経営書院

〒100-0014　東京都千代田区永田町1-11-1　三宅坂ビル
電話 03（5860）9799
https://www.e-sanro.net

ISBN 978-4-86326-366-6 C2047

病院事務職のスキルアップを特集した掲載号
2024年3月1日号（No.664）

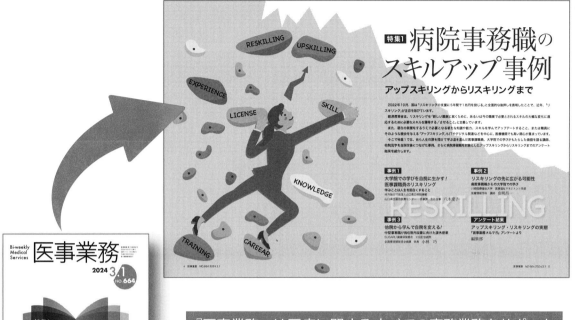

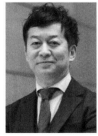

病院経営者から

＼いま事務職員に何が求められているか？／
『医事業務』がまさしく示してくれている！

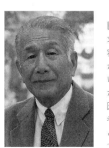

医事の知識は、病院の事務職員として必須の力です。『医事業務』は時代の変化とともに、求められる事務職員のスキルを敏感に感じ、旬の話題をたくさん取り上げています。まさしく「いまの事務職員に必要な力は？」と聞かれたら、『医事業務』が示してくれていると言っていいでしょう。特に誌面で紹介されている事例を自院と照らし合わせることが大切です。全国の事務職員のニーズからつくられている『医事業務』はきっと皆さんに大きなヒントを与えてくれるはずです。

一般社団法人
上尾中央医科グループ協議会
総局長　久保田　巧 氏

＼いま現場で悩んでいる人たちへ贈りたい／
病院職員のすべてが『医事業務』を
　　　　　　　　　　読むべき！

『医事業務』はきれいで読みやすく、訴求力のある内容で役立っています。内容も多彩で広範囲ですよね。テリトリーが広く、正に医療全般の業務に及んでいます。病院職員すべてが読んだほうが良い内容です。また経営者としての医師にとって『医事業務』はとても参考になります。毎号、新しい発見があり、とてもアクティブな企画や記事が満載です。病院は事務の責任者がいかにしっかりしているか、いかに信頼できるかで運営は左右されますので病院事務職員は必読ですね。

平成医療福祉グループ
会長　武久　洋三 氏

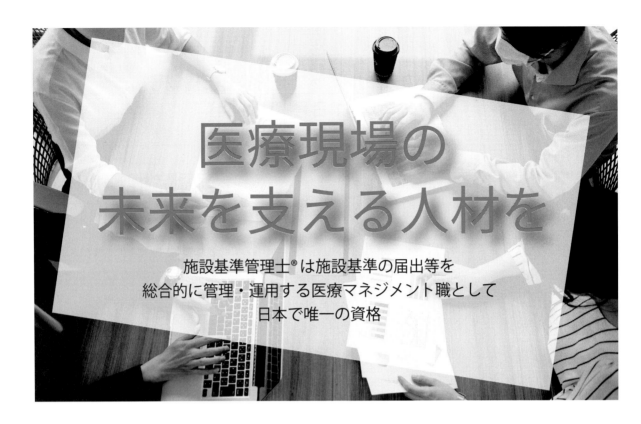

医療現場の未来を支える人材を

施設基準管理士®は施設基準の届出等を
総合的に管理・運用する医療マネジメント職として
日本で唯一の資格

施設基準と聞いて「解釈が難しい」「ルールが複雑だ」「どのように勉強したらよいのかわからない」と思われる方も多いのではないでしょうか。

日本施設基準管理士協会では、こうした不安を少しでも解消するために、施設基準を体系的に学び日常業務や現場運用の精度向上を図る資格制度「施設基準管理士」を創設しました。

ぜひ、医療現場で求められる施設基準のプロフェッショナルを目指してみませんか？

医療機関の施設基準を
総合的に管理する
プロフェッショナル

→

安心・安全で高度な医療が広く提供されるために、病院の施設基準を総合的かつ適正に管理・運用する、それが「**施設基準管理士**」のミッションです。

※施設基準管理士につきましては
右の二次元コードを読み取り、
当協会ホームページをご覧ください。

施設基準管理士は全国各地の医療機関で
施設基準管理のプロフェッショナルとして活躍しています。

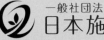
一般社団法人
日本施設基準管理士協会

〒100-0014 東京都千代田区永田町 1-11-1 三宅坂ビル
TEL：03-5860-9821 FAX：03-5860-9868
E-mail：info@shisetsukijun.org